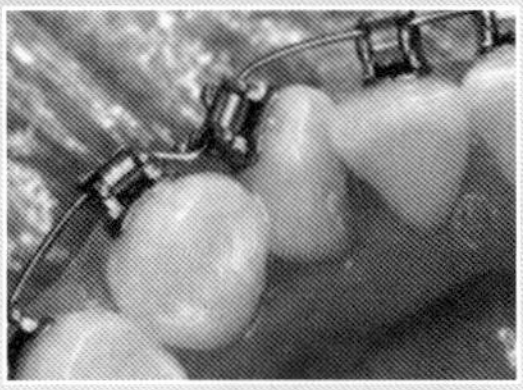
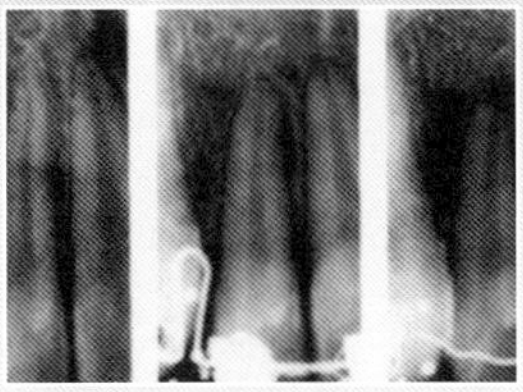
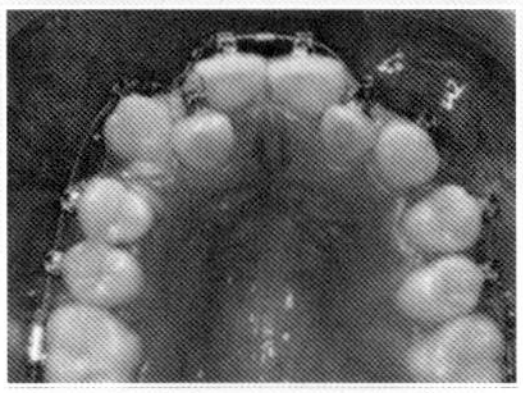
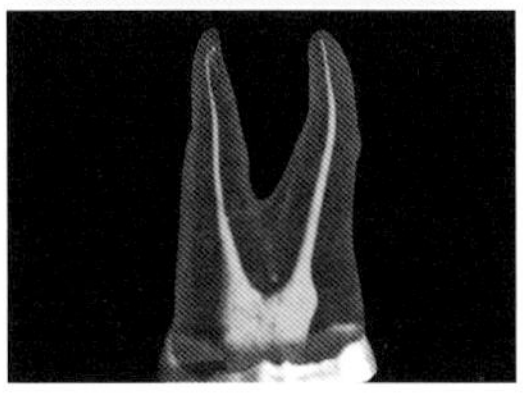
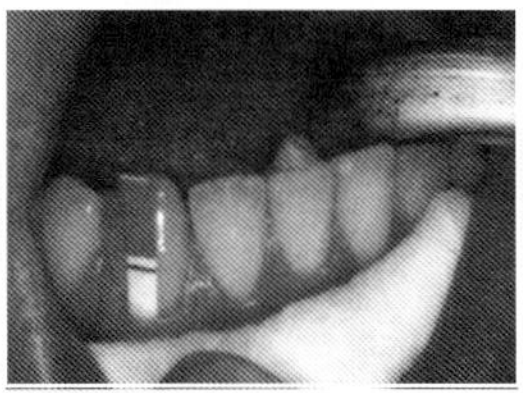

口腔正畸自锁托槽技术

Self-Ligation in Orthodontics

生物力学与临床治疗的循证方法

主　编

Theodore Eliades，DDS，MS，Dr Med，PhD，FIMMM，MRSC，MInstP

and

Nikolaos Pandis，DDS，MS

主　译　刘　流

副主译　张晓蓉

译　者（以姓氏笔画为序）

王福科　史聪翀　赵　娴　袁瑞红　黄小辉

人民卫生出版社

图书在版编目（CIP）数据

口腔正畸自锁托槽技术　生物力学与临床治疗的循证方法/刘流主译．—北京：人民卫生出版社，2011．1
ISBN 978-7-117-13746-1

Ⅰ．①口…　Ⅱ．①刘…　Ⅲ．①口腔正畸学　Ⅳ．①R783.5

中国版本图书馆CIP数据核字（2010）第214832号

人卫智网	www.ipmph.com	医学教育、学术、考试、健康，购书智慧智能综合服务平台
人卫官网	www.pmph.com	人卫官方资讯发布平台

图字：01-2010-4697

口腔正畸自锁托槽技术
生物力学与临床治疗的循证方法

主　　译：刘　流
出版发行：人民卫生出版社（中继线 010－59780011）
地　　址：北京市朝阳区潘家园南里19号
邮　　编：100021
E - mail：pmph @ pmph.com
购书热线：010－59787592　010－59787584　010－65264830
印　　刷：三河市宏达印刷有限公司（胜利）
经　　销：新华书店
开　　本：889×1194　1/16　**印张**：10
字　　数：316 千字
版　　次：2011 年 1 月第 1 版　2021 年 9 月第 1 版第 5 次印刷
标准书号：ISBN 978－7－117－13746－1/R・13747
定　　价：80.00 元

打击盗版举报电话：010－59787491　E-mail：WQ @ pmph.com
（凡属印装质量问题请与本社市场营销中心联系退换）

译者序

自锁托槽的诞生是正畸技术领域一项重大突破，也为正畸患者提供了一个高效的时尚选择！普通托槽都需要使用结扎丝或者弹力橡皮圈维持钢丝和托槽之间的接触。而您也许会感到意外，恰恰是这些结扎丝或弹力橡皮圈会延长您矫正的疗程。自锁托槽不需要使用这些装置，因此减少了钢丝与托槽之间的摩擦力，您牙齿所受到的力量也会减少，牙齿移动速度会加快，整个治疗时间则会有效缩短。这是自锁托槽带给您最大的好处。

自锁托槽引入口腔正畸的10余年中，一直缺乏严密论证，除了就“SPEED托槽”进行过少数回顾性研究外，对这类矫治器的研究资料仅限于临床观察、评论及个案报道。为更好应用于临床，有必要对新矫治器材料及技术展开一系列的基础和临床研究，引入一些基本原理来规范自锁托槽技术，特别是有必要从材料学、生物力学角度及临床正畸前景阐述其特征，对其性能进行进行综合评述，将有助于临床医师掌握自锁托槽的实际优点和适应证。这就是本书的出发点。

本书应用循证医学，从临床医师的角度出发，论述了自锁托槽的相关性能、基础和临床特性的具体问题。参考文献均来自相应学科的著名学者，所提供的基础知识有助于对各章节的理解。除了对目前获得证据进行评价外，内容还包括临床治疗指南和建议，这些都源自于杰出的临床医师日积月累的经验总结。

本书的内容大部分来自希腊塞萨洛尼基亚里士多德大学研究生的讲座以及雅典大学和欧洲部分大学的教材。所以不仅适合口腔正畸专业临床医师，对于口腔专业本科生、研究生同样具有一定的参考价值。

昆明医学院第一附属医院口腔颌面外科王福科、赵娴、袁瑞红、黄小辉等几位博士，以及昆明医学院口腔医学院正畸科张晓蓉和史聪翀老师对本书的编译付出了辛勤汗水。同时，我们也得到了爱尔兰国立大学再生医学研究所陈希哲博士的鼎力相助。

人民卫生出版社的信任和支持，是推动我们完成这部译著的重要条件。在此表示衷心的感谢！

由于翻译时间紧迫，译者水平有限，纵使我们认真仔细，力求做到忠于原著、翻译准确、通顺易懂，但还是难免出现错误和不尽如人意的地方。欢迎广大读者批评指正。

刘 流

二〇一〇年十一月于昆明

作 者

Efthimia K. Basdra
Associate Professor,
Department of Histology and Embryology;
School of Medicine
University of Athens
Greece

David J. Birnie
Consultant Orthodontist,
Maxillofacial Unit
Queen Alexandra Hospital
Cosham;
Honorary Visiting Consultant/Senior Clinical Lecturer,
Department of Child Dental Health (Orthodontics);
University of Bristol Dental Hospital and School
UK

Christoph Bourauel
C&M Endowed Professor of Oral Medicine Technology,
School of Dentistry;
University of Bonn, Germany

William A. Brantley
Professor,
Section of Restorative and Prosthetic Dentistry, College of Dentistry;
Director, Graduate Program in Dental Materials
The Ohio State University, USA

Carine Carels
Professor and Chair,
Department of Orthodontics and Dentofacial Orthopedics
School of Dentistry, Oral Pathology and Maxillo-Facial Surgery;
Faculty of Medicine
Catholic University Leuven
Belgium

Lam L. Cheng
Lecturer (Part-time),
Department of Orthodontics;
Faculty of Dentistry
University of Sydney
Australia

M. Ali Darendeliler
Professor and Chair,
Department of Orthodontics;
Faculty of Dentistry
University of Sydney
Australia

Nigel W.T. Harradine
Consultant Orthodontist and Senior Clinical Lecturer;
University of Bristol Dental Hospital and School
UK

Maria Mavragani
Orthodontist,
Department of Orthodontics and Facial Orthopedics;
Faculty of Dentistry
University of Bergen
Norway

Peter G. Miles
Senior Lecturer, Department of Orthodontics;
University of Queensland Dental School
Australia

William Papaioannou
Lecturer,
Department of Preventive and Community Dentistry;
School of Dentistry
University of Athens
Greece

Argy Polychronopoulou
Assistant Professor,
Department of Preventive and Community Dentistry;
School of Dentistry
University of Athens
Greece

Marc Quirynen
Professor,
Department of Periodontology
School of Dentistry, Oral Pathology and Maxillo-Facial Surgery;
Faculty of Medicine
Catholic University Leuven
Belgium

Daniel J. Smith
Senior Member of the Staff,
Department of Immunology, The Forsyth Institute;
Associate Clinical Professor,
Department of Oral Medicine, Infection and Immunity;
Harvard School of Dental Medicine
Harvard University
The Forsyth Institute

Wim Teughels
Department of Periodontology
School of Dentistry, Oral Pathology and Maxillo-Facial Surgery;
Faculty of Medicine
Catholic University Leuven
Belgium

Jeffrey S. Thompson and William J. Thompson
Private practice
Florida, USA

Jan van Gastel
Staff Orthodontist,
Department of Orthodontics and Dentofacial Orthopedics
School of Dentistry, Oral Pathology and Maxillo-Facial Surgery;
Faculty of Medicine
Catholic University Leuven
Belgium

Spiros Zinelis
Lecturer,
Department of Biomaterials;
School of Dentistry
University of Athens
Greece

主　编

Theodore Eliades, DDS, MS, Dr Med, PhD, FIMMM, MRSC, MInstP
Associate Professor,
Department of Orthodontics, School of Dentistry, Aristotle University of Thessaloniki, Greece;
Adjunct Faculty, Marquette University, USA;
Honorary Research Fellow, University of Manchester, UK;
Adjunct Scientist, Houston Biomaterials Research Center, University of Texas, USA;
Visiting Scientist, University of Bonn, Germany

Nikolaos Pandis, DDS, MS
Research Fellow, School of Dentistry, University of Bonn, Germany;
In private orthodontic practice, Corfu, Greece;
Diplomate, American Board of Orthodontics

序（一）

由一位已经退休的学者对一本涉及托槽和弓丝原理的书发表评论，似乎不可思议，我却不赞同这种说法。众所周知，时尚潮流可随时间流逝而风光不再，但围绕正畸自锁技术的各种非专业的轻率言行以讹传讹得使人难以容忍。依我之见，事态已经严重到必须要响应学术要求，站稳立场来维护本专业的地位，这远比市场占有率更为重要。

一个世纪以前，“正畸之父们”都主张并笃信本专业必须或必然以科学为基础。然而，年复一年，我们看到推崇这种基本信条的信念逐渐消逝。在“循证正畸学”的争论中，不难发现人们趋向于将“科学”看作是对井然有序的商业浪潮的一种羁绊。人们意识到，正畸操作中的科学成分可多可少，由此形成了放任自流的实践方式，也就是各自为政，自行其是，只要最后有人埋单就万事大吉，没有人会墨守成规，死于锚固损失（正畸学及力学术语）。

鉴于正畸实践中的公认标准太少，人们倾向于接受企业标准而不是学术指导。然而，企业的受托人最终只对股东负责，而不是对我们。企业提供给我们价廉物美的商品，并且赞助我们的会议发言和继续教育项目，很容易让我们忽视这些隐于其中的利益驱动。为了所谓学术会议中增加的“星号”等级，只不过是本专业在出卖尊严中保住灵魂的权宜之计，在此过程中，我们已经习惯于接受商业夸张：诸如认定某种特定托槽-弓丝复合更为方便、快捷、少痛等。我对此的批评还是留点情面吧，但是一旦这种夸张超出可接受的范围，无疑会扭曲临床市场，临床医师就会抱怨“应该有人出来为此负责”！我们不幸就是该为此负责的人，最终，我们的专业将因我们集体对这种挑战的应对而闻名。

历史上，正畸医师曾接受过一些核心假说的指导：诸如不能持续扩张；下切牙必须垂直于基底骨面；在肌肉与骨的互动中，肌肉总是处于主导等。在当代正畸学中，诸多定律归结为无可争辩的一条：即骨组织不可能持续扩张，只能进行表面改建。因此，认为某种托槽-弓丝可促使骨骼生长肯定不可行，在理论上也站不住脚。80年前，约翰逊的“自动双弓”是一项惊世之作，即便与当代矫治器比较，其少结扎、低摩擦托槽、细弓丝及解决切牙不齐的功能令人称奇，但我们也不幸见识了这种自动装置对正畸牙拔除患者无能为力，毫不出人意料地证明骨不能持续生长。尽管该矫治器不需要弓丝弯曲而有益操作，但要知道它仍有很多缺陷。在约翰逊那个时代，正畸要求简单，人们不会指望依靠矫治器解决骨生长或者改善唇、颊、舌的运动外观。如今随着正畸技术的提高及矫治器的发展，专业水平趋向多能，与约翰逊的双弓矫治器相比较，当代自锁托槽似乎克服固有的技术缺陷，适用于各种错𬌗畸形，包括需要拔牙或不要求拔牙的正畸。如果非要挑出其缺点，可能只是些未经证实源自营销市场的流言，包括正畸从业人员的困惑及对正畸专业的诋毁。

假若一种矫治器不能刺激骨生长，当某些诊所将其用于“未拔牙”患者的治疗，可能导致牙列拥挤前突，不幸的是已有许多患者经历了这种痛苦。而另一方面，假若有一种矫治器能历尽万难，真正能使成骨细胞与破骨细胞产生应答，这种大胆的想法令人神往，但一时还难于被接受。孰是孰非，口腔正畸专业已到面临抉择的关键时刻。大胆假设还需要小心求证，本书正是这样的开始。

Lysle E. Johnston，Jr，DDS，MS，
PhD，FDS RCS（Eng.）
Professor Emeritus of Dentistry
and Adjunct Professor of Dentistry，
The University of Michigan
Professor Emeritus of Orthodontics，
Saint Louis University

序（二）

自从20世纪70年代直丝弓矫治器（SWA）发明后，就没有任何发明能像20世纪初再次出现的自锁托槽一样，在正畸专业界引起如此轰动。自锁托槽在E. Angle时代业已提出并激发了正畸界的兴趣，Angle在其方丝弓系列专利中就对弓丝的简单结扎表示过关注。

诸如McCoy、Boyd、Ford、Russell等Angle的后继者则继续探寻更为简便有效的结扎方法。然而这种探索在20世纪30年代后期受到多种因素的干扰，除了第二次世界大战外，比如Tweed的诊断治疗新方法几乎湮灭了学术界对自锁概念的兴趣，只有落基山正畸学派（RMO）的扣槽托槽尚有少数拥趸。

对自锁托槽的重新认识开始于20世纪70年代，以Herb Hanson发明的“SPEED托槽”及Ormco的“锁边托槽”为代表，并且受到Jim Wildman的推崇。不幸的是，这两种自锁托槽除了自身设计的缺陷外，完全被湮没于直丝弓矫治器的狂热中。

在过去的几年中，世界各地的临床医师已经使用了最新的自锁托槽并展示其惹人注目的治疗效果。但就自锁托槽技术的关注、讨论及投资而言，绝大多数有关托槽设计和技术的出版物只是拘泥于个案研究。由于缺乏对自锁托槽技术客观体验的文献，这一现实着实令人尴尬，本书正是寻求用公平、公正的真知灼见来补充和完善相关证据。

除了描述现代自锁托槽发明、演变历史外，本书作者还与其他德高望重，学识渊博的同僚一道，就临床医师、制造商共同关心的有关此新托槽技术的特征问题展开小心求证，这些问题包括：治疗效果、牙根重吸收作用、牙周情况、口腔菌群变化及治疗生物力学。

本书关于自锁托槽的论述，为了让读者避免认为其结果是源自实验室中测量、图解及统计，Drs. Eliades和Pandis专门收录了一些技术精湛、经验丰富、名副其实的临床医师的自锁托槽治疗方案以满足广大临床正畸医师的需求。真理在描述、理解、认知过程中可能存在着巨大的鸿沟，有时甚至难以逾越，但本书的作者们在实现基础研究与临床应用的沟通方面进行了艰苦卓绝的工作，充分显示基础与临床两者之间如何交叉补充，相得益彰。

对于那些急需了解有关自锁托槽技术详实数据和中肯评论的临床医师和研究人员，没有什么比这本书更为经典，因为没有人能做到像训练有素、经验丰富的Dr. Eliades和Dr. Pandis两位这样叙述精确切实，值得信赖。他们为正畸专业贡献了最为权威的自锁托槽书籍，无论患者或医师都会受益其中。

Larry W. White，DDS，MSD，FACD
Adjunct Assistant Professor，Texas A&M
University，Baylor College of Dentistry；
Diplomate，American Board of Orthodontics；
Technology Editor，World Journal of Orthodontics；
Former Editor，Journal of Clinical Orthodontics

前　言

尽管自锁的概念引入正畸学已经数十年了，但是目前样式的自锁矫治器最近15年才出现。在过去的几年中，由于各大正畸材料制造商都向市场推销主动或被动模式的自锁托槽，其市场营销达到了高峰。

或许从Gartner技术成熟度曲线的轨迹看自锁概念的演变更为有趣[1]，该曲线自1995年被引入描述一种新技术从构想到市场应用的进展状况。这种曲线开始以快速上升为特征，继之骤然下降，然后是平台期，可应用于新兴技术及新产品或新工艺的进展描绘。技术成熟度曲线有以下几个阶段：

1.“技术启动期”，在技术最早被引入时；

2.“预期上升峰期”，在技术被引入尚缺少具体信息时出现的第一个峰值；

3.“失望低谷期”，当技术没有达到预想，令人失望，在很大程度上被废止；

4.“复苏期”，即使技术的大部分被废止，一些人仍然使用它，并且继续实验以了解它的价值。

5.“成熟稳定期”，这种技术的益处已很明显，其性能日趋稳定。

相似的技术成熟度曲线也发生于自锁托槽矫治器。我们很可能处于曲线的早期，即产品及其效果被不实际或无限制地夸大，这就意味着厂商的兴趣只随着自锁托槽对临床医师的动人吸引而增加，而不是依据实际的临床对比结果。

在过去15年多的时间里，除了就“SPEED托槽”进行过少数回顾性研究外，对这类矫治器的唯一临床资料仅限于临床观察、评论及个案报道。由于它们全来自于主观看法，除了一般信息尚且可信外，在研究对象的选择及结果中均存在着偏倚和叠合相关（非因果关联），诸如对“在这之后、因此、因为这个”的描述，常将一些事件出现时间的先后顺序当成因果关系[2]。

由于缺乏恰当的研究方案，在矫治器的使用者、原创者与厂商间存在的争执可能会进一步使研究结论的推导复杂化。最近的报道表明这种争执已成为医学研究中的主要问题，尤其在制药工艺行业，仅有15%的文献否认争执的存在，只是因为读者对揭露这种争执没有足够的兴趣，所以主要的生物医学期刊才制定政策剔除了报道争执的文章[3]。此外，在发表文章的分级中，评述和个案报道处于较低档次，只能作为进一步研究的激励因素，实际上对矫治器的性能评价还乏善可陈[4]。

自锁托槽引入口腔正畸的10余年中，一直缺乏严密论证，一大原因就是其在正畸领域的唯一性。正畸领域的这种情形与美容行业类似，而不像其他生物医学产品那样需要足够的证据来支持厂商在广告中声称的产品“特性”，比如“冠状动脉支架”或者“整形用赝复体”在扩大应用前就格外需要对照研究。

为了回应科学审查，正畸行业也通过一系列的讲座、大会和议程，拟传输这样一个信条，即：“假若没有证据质疑一种器械的作用机制，则再无需其他证明”。为了正本清源，必须强调，在所有的科学探索中，科学假说应该由首先提出者证明，“谁主张，谁举证”，而不能因为没有随后的反驳就轻易相信。

从上一段的论述出发，可能会得出与颅面生物学及生物力学基本原则相悖的陈述和观点，这对一种新器械的创造性思维不大公平。因为当一种发明仅限于对既往托槽设计的修改，这种新产品的有利方面常被夸大成为有关牙齿移动的新理论。必须记住，患者牙齿的牙周膜只对作用力的方向、大小及时间敏感，而牙周韧带并不能感受出作用力是来自自锁托槽还是普通托槽，也不能区分手指压力还是牙签压力。目前，我们还对在生理范围内，作用力的强度大小、持续时间以及组织反应知之甚少。

为了避免潜在的不利结果，有必要对新矫治器材料及技术展开一系列的应用和临床研究，引入一些基本原理来规范自锁托槽技术，特别是有必要从材料学、生物力学角度及临床正畸前景阐述其特征，慎重地针对获得的性能证据进行评述，所有这些将有助于临床医师界定自锁托槽的实际优点和适应证。

怎样阅读这本书

这本书的基本构架是全面地回顾自锁托槽技术，并总结文献中得到的证据。每一章针对一项自锁托槽的相关性能、基础和临床特性的具体问题，包括：力和力矩应用；活动自锁托槽中力的暂时改变；牙周的考虑以及口腔微生物群改变，牙根吸收，生物力学，治疗效能以及相关的牙齿效果。

本书从临床医师的角度出发论述问题，深入浅出。在必要的背景知识部分，像生物力学（依据机械力学及材料科学），临床研究（与流行病学有关），牙齿移动（涉及分子生物学）以及口腔菌群改变（从微生物学角度讨论），背景文献均由相应学科的著名学者完成，所提供的基础知识有助于对各章节的理解。

除了对目前可以获得的证据的进行评价外，这本书也包括临床治疗指南和建议，这些都源自于杰出的临床医师日积月累的经验总结。尽管读者可能会为不同章节的信息和证据之间偶然存在的矛盾所困惑，但是请不要忽视这些章节内容中丰富的临床资料，因为不同的观点正好开拓临床正畸医师的视野。

本书的编著人员，来自三大洲八个国家，构成自锁托槽临床及基础研究最积极的团队，各章节中的临床研究大部分由其章节的作者完成，他们乐于与读者分享他们的临床经验和技能，我们为此向他们表示衷心感谢！

Theodore Eliades
Nikolaos Pandis

1. http://www.gartner.com/pages/story.php.id.8795.s.8.jsp
2. http://www.fallacyfiles.org/posthocf.html
3. Krimsky S, Rothenberg LS, Stott P, Kyle G. Scientific journals and their authors' financial interests: a pilot study. Sci Eng Ethics 1996; 2: 395–410
4. James A, Horton R. The Lancet's policy on conflicts of interest. Lancet 2004; 363: 2–3

目　录

自锁材料学及生物力学原理

治疗结果-临床操作

绪论　轻力矫治器的发展：由原始的引脚插槽到现代托槽

Jeffrey S. Thompson and William J. Thompson

引言

现今带有自锁式矫治装置的各种各样的托槽已经被使用了好多年，使用中我们常常忽略机械优势的轻力和宽距托槽的概念，且似乎忽视了生物力学的美学因素。我们已经很巧妙地设计了许多微型螺帽、锁、扣和片来维持弓丝在托槽内的位置，利用单一结扎的固有力来减少插入弓丝的时间，但我们必须考虑到貌似“全和无”激活的生物力学的分歧和工程学的限制。由此必然趋向于通过使用交替弓丝复合装置来弥补激活，因此需要使用变形、镍钛和热激活弓丝。这些新的自锁系统常需用钢绳、弹力绳、楔子、栓子、引脚或者模组来处理方托槽以减少力的变化。

另外一点正畸科医师需要考虑的是如何控制锚定物？我们如何利用口外装置、口内装置或者可活动的装置？如何把固定锚定物或活动的锚定物整合到治疗设计中？是否需要拔牙来释放空间？在托槽系统费用中，弹力绳、钛合金弹簧、闭合环或临时锚定装置需要占很大比例么？所有这些都取决于操作者的技能和经验。

回顾自锁系统中生物力学的要求，就会引起大家对它的兴趣。正如我们回想的一样，我们观察到在刚性力量系统、功能矫治器的概念、口外途径和轻力弓丝力量中存在一种技术和机械的周期性波动。据文献报道，轻力弓丝及弧形机械系统已经使用了许多年，并且多年来仅有重复微小改变。

引脚插槽装置

机械和结扎式装置早在E.Angle 的时代就存在，可移动装置，Crozats、Hawleys以及熟练的人员设计的模型装置在我们开发的早期就已出现。当时，根据要求来发明一些类型的初始牙齿矫治系统。在早期，每一个牙齿和骨骼的尺寸都可能被计算分析和比较，随后把这些装置拿来试用，形成一个新的托槽设计和机械系统。正畸医师在逐步分析准确和复杂的记录后，预置、预先试插、预弯，甚至尝试预测或者预先确定治疗后牙齿和脸型的目标，正畸装置不是一个新的概念，而是一个发展最快的治疗装置。

一个有效的轻力弓丝系统开始流行于二十世纪五十年代。有意思的是那时候使用的托槽尺码和托槽间距和现在的观点十分类似。正畸科医师都认同A.Chug Hoon、M.Fogel、B.Swain和J.Magill等人主张的联合治疗技术能促进治疗进程的观点。H.Barrer、R.P.Begg、H.Kesling和R.Rocke完成的一系列工作建立了轻力弓丝和轻力在正畸学和临床应用的科学评价体系。C.Burstone和T.Mulligan在Mulligan装置基础上创造性地设计了分段弓技术。C.Tweed、M. Stoner、R. Ricketts和R.Isaacson把动态和相互力量系统应用到方丝弓领域中。

在正畸应用装置系统变革的同时，发展出一种把可沿牙齿滑动的轻力弓丝和方丝弓调整的精确性结合起来的方法。凭借这些技术的结合创造了一个另外的系统装置，此系统装置开启了第Ⅳ代技术的先河（图1-1）。这种方法包含Begg的前三代技术，利用圆形弓丝和带有“V”型弯曲和轻微弹力的牙龈槽沟来矫治咬合不良。它是由带有前棱和扭矩的正方形金属线和方丝弓装置来完成的。轻力（1 ~ 3oz，1oz=0.28kg）结合小的圆弓丝（0.014" ~ 0.018"）能够允许牙齿快速移动和开放锁骀（图1-2）。使用辅助设备和弹簧来各自纠正牙齿的位置（图1-3）。这样就允许微距和附加的锚定装置能安放在一个牙齿上而不用再移动或调整弓丝。在256 Begg或第Ⅳ代托槽牙龈槽中，这个系统能通过仅和弓丝有一个点的接触来提供充分自由的活动度。一个拴丝或铁丝捆带过去常常用来保护弓丝并且提供方丝弓和托槽之间的单点联系，这就导致极大限度的自由度和大量的翼尖。这种自由活动目前是该自锁系统的目标。

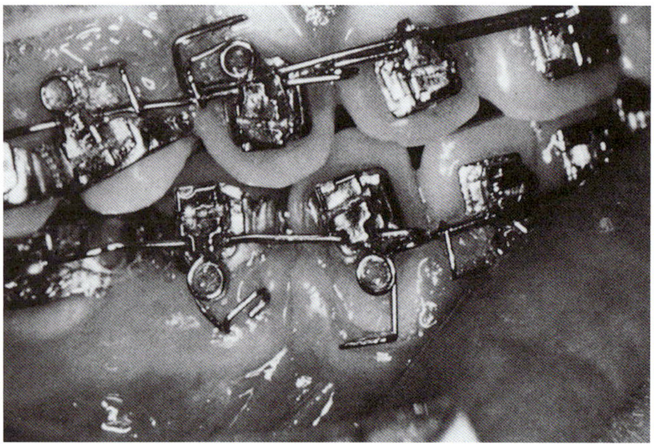

图1-1　Begg力学四阶段治疗技术的三个具有代表性的治疗阶段

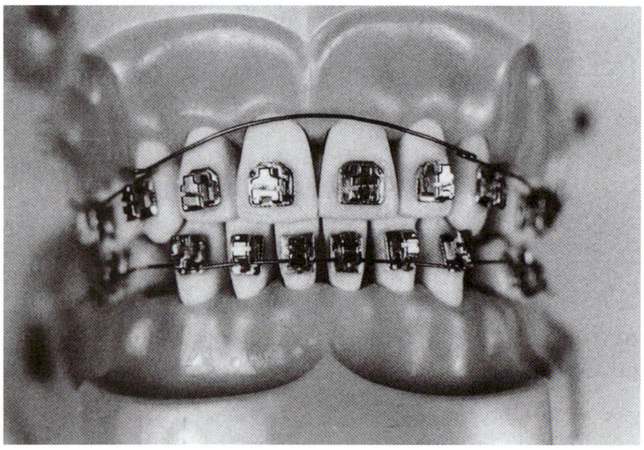

图1-2　在咬合之前显示压低作用程度的矫治咬合器

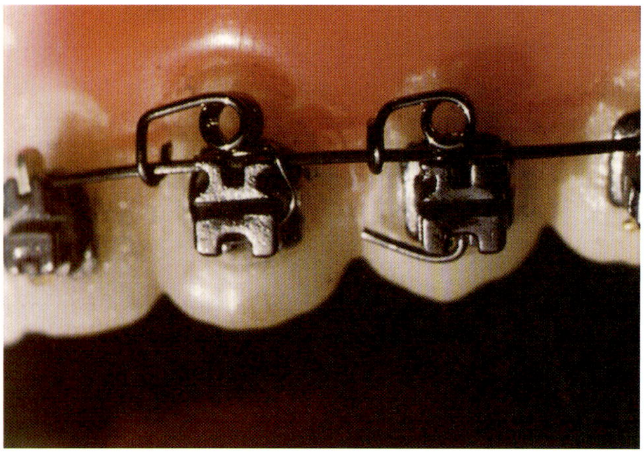

图1-3　Begg力学四阶段托槽技术的竖直弹簧使用

然而第Ⅳ代技术要在Begg操作者之间广泛应用，它仍然需要复杂的Begg生物力学的固有知识来验证。因此下一个自然的转变就是要合并2个插槽的第Ⅳ代系统成为一个并共存。这需要设计一个新的托槽。这种托槽在20世纪70年代后期时已经被卡依和汤普森完成，并且命名为联合锚固技术。这种联合锚固技术通过追随者和贡献者的训练和培训而逐渐发展，例如B.Thompson、N. Sakai、J. Fanno、J. Rossetti、H. Lerner、J. Cannon、J. Thompson和A. Zacs。它逐渐发展成为一个并联托槽技术方法，这种方法通过托槽、弓丝槽沟位置和摩擦产生的综合变化来考虑锚定托槽。这涉及在较大力量下自由尖端活动，以及产生的刚性阻力和静态、动态时的锚定。另外，轻力系统最佳地利用了“牙根表面”阻力或者锚定物。这个锚定物要求在牙齿运动期间考虑到牙齿表面的差异和骨代谢的改变。简而言之，就是要求这种装置拥有以一种特殊的方法使不同尺寸和数量的牙根相互依靠成凹形的能力，并且要求在牙齿运动时能相应的改变（图1-4）。

增加托槽之间的距离有一个优点，它能随着确定弓丝安放在哪一个槽沟的因素而相应调整（图1-5）。同样的优点被发现并用到另外的联合系统上，例如TIP-EDGE。圆弓丝或方弓丝在三边的方丝弓槽或者单点槽中滑动或固定的效果就产生阻力锚定物。这些单点槽（在牙龈和切缘）在下一代联合系统中变得非常关键，被称作VAST，这个系统利用了一系列441托槽。

VAST代表着可变锚定物的直丝弓技术，其整合了一个单托槽，这个单托槽提供了四个槽沟以固定1根或2根弓丝。这些槽沟包括一个0.018"或0.022"宽边槽沟、一个0.020"的牙龈槽沟、一个0.020"切牙槽沟和一个0.020"垂直辅助槽沟。轻力弓丝与目前使用的自锁托槽治疗相比，不能限制矫治力的变化。每一个Spectrum 441托槽在许多不同方式下都是安全的(图1-6)，它能支撑住在激活力、阻力和锚定设计中巨大的变异。VAST治疗快速发展能用微生物力很快地打开咬合和纠正Ⅱ类错聆。和目前的自锁托槽系统一样被广泛报道。

与分段弓丝和Mulligan矫治器相似，目前VAST的一系列Spectrum托槽为在早期治疗中带有“V”型弯曲和翼型槽沟机制的轻力弓丝托槽。在治疗的空间关闭或者垂直分割期间，“串联弓”机制被改变成边缘引导和最后完成阶段（图1-7）。坚固性与低水平力和这些自锁包是相似的。因此有合适大小的带有前棱、

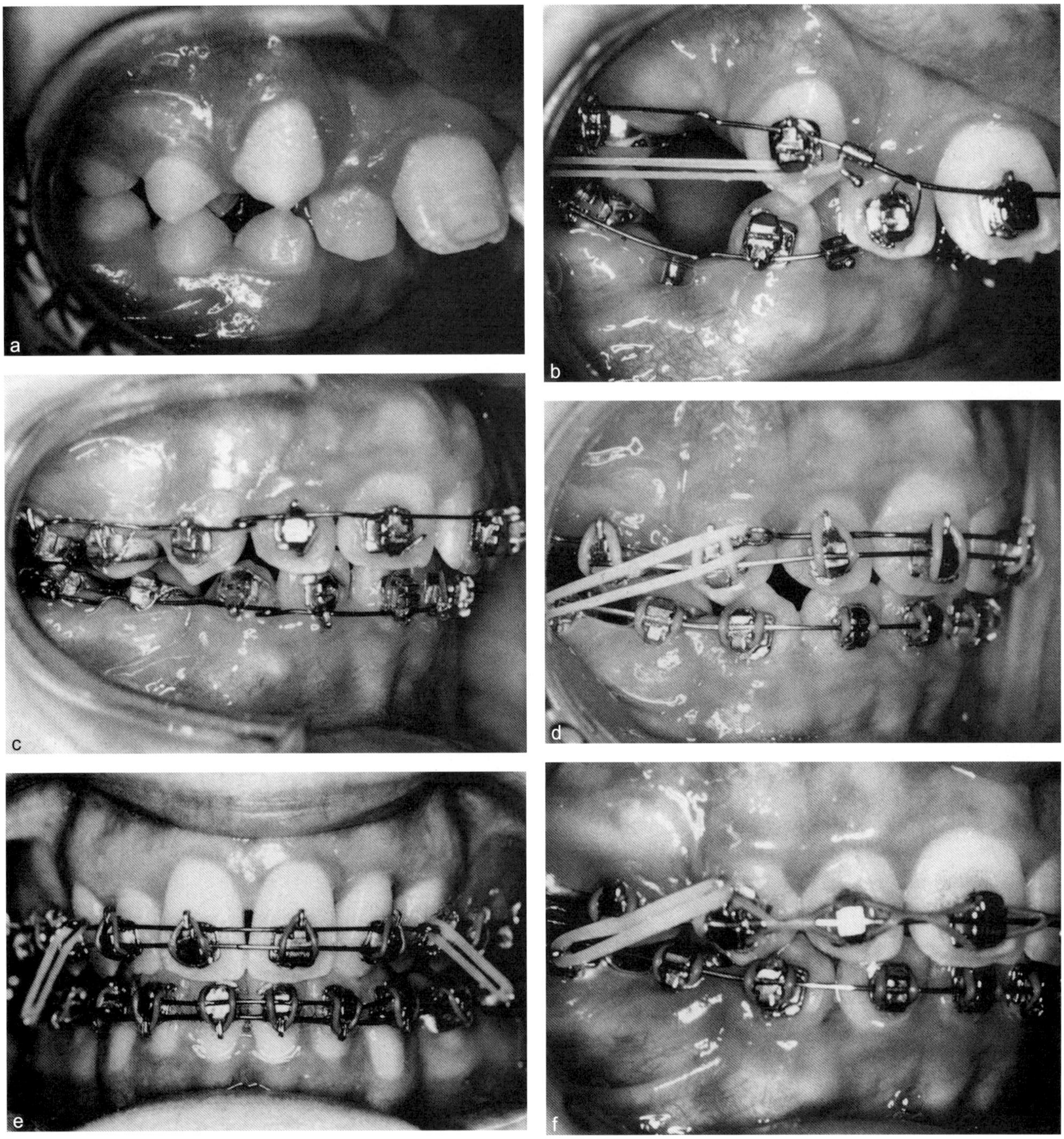

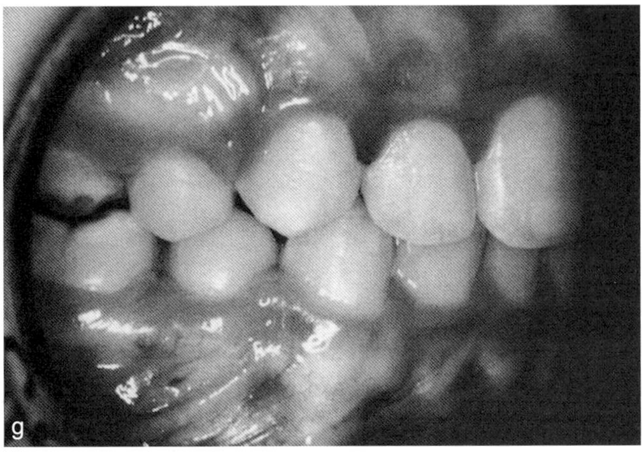

图1-4　a ~ g.使用组合锚固技术（CAT）的一例拔除第二尖牙的颊面观

预调整直丝插槽的最佳方丝弓装置能维持开放锁船，同时开始安装没有连接间隙的平行根和竖直根，紧接着安装最理想边距的机械部分（图1-8）。

近来有许多装置设计尝试着包括自调船技术治疗的自锁系统的优点和速度。每个托架都试着从所有的不成熟创造系统中“借用”并且改进效果、尺寸、弹性能力、结扎方式、阻力需要。这些都有助于操作者为了创造最理想的面部外形、功能和咬合，继续设计新的带有特别锚定物和活动需求的装置系统。

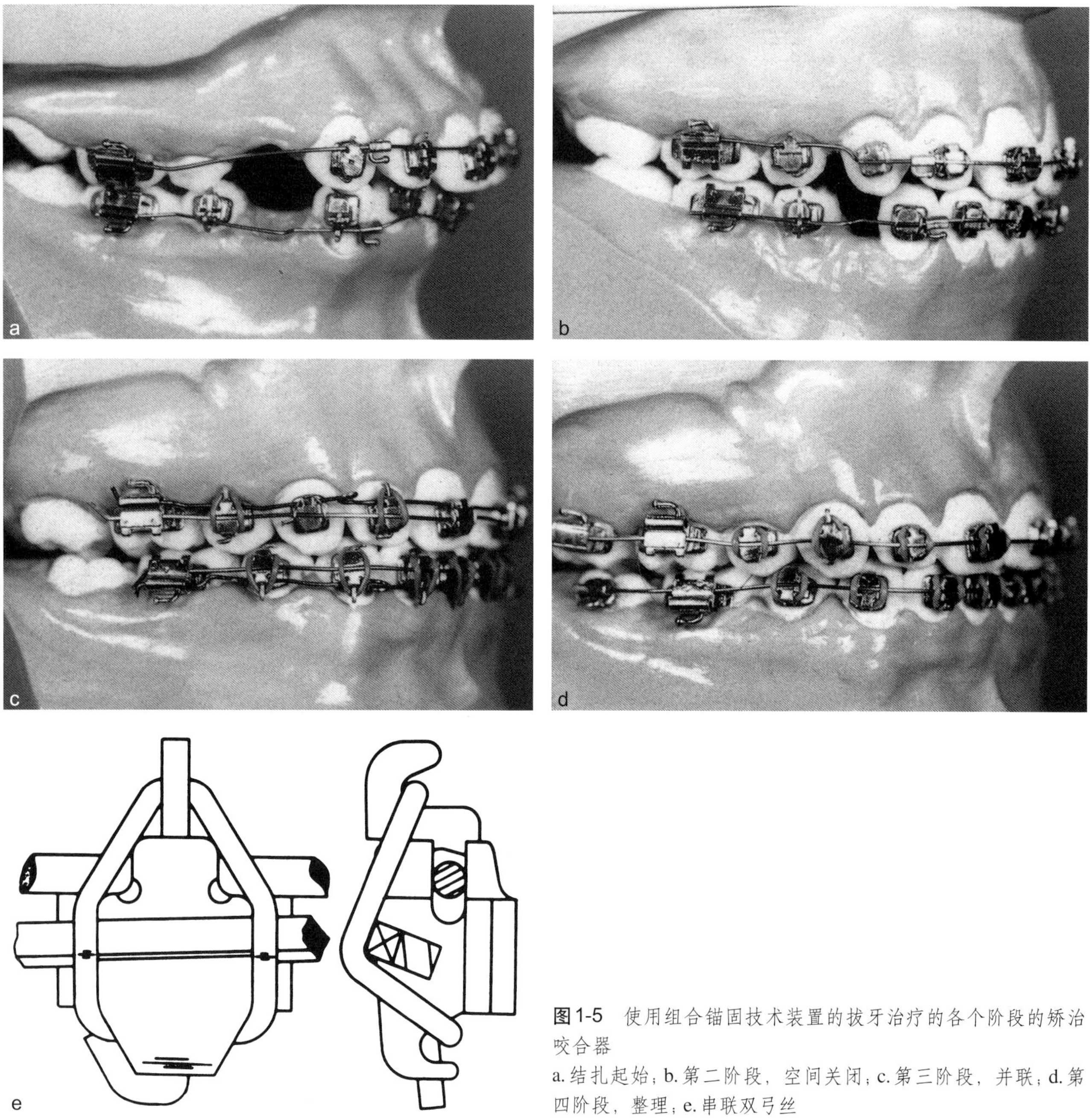

图1-5 使用组合锚固技术装置的拔牙治疗的各个阶段的矫治咬合器

a.结扎起始；b.第二阶段，空间关闭；c.第三阶段，并联；d.第四阶段，整理；e.串联双弓丝

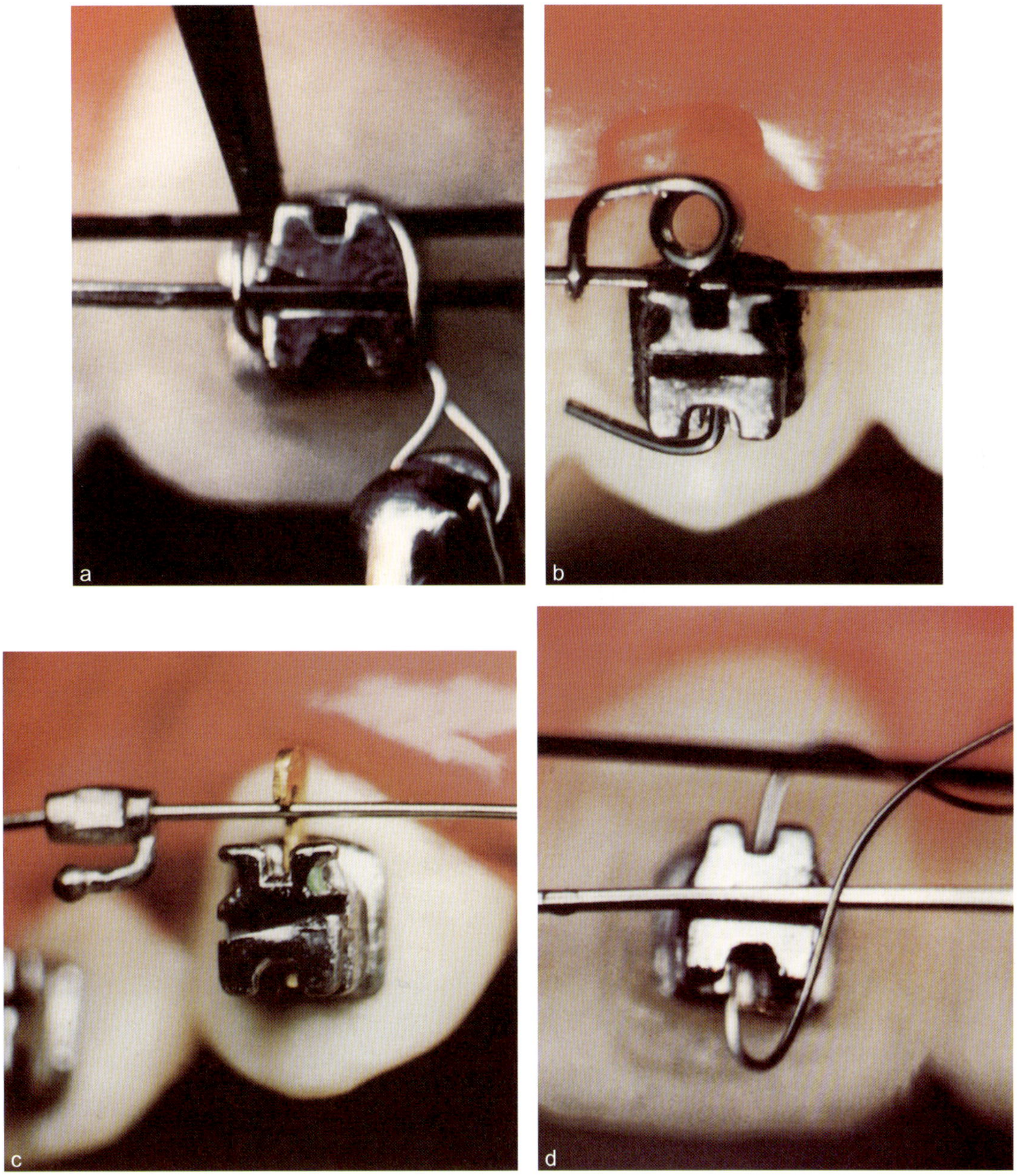

图1-6　a ~ d. 把弓丝装进Spectrum 441装置托槽槽沟的各种方法的口内观

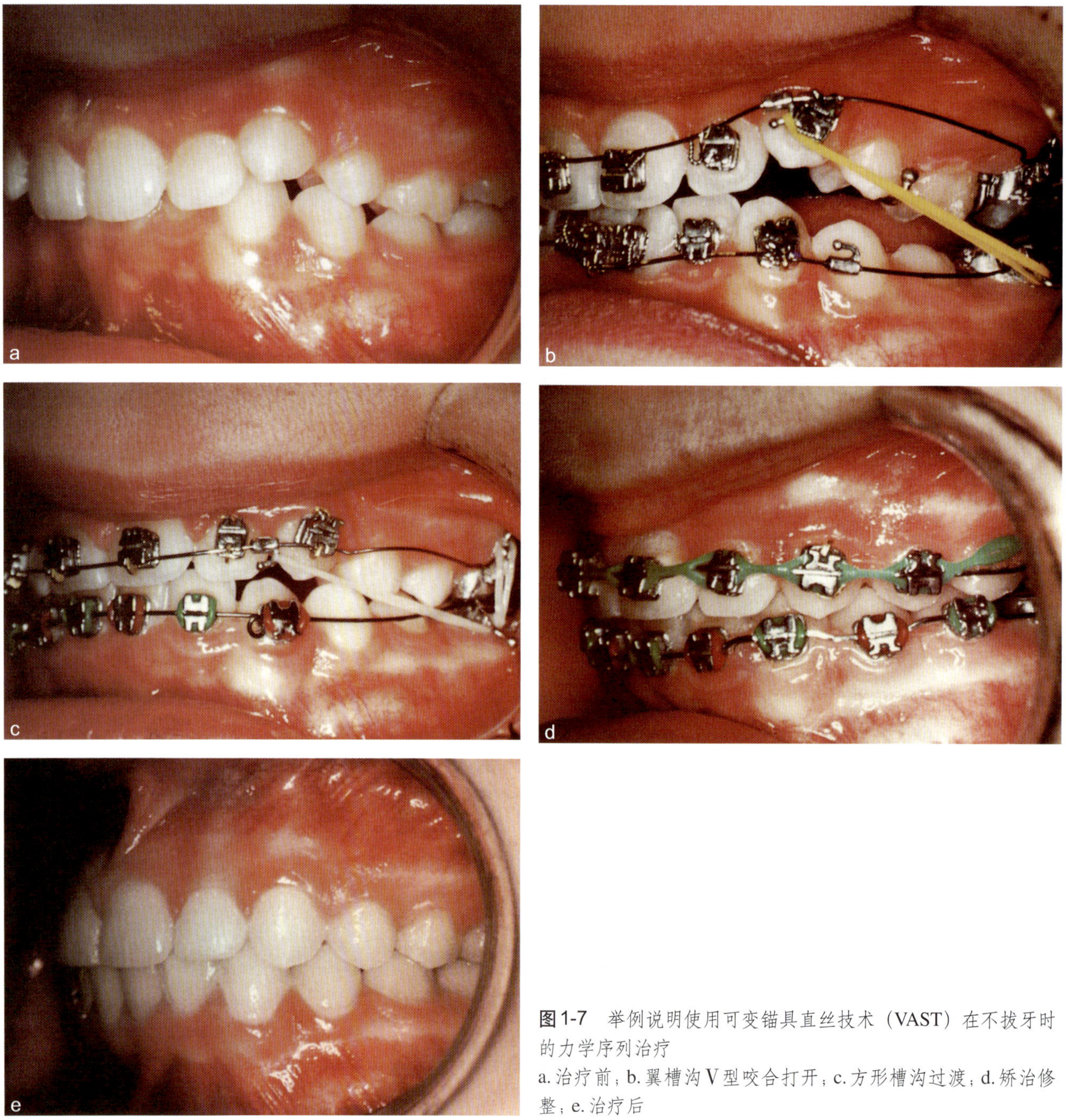

图1-7　举例说明使用可变锚具直丝技术（VAST）在不拔牙时的力学序列治疗

a. 治疗前；b. 翼槽沟V型咬合打开；c. 方形槽沟过渡；d. 矫治修整；e. 治疗后

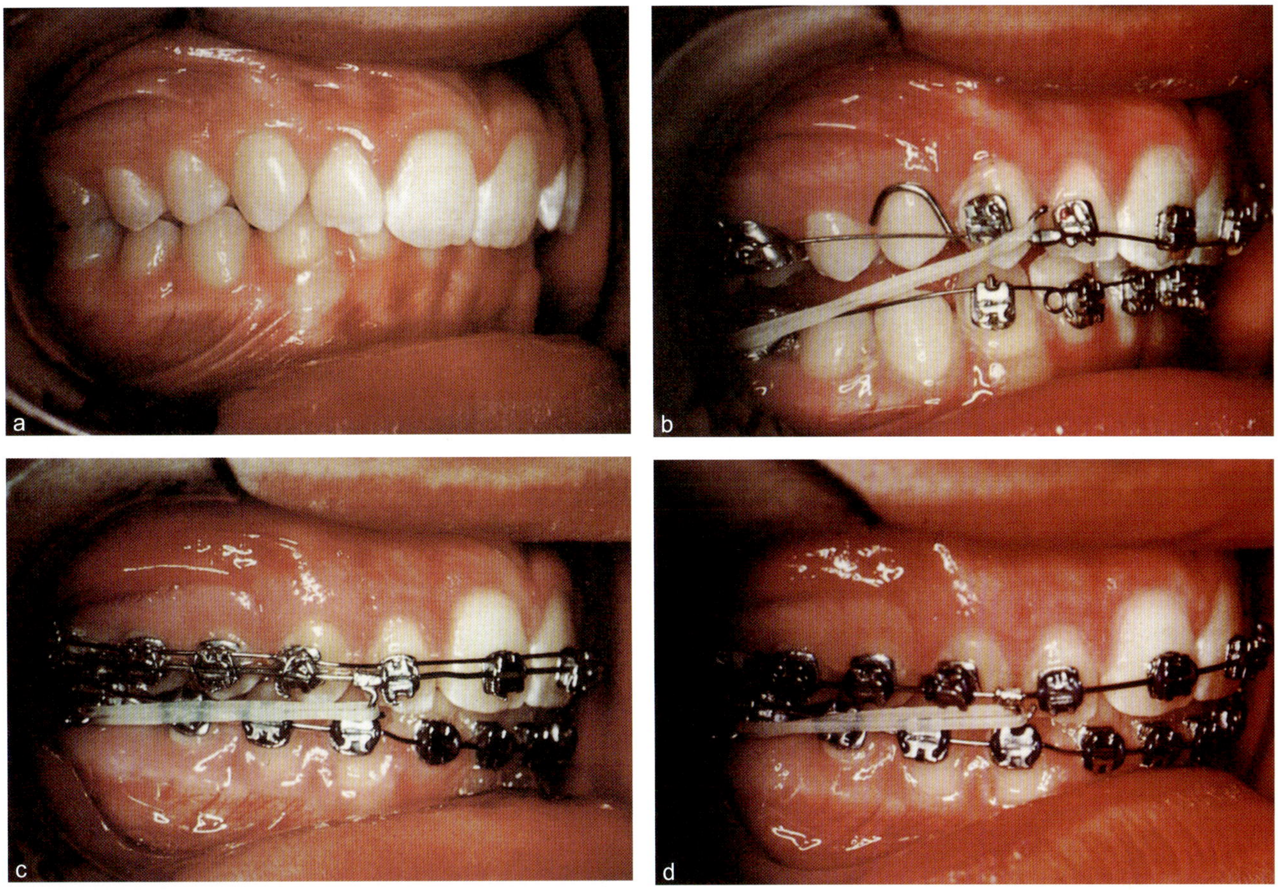

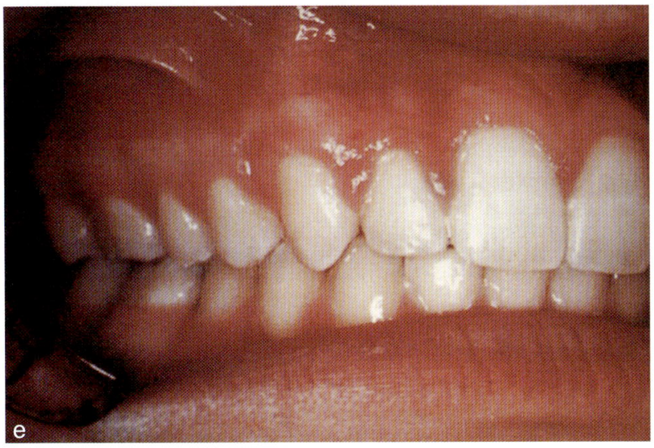

图1-8　使用可变锚具直丝技术（VAST）治疗第二类错位咬合治疗的口腔颊面观来示范咬合打开的有效性和操作期间的咬合打开的维持

a. 治疗前；b. 早期翼槽沟；c. 串联过渡；d. 方丝弓整理；e. 治疗后

1 结扎方式和矫治器的历史及演化

Nigel W. T. Harradine

引言

绝大多数正畸固定矫治器的弓丝通过弹性形变来储备使牙齿移动的力，弓丝通过黏贴在牙齿上的托槽连接，把力量传递到牙齿。很多年来，这种连接被认为和结扎有关，因为早期的连接就是结扎，而且这种情况持续数十年。现在，托槽和弓丝间的链接仍然保留结扎的方式，“弹性结扎”和“自锁托槽”已确立了在正畸中的地位。本章的目的是关注弓丝结扎的历史及进展，并展望自锁托槽技术的应用。

早期的结扎

最早的结扎通常是应用已长期用于外科缝合技术的丝线来完成，后来不锈钢丝结扎被广泛采用，其具有许多内在的优点，比如：便宜、牢固、不易变形及解除、结扎弓丝时可松可紧，弓丝结扎还可以和托槽保持一段距离。这种有距离的结扎在托槽和弓丝间产生较大力量时尤为有用，因为其可以防止在易位较明显的牙齿上弓丝出现较明显的变形。事实上，正如随后要讨论的弓丝结扎凭借摩擦产生较大的作用力，尽管弓丝结扎有很多优点并广泛应用了数十年，但它还是有许多实质的缺点，其中最明显的就是放置或去除结扎丝时需较长的时间。有研究[1]发现，去除或放置结扎两根弓丝的结扎丝比使用弹性结扎需要多11分钟时间。还有一些潜在的危险，比如结扎丝的末端移位可刺伤患者的黏膜。

弹性结扎

在20世纪60年代后期，弹性结扎得到广泛应用并迅速成为最常用的结扎方式，皆因为其和不锈钢丝结扎相比大大节约了放置或去除结扎丝的时间。还因为放置弹性结扎的方法较易掌握，因此，一些年轻医师也更愿意使用这种结扎方式，在19世纪后期，由一些著名的正畸专家，如Calvin.S.Case和H.A.Baker设计了颌间弹性牵引。最初，这些弹性圈是用天然橡胶制成，而后来的弹性橡皮链和结扎圈则是用来自于聚酯纤维或聚醚型聚氨酯的合成橡胶制成。虽然弹性结扎有使用舒适和放置快捷等优点，但也显现了一些明显的不足，当弓丝要完全发挥作用时弹性结扎并不能很好地控制。对于像数字“8”的双翼托槽，弹性结扎会极大地增加摩擦力。Khambay等[2]的研究发现弓丝和弹性结扎间存在潜在的座合压力，且结扎得越紧这种力量越大。此外，弹性结扎较明显的不足是在口腔环境中其力学性能会发生明显衰减。有关弹性橡皮链的综述[3]用相关数据给出了很好的说明，最近的研究[4]讨论了力学性能衰减的根本原因和对临床重要性的影响。在体外环境试验中，弹性橡皮链和结扎圈的力值在最初的24小时[5]发生了50%的衰减。口腔内较高的温度、酶的活性剂、聚氨酯中脂质的释放都被认为是体内影响弹性结扎力量衰减的因素。力值的衰减造成托槽中的弓丝难以完全发挥作用。图1-1示在关闭间隙时尖牙出现旋转控制的丧失，而磨牙则通过弓丝与颊面管的紧密接触保持良好的弓丝控制。图1-2示由于弹性结扎的种种不足导致对旋转控制的丧失。对于“8”字形的双翼托槽，弹性结扎虽有一定作用却仍不能完全解决问题。

临床重要性的另一个因素是弹性结扎力学性能的可变性，Lam[6]等已对此进行了较好的阐述，他们报道了不同厂家的弹性结扎圈和同一厂家不同颜色的弹性结扎圈在幅度和张力的强度上发生的重要变化。

最近，有文献用大量的篇幅说明在体外实验中弹

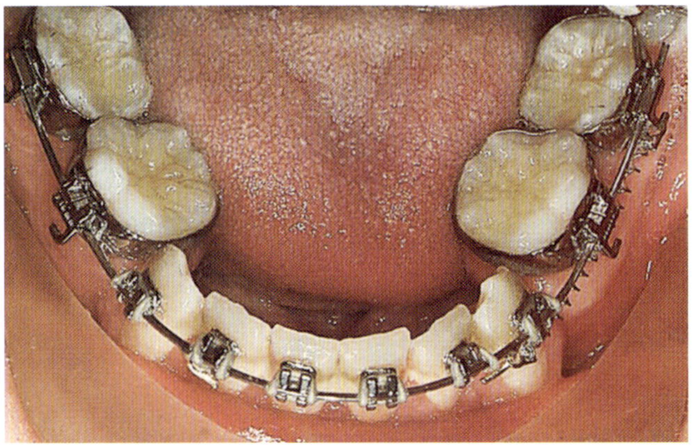

图1-1 传统的弹性结扎在6个结扎的牙齿中有3个难以保持托槽的作用

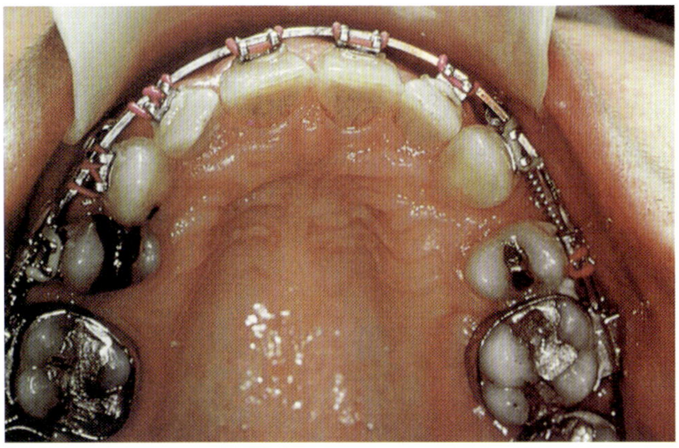

图1-2 在5颗牙齿中弹性结扎出现旋转控制的丧失

性结扎和钢丝结扎相比，前者会使托槽和弓丝间产生更大的摩擦力。这一点在30多年前[7]就被认为在临床上非常重要。Hain等[8]最近的且有代表性的研究证实摩擦力的差异确实存在。摩擦力的重要性及与结扎方式的关系将在下面的介绍中详加讨论。

在过去的40年里，弹性结扎大受欢迎，尽管在弓丝结扎上还有些不足。结扎速度快及使用舒适是其明显优势，因此，促使制造令人满意的自锁托槽的强大动力就是要具备弓丝结扎的所有优点并形成一个快速和便于应用的体系。

Begg插孔

20世纪50年代，Edward Angle早期的学生Raymond Begg在Angle的带状托槽配合圆丝[9]的基础上发展了轻力技术，该技术的重要特征就是用黄铜插孔作为结扎的方法。这些插孔构成了槽沟的第4个壁（银壁）并形成一个紧密的金属墙，类似于颊面管或自锁托槽。在插孔上还设计了肩台避免在早期整平阶段弓丝的结扎，当后期的治疗中用更粗的弓丝及辅弓插入到“带钩的插孔”中能更精确地控制垂直向的位置。作者在其最初的专业训练中同时接受了Begg和方丝弓技术的力学理念。Begg插孔没有弹性结扎的缺点，而且可能放置和去除比弓丝结扎更快。这种插孔（托槽）脱离了Begg其余的矫治技术就难以进行评价，但是，类似于自锁托槽技术，Begg技术体现了早期快速整平和轻力的高效性。作为正畸学史上的标志，在20世纪70年代发展出自锁Begg托槽并被作者应用于大量的病例，这种托槽有一个锁入式的插孔可旋转进入弓丝的位置，其目的在于进一步简化治疗并提高结扎的速度。这些发展在20世纪70年代被非常著名的直丝弓技术超越。有趣的是，作为Begg技术发展继承者的Begg托槽，摒弃了Begg插孔所体现的金属及结扎的低摩擦力，转而应用弹性结扎。

自锁托槽

自锁正畸托槽有相对较长的历史，但它的发展背景主要是基于弹性结扎的广泛使用，因为与不锈钢丝结扎和Begg黄铜插孔相比较，其有诸多优点。但弹性结扎不能很好地控制弓丝、摩擦力大、患者难以维护口腔卫生，虽然没有相关数据表明传统的结扎方式较之于自锁托槽更易造成微生物的附着。不锈钢丝结扎在很多方面都具有优势，但其结扎速度慢，力值难以持续，结扎丝末端可导致患者及操作人员的创伤。很容易便能发现传统结扎的不足之处，但临床工作者已经习惯去接受这些缺点。而自锁托槽对这些缺点均有所改进，却在很长时间里只被为数不多的医师使用。

顾名思义，自锁托槽并不需要弹性结扎或钢丝结扎，而是有其内在的机制，通过打开或关闭来保护弓丝。在绝大多数的设计中，槽沟有一金属盖，可用器械或指尖打开或关闭。这种托槽在正畸学中存在很长一段时间，Stolzenberg[11]在1935年描述了Russell lock这种自锁托槽的弓丝接触方式。这是按照现代标准，利用唇向的螺钉固定住弓丝构成的一项基本原理。很多设计都取得了专利，尽管其中只有很少的一部分进行商业化生产。表1-1虽然没有囊括所有的自锁托槽，但已包含绝大多数进行商业生产的自锁托槽。新的设计不断涌现，如1980年生产的著名的SPEED托槽（N3C 1V1加拿大安大略省剑桥shepherd大道298号Strite实业公司）。1994年生产的Time托槽（德国Gliching Adenta股份有限公司），1996年生产的Damon SL托槽（加利福尼亚圣地亚哥“A”公司）和1998年生产的Twin Lock托槽（加利福尼亚圣地亚哥“A”公司）是那时颇具代表性的三款设计。自从20世纪末，随着至

表 1-1 一些自锁托槽的设计

自锁托槽	年份
Russell Lock	1935
Ormco Edgelok	1972
Forestadent Mobil-Lock	1980
Forestadent Begg	1980
Strite Industries SPEED	1980
‘A’ Company Activa	1986
Adenta Time	1996
‘A’ Company Damon SL	1996
Ormco TwinLock	1998
Ormco/‘A’ Co. Damon2	2000
GAC In-Ovation	2000
Gestenco Oyster	2001
GAC In-Ovation R	2002
Adenta Evolution LT	2002
Forestadent lingual	2002
Ultradent OPAL	2004
Ormco Damon3	2004
3M Unitek Smartclip	2004
Ormco Damon 3 MX	2005
GAC In-Ovation L	2005
Ultradent OPAL metal	2006
Forestadent Quick	2006
Lancer Praxis Glide	2006
Class1/Ortho Organisers Carrière LX	2006
GAC In-Ovation C	2006
Clarity SL	2007
American Orthodontics Vision LP	2007

少16款新型产品的推出，自锁托槽的发展得到极大的提高，也增加了它们在市场上的销售。纵观近十年自锁托槽的发展[12]可总结出当时的情形。近年来，自锁托槽技术得到了持续、快速的改进，其优势被人们广泛接受，而且许多研究都提供了相关的依据。

自锁托槽的主要优势

在最近的20年里，已形成对自锁托槽的主要优势的共识，这些优势包括去除或放置弓丝速度更快，更好地控制弓丝，更少或无需椅旁协助时间及托槽和弓丝间的低摩擦力。

更快地结扎

这应该优先被讨论，因为这是在不锈钢丝结扎的年代里推动自锁托槽产生的最有利的动因。当时已注意到[1]不锈钢丝结扎速度较慢。有很多的研究也发现和弹性结扎相比，自锁托槽更能节约椅旁操作时间。一个早期的研究[13]发现放置和去除上下12颗前牙的一对弓丝自锁托槽能节约10分钟的时间。

牢固的弓丝结扎

可靠、有力的结扎并不能破除结扎值的衰减似乎是不言而喻的。自锁托槽在结扎的坚固性和可靠性上有很多变化，但现在的几款托槽中已经展现了这种优势并会不断加强对牙齿位置的控制。

低摩擦力

不锈钢丝结扎产生的摩擦力较弹性结扎更低[1]。然而，不锈钢丝结扎产生的摩擦力仍较高且相较于使牙齿移动的最佳力值，不锈钢丝结扎产生的摩擦力变动性[2]更大。现在有大量的体外研究表明，自锁托槽产生低摩擦力。大量早期的研究发现托槽依照弓丝的形状得到了整平。这些都表明自锁托槽使摩擦力明显降低，特别是通过被动滑动的方式。1998年一篇有代表性的文献[14]（图1-3）展现四种不同托槽和增加弓丝尺寸产

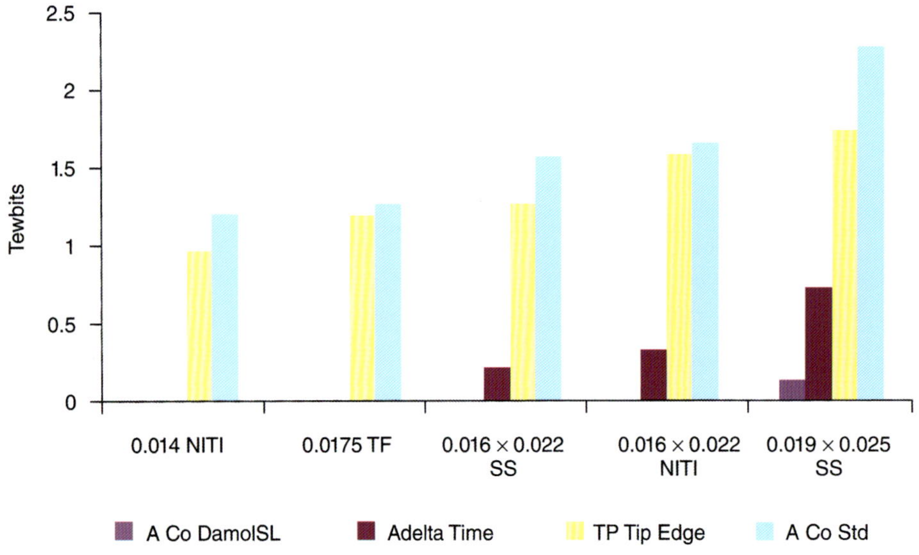

图 1-3 Thomas 等（1998）[14]的数据显示和传统结扎方式相比，自锁托槽的摩擦力明显降低

生的摩擦抵抗力。对于被动自锁托槽（Damon SL）一直换至0.019"/0.025"弓丝时才观察到摩擦力。有活动夹的自锁托槽（Adenta Time）有较大的摩擦力，但和用弹性结扎的"A"公司的直丝托槽和TP的Tip-Edge托槽相比，前者的摩擦力仍要小得多。有研究[15]发现用传统托槽和传统的结扎方式每个托槽可产生41～61g摩擦力(取决于弓丝),而Demon自锁托槽仅产生3.6～15g摩擦力。然而，显而易见的是在口腔内，弓丝会随着角度和方位的变化对滑动产生额外的阻力。因此目前更多的实验设计在观察弓丝的形变对滑动的阻力。

这里要特别推荐Thorstensen和Kusy[16～18]的三篇文献。2001年，这些作者研究了变化的活动夹（成角的）对滑动的阻力。他们发现当这个角度超过弓丝与槽沟反向斜对角线接触角时，无论在自锁托槽（Demon SL）或传统托槽中均会引起相似的滑动阻力的增加。然而，在所有的倾斜角度中，Demon托槽产生明显较小的滑动阻力(表1-2)。用0.018"×0.025"不锈钢丝成角6°，在临床上可产生60g力值差异。第二篇文献[17]比较了在不同的自锁托槽中主动成角对滑动阻力的影响；证实了在被动托槽总对滑动的低阻力是接近的，并指出即便是低阻力也可造成非预期的牙齿移动。第三篇文献[18]针对不同的弓丝尺寸及在干燥环境中观察了同样的影响因素；证实了当使用较大尺寸的弓丝倾斜进入被动自锁托槽的活动夹时，摩擦力会增加，扫描电镜可清楚地观察对于不同的托槽，较细及较粗的弓丝和活动夹及被动滑动间的关系。表1-3包含来自另一个研究[19]的数据，它测量在4种不同托槽中，弓丝在托槽中倾斜20°角时对滑动产生的摩擦阻力。在所有类型的自锁托槽中摩擦力均较低，其中In-Ovation（活动夹）和Demon 2（被动滑动）的摩擦力值有统计学差异且在临床上可能较为重要。这个研究支持了一种观点，即自锁托槽，尤其是被动自锁托槽，对牙齿的移动产生更小的阻力，即便在口内弓丝激活会产生额外的阻力；在临床上，使用自锁托槽在所有的弓丝上放置停止曲是必要的，它可防止弓丝沿着托槽滑动而造成末端刺伤患者的黏膜（图1-4）。

表1-2　0.018/0.025弓丝在不同角度托槽中的滑动阻力（RS）力值为CN

角度	Damon SL	传统托槽
0	0	34
3.5	0	55
6.0	80	140

数据来自Thorstenson和Kusy（2001）[16]

表1-3　用0.019/0.025不锈钢丝以一定的倾斜角度放置于不同自锁托槽中的力学均值，力值为CN

托槽	Minitwin	600	In-Ovation	Damon2
滑动阻力(VN)	379	455	238	99

数据来自Mah等（2003）[19]

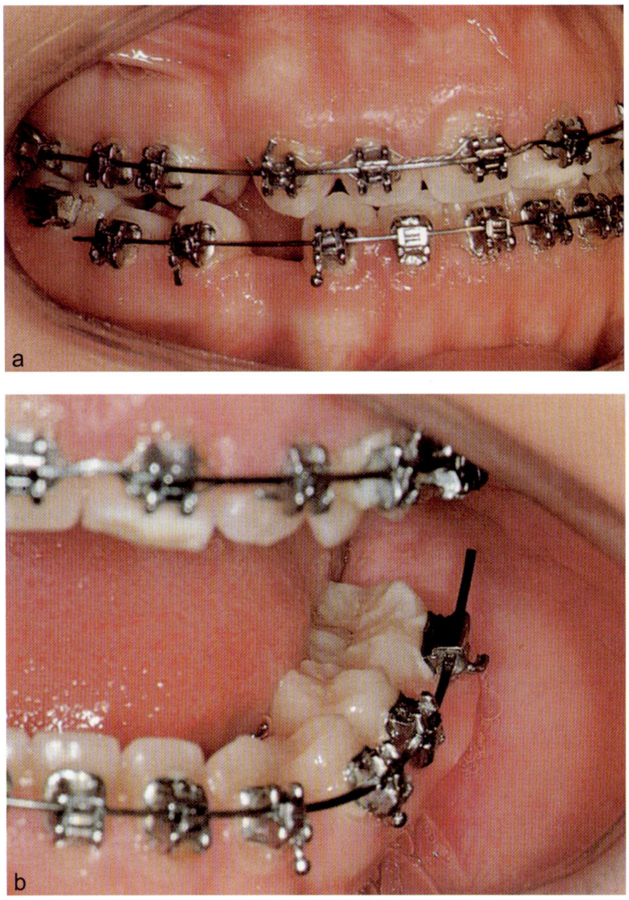

图1-4　a、b. 0.018"/0.025"镍钛弓丝移位至患者左侧（Damon2托槽），这是由于在弓丝中不放置停止曲而使用低摩擦力自锁托槽经常出现的不利结果

在绝大多数牙齿移动中产生的摩擦力必须要克服这些移动包括整平、颊舌向排齐、旋转、角度的纠正、滑动中开大或关闭间隙。在托槽和弓丝的相对移动中，由结扎方式产生的摩擦力是阻力的来源之一，因此，为了克服这种阻力相应地需要更大的力量，而这又会阻碍牙齿的移动。首先，最后的有效作用力更加难以评估，更大的可能是这个力量比组织反应性的最佳力量要大得多。其次，在托槽和弓丝之间以及不整齐的邻牙间有更大的结扎力。这些结扎力会阻止弓丝和托槽间的相对移动。只有一些很少的牙齿移动如用放置于间隙处的关闭曲来关闭间隙，在整平良好的牙弓中扩弓，或转矩的变化不受低摩擦力结扎方式的影响。

是否有利于口腔卫生的维护？

细菌聚集被认为是弹性结扎的缺陷，在这点上已有相关的证据，却没有相反的证据证明这缺陷在减少。一个极为普遍且有趣的观点是使用弹性结扎产生的菌斑多于使用不锈钢丝结扎，这有一些证据支持[20]，同样有证据[21]表明和弹性结扎相比，不锈钢丝结扎更能减少探诊时龈沟出血的风险。然而，扫描电镜研究[22]发现，使用弹性结扎或不锈钢丝结扎，细菌的形态类型没有差异，有些进一步的研究，但也没有证据支持哪种微生物具有优势。

在治疗中是否更舒适？

轻力和低摩擦力可减少患者的不适感，有两份来自同一个中心的文献已研究该内容。其中的一份研究[23]发现使用Damon 3托槽和传统托槽产生的不适感相同。另一份研究[24]则发现使用Smart Clip托槽和传统的Victory托槽产生的不适感也无差异，但是当从Smart Clip的活动夹中取出弓丝时患者的不适感会明显增加。自锁托槽设计的不同也产生不同的结果。Miles等[25]报道使用Damon2托槽在治疗初期不适感较低而在后续阶段不适感会增加，但毕竟对自锁托槽在该方面的研究证据较少。

这一系列的重要优势现在已有相当坚实的实验研究作为基础，更好、更为细致深入的研究不断地出现。这些优势在所有的自锁托槽应用理念中都得以体现，尽管在实践中不同类型的托槽体现程度不尽相同。这些优势被认为是低摩擦力和对牙齿的良好控制两者完美结合的结果，而这仅有自锁托槽（或颊面管）能够提供。

牢固的弓丝结扎与低摩擦力的结合

其他类型的托槽，如著名的Begg托槽，通过圆丝和窄托槽间极松散的固定来达到低摩擦力，但要完全控制牙齿的位置更难。一些托槽的槽沟结合肩台，使弓丝和弹性结扎间有一段距离从而降低摩擦力，但同时也降低对牙齿的控制性。有结扎翼的托槽，提高对牙齿控制性的同时也增加摩擦力，特别是在使用弹性结扎时。这在Matasa[26]的文献中已很好地说明。目前，只有自锁托槽（或颊面管）实现了低摩擦力和槽沟对弓丝良好控制的结合。因此，这种结合[12]能保证牙齿沿着弓丝以更低更易预测的力量容易地滑动，并且实现了对牙齿的完全控制，而且几乎不会发生像弹性结扎引起的变形而导致牙齿不理想的旋转。因此，其引起牙齿移动的滑动机制更引人关注。

低摩擦和牢固的全弓丝结扎相结合的合理支抗结果

牙齿的移动和加力水平部分相关[27]。在临床观察中[28]，可以看到单个尖牙内收时与牙弓中其余支抗单元相互对抗保持良好的支抗。该研究使用传统托槽及不同的力值，但这种支抗保持的效果却因传统结扎造成单个牙齿旋转而受限，这种旋转发生在沿弓丝内收的过程中，这就要求重新排齐。图1-5示用Damon SL托槽内收尖牙未观察到支抗丧失。因此，自锁托槽可增加支抗的假设基于三个可能性：低摩擦力支持轻力矫治增加了支抗保护；个别牙齿如尖牙的移动没有旋转控制的丧失；更快的治疗过程意味着牙齿发生更少的近中“飘移”，并且能取得更好的合作？但现在没有明确的证据说明自锁托槽能缩短疗程。

上述三种可能性似乎是合理的且符合支抗的理论，但目前尚缺乏有力、直接的证据。把这种论述应用到牙发育不全前牙的支抗保护中，产生了相同的效果，在这些病例中常需要单个牙沿着弓丝移动。

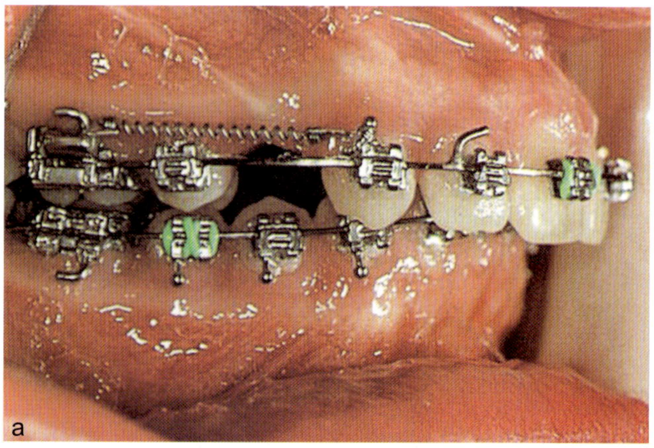

a

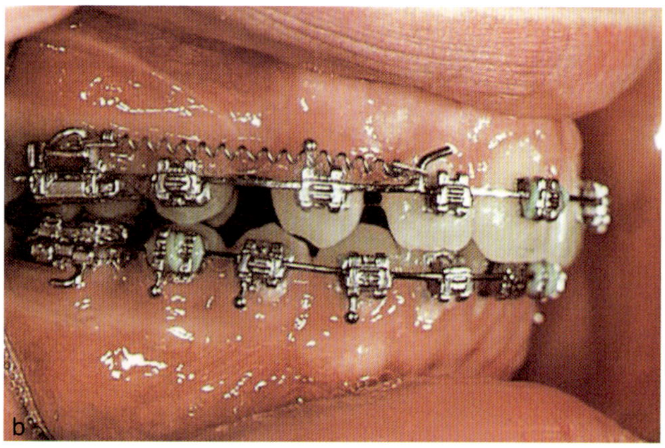

b

图1-5 a、b. 用Damon SL自锁托槽在0.019"/0.025"不锈钢丝上内收单个尖牙，没有观察到支抗的丧失和旋转控制的丧失

对严重不整齐牙齿的排齐

拥挤的牙齿要沿着弓丝移动以达到排齐的效果。通过相邻托槽间弓丝的束缚力和滑动力，低摩擦力和对牙齿的完全控制在实践中更有效。同时束缚力的释放可降低牙齿间不利的相互移动（图1-6）。摩擦力和扭转间的关系已经被描述和证实[29]，潜在的反作用力很大。图1-7表示第一次复诊，扭转牙的矫治效果。因此，低摩擦力有利于快速排齐，同时可靠的托槽保证了对严重错位牙齿的完全作用和良好控制，自锁托槽排齐速度的相关研究将在本章的后续部分讨论。

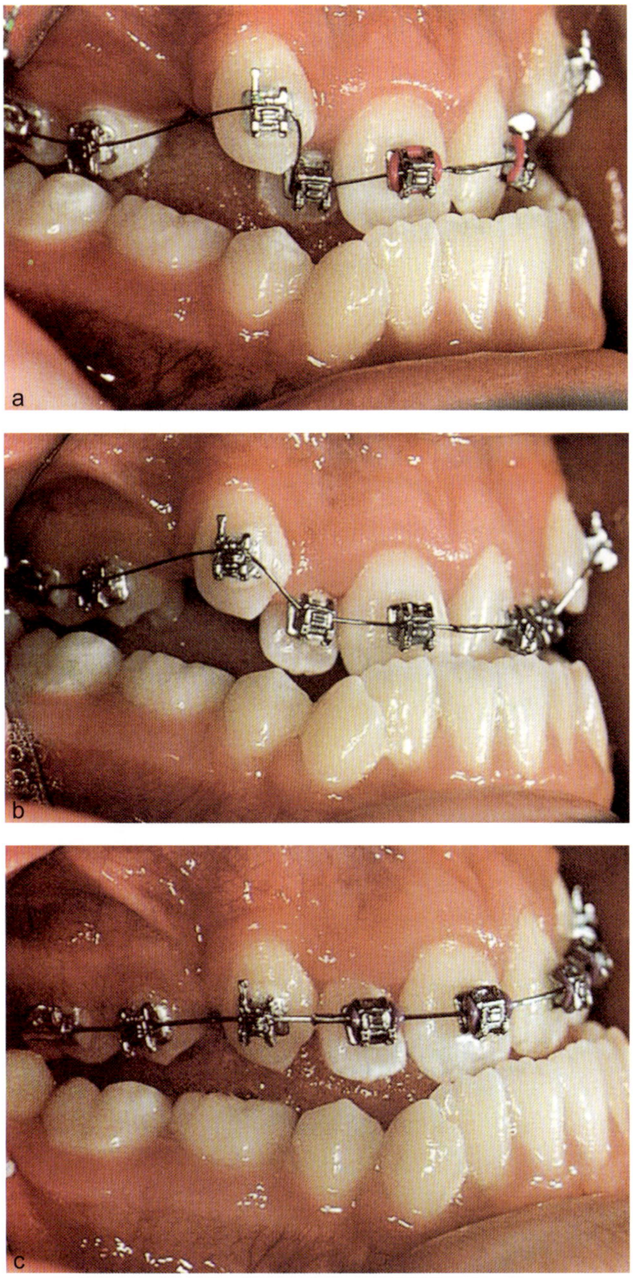

图1-6　a～c.用Damon2托槽和0.012"弓丝两次复诊后的排齐情况（主要在垂直向上）。中切牙未发生明显的垂直向的不利移动

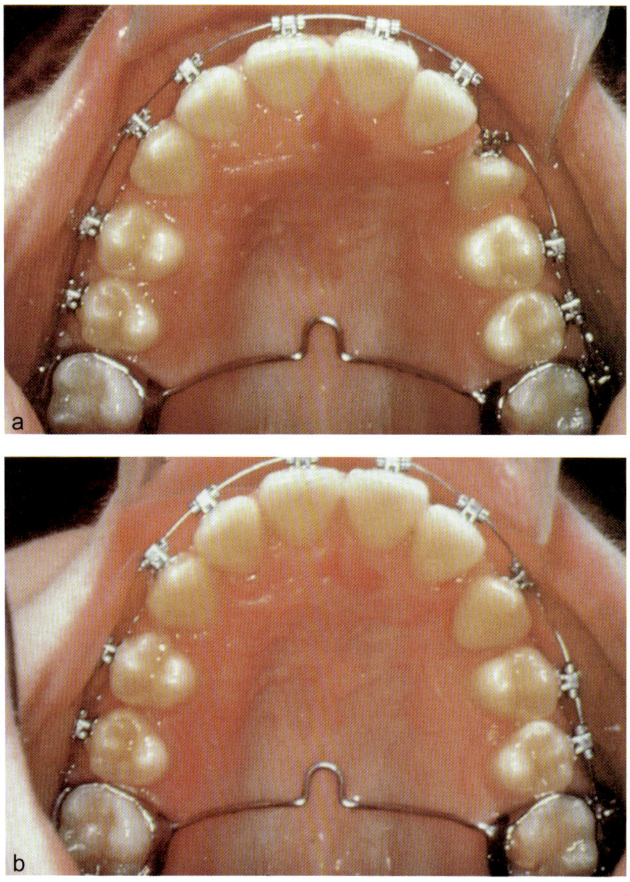

图1.7　a、b.用Activa托槽和0.012"弓丝第一次复诊上颌尖牙的扭转。初期对托槽的束缚力通过相邻托槽释放并传递至弓丝

妨碍使用自锁托槽的因素

思考为什么自锁托槽有这么多优点，而长久以来直到现在却仅有小部分正畸医师使用是件有趣且有意义的事。部分原因在于托槽仍有瑕疵，这些不足在不同的托槽中各有差异，并已在表1-1中举例说明。本章作者已使用过表中列举的15种托槽。

在作者看来，理想的自锁托槽不仅要有前面已论述过的优点，还应该有以下的优势：

- 无论使用哪种尺寸和材料的弓丝，都应该能用轻力容易地打开或关闭托槽
- 不能过分容易地打开，这会造成对牙齿控制的丧失
- 在治疗过程中不能发生堵塞、损坏或变形
- 夹子/盖子打开的位置要确定，不能妨碍弓丝在槽沟中的安放和滑动
- 能够允许加载一定的额外装置而不妨碍夹子/盖子的开关
- 容易放置和去除常用的辅助装置，如弹性橡皮链，向后结扎而不影响自锁托槽的夹子/盖子

- 容易放置和去除牵引钩和其他可能的托槽上的辅助装置。对于直接应用于托槽上的弹性牵引，应比传统的托槽更安全
- 合适的近远中尺寸以保证弓丝稳定的作用和托槽内的足够空间
- 拥有较强的结合性和平滑的外形

很多托槽在满足这些要求方面都不尽如人意，而要生产一款理想的托槽也并非易事。

Edgelok托槽[30]（加利福尼亚州92 867，橙郡1717 W.西班牙柯林斯Ormco公司）是第一款具有良好质量的自锁托槽，其不足之处包括对旋转控制不充分，体积较大，开闭盖子时不方便，因此并未广泛使用。

著名的SPEED托槽[31]自1980年以来一直在成功地生产。这证明初始设计内在特征的合理性。早期的托槽（图1-8）存在不足，夹子容易脱落或变形。这些不足通过改良托槽和夹子本身得到成功的解决，但对于医师还有一个不便是这款托槽没有结扎翼，这些方面的不足可能阻碍了SPEED托槽早年的广泛应用。

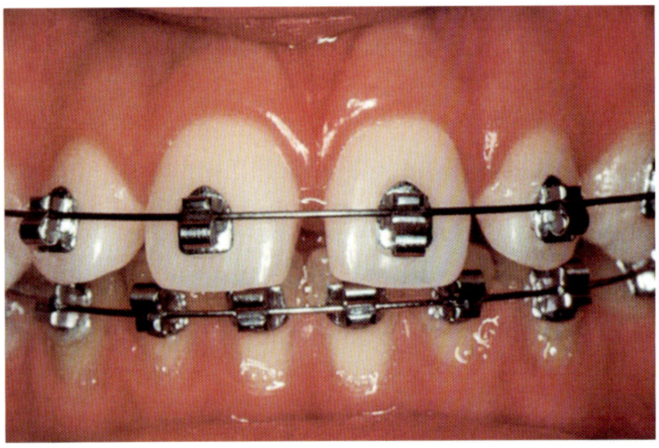

图1-8 早期的SPEED托槽。这款托槽没有弹簧夹的保留槽沟，这容易造成弹簧的变形和弓丝控制的丧失，后续的产品已设计了保留槽沟

Mobil-Lock托槽（德国，75173普福尔茨海姆，Westliche 151，Forestadent Bernhard Foerster股份有限公司）有一旋转的凸轮，它可通过“螺丝刀”的旋转盖住部分槽沟的唇面。通过凸轮旋转角度的不同弓丝可以或紧或松地置入槽沟内。这款托槽按今天的标准，其设计也是非常好的，主要的局限是槽沟的唇侧面过于狭窄，这使旋转控制的范围较小，上切牙的托槽放置两个凸轮以增加托槽的宽度（图1-9）。另一个问题是用直的“螺丝刀”打开或关闭前磨牙的托槽比较困难。

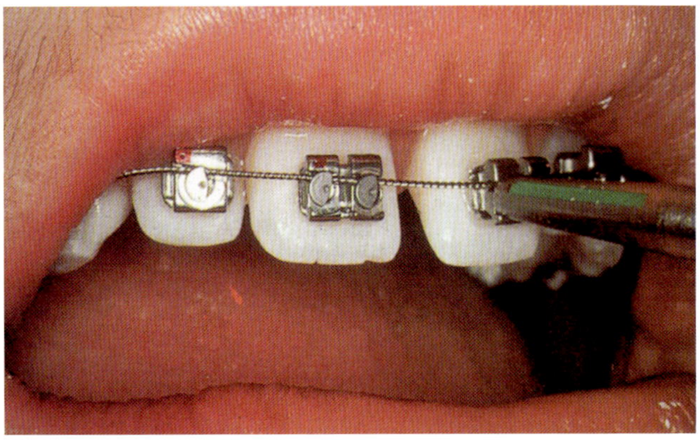

图1-9 Mobil-Lock托槽在上中切牙有两个凸轮以确保槽沟唇侧面有足够间隙，而侧切牙则显得间隙不足，在颊侧片段使用“螺丝刀”很困难

Activa托槽[32]（加利福尼亚，圣地亚哥，“A”公司）有一旋转的滑盖可以在槽沟的唇侧面形成凹形的半径。在使用细弓丝时可增加有效的槽沟深度，减少唇舌向的排齐。滑盖置入槽沟的近远中末端这使得这款托槽比一般的托槽更宽，从而减少托槽间的空间，这会造成后续治疗的不利（图1-10），滑盖也容易损坏。该托槽没有结扎翼，当放置橡皮链时会增加额外的障碍，也使得托槽粘结时定位更困难。最后，托槽的设计也降低粘结的强度。虽然有许多的不足，还是成功完成了一些病例，但设计上的缺陷使它仅被少数热衷者所采用。

Time2托槽（德国，格林治，Adenta股份公司），其外观和SPEED托槽很像，但与SPEED托槽夹子不同的是，Time2托槽有垂直向的移动，其夹子可围绕龈方的结扎翼旋转，旋转方向向槽沟的𬌗方而非龈方。早期的观点认为夹子容易脱落，但在后续的设计中变

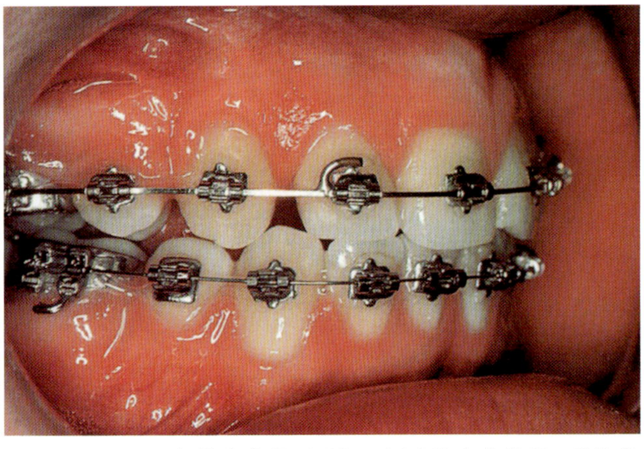

图1-10 Activa托槽宽度并不理想，因为没有结扎翼，弹性橡皮链只能置于弓丝之后，其托槽底的设计并不常见，这可以有利于牙齿斜轴的定位，但粘结强度较差。前磨牙的托槽底更传统一些

化不大。许多自锁托槽早期的设计均需改良。但这些早期设计的不足带来的负面效应有时会阻碍自锁托槽的广泛应用，即便这些问题后来在很大程度上得到了克服。

Damon SL托槽[33, 34]（加利福尼亚，圣地亚哥，“A”公司）出现在20世纪90年代中期，它的盖子围绕着托槽的唇面。这款托槽有优点但也有两大明显的问题：盖子常因不小心而被打开，这主要是因为盖子围绕着托槽的外部，还有盖子易损坏。这主要是因为盖子成角在操作时较困难（图1-11）。这些问题已反映在Harradine（2001）[39]的研究中。在疗程超过1年的25例病例中，有31个盖子损坏，11个在复诊时轻易便可打开盖子，在25例用传统托槽矫治的病例中，有15个托槽损坏并丧失了弹性结扎，所以在结扎时间长短上两者没有明显差别。但当医师对一款新型托槽寄予厚望时，这种设计显然不能满足要求，仅能被一些操作不熟练者接受。这在其广泛应用中产生了负面效应。无论如何，这款托槽体现了自锁托槽的优势。

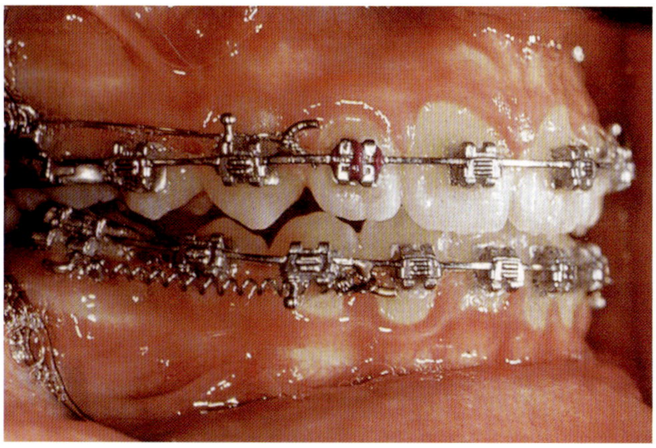

图1-11 Damon SL托槽早期出现上颌侧切牙盖子脱落，虽有结扎翼可使用弹性结扎，但自锁托槽的优势没有得到发挥

Damon2托槽（加利福尼亚州92867，橙郡，1717W.西班牙柯林斯Ormco公司）改进了Damon SL托槽的一些不足。它保留了垂直位的盖子并设计U形弹簧来控制盖子的开关，但盖子需要结扎翼的保护。结合金属喷射铸造技术，其相容性更好，这些发展完全消除盖子容易打开和损坏的缺点，极大地促进自锁托槽的发展。然而，托槽没有立即变得容易打开，而这一点对于初次使用者尤为重要，有时托槽的位置也会处于半开的状态，妨碍弓丝的放入或取出。

Damon3和Damon3 MX托槽（加利福尼亚州92867，橙郡，1717W.西班牙柯林斯Ormco公司），两者保留的弹簧位置和作用各不相同，主要是保证开关的机制。此外，Damon3托槽是一款半美学托槽。然而早期的Damon 3托槽主要有三个方面的问题：粘结脱落率高、金属和复合树脂分离（图1-12）；树脂结扎翼断裂（图1-13）。这三个问题得到了非常快速和有效的纠正，但也说明这对于生产者仍是个重要的挑战，他们要从熟悉操作者的标准和初学者的使用中推断、积累经验。正如其他托槽，如SPEED和In-Ovation托槽（纽约11716，波希米亚，355 Knickerbocker大道，GAC国际有限公司），它也有可供插入牵引钩的槽沟，这一点是先前提出的理想要求之一。

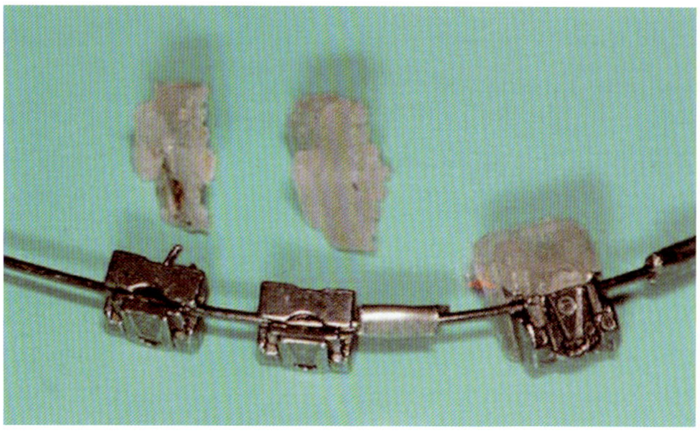

图1-12 早期的Damon 3托槽。树脂和金属的机械结合在后期得到强化，防止两者的分离

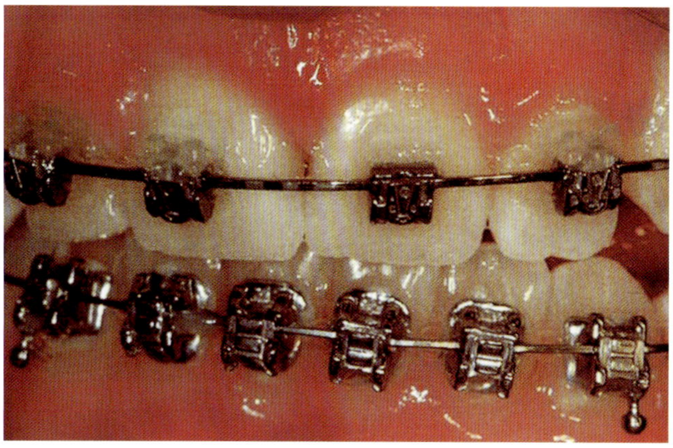

图1-13 早期的Damon 3托槽树脂结扎易脱落。通过有限元分析间接咬合力发现额外的金属插入物可解决此问题

In-Ovation R托槽，先前被称为In-Ovation托槽。在设计及理念上和SPEED托槽非常相似，但它有一对结扎翼。这款托槽还有另一个特点就是容易被初学者接受。2002年，前牙区更小的托槽在技术上成为可能，这就是In-Ovation R托槽（R代表减小，也就是减小了托槽的宽度），而宽度的缩窄有益于托槽间空间的增大。后来这款托槽更名为System R托槽，而后又改回原来的名字——In-Ovation R托槽。这款托槽有其成功的设计（图1-14），但较之理想化的标准仍有一些小

的不足（图1-15）。一些托槽在槽沟后有可垂直移动的夹子，这很难打开，这种现象在下颌更为常见，此时难以看到弹簧夹的龈端。托槽龈方的过多复合物难以看到，这也会妨碍夹子的打开。同样，尖牙向后结扎、下方结扎及弹性橡皮链等置入弓丝后方的装置也会占用夹子的空间。有趣的是，SPEED托槽、System R托槽和最近推出的Quick托槽(德国,75173普福尔茨海姆，Westliche 151，Forestadent Bernhard Foerster股份有限公司）都致力于设计唇侧小孔或夹子上的U形切迹或类似的可供插入的装置，从而易于打开夹子。打开不熟悉的托槽需要专业知识，这常常使初学者气馁，而这种融合了新的打开方法的产品毫无疑问具有优势。这些新产品使自锁托槽得到了很大的改进，使得那些使用早期自锁托槽经历了困难的医师也乐于接受。

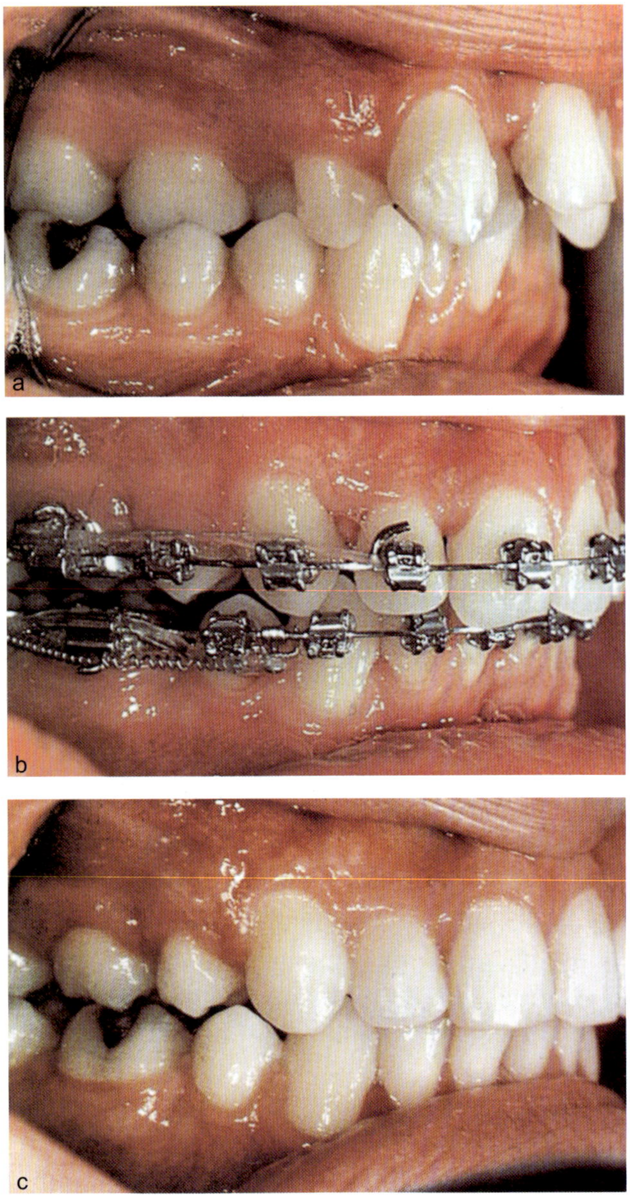

图1-14 a～c. In-Ovation 托槽有利于对严重错殆畸形的矫治

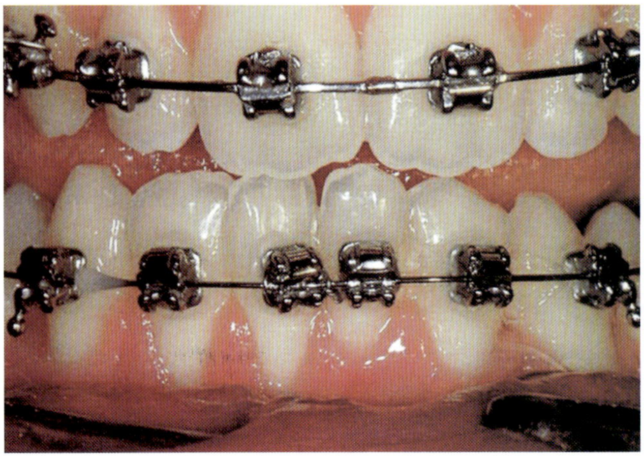

图1-15 In-Ovation 托槽小巧的夹子不利于保证弓丝的作用

Smart Clip托槽（明尼苏达州55144-1000，圣保罗市，3M联合公司3M中心）通过槽沟两侧的C形弹簧夹来固定弓丝。因此放置和取出弓丝产生的压力并不直接作用于夹子上，但是弓丝产生的力要使夹子分离才能放入或取出弓丝。因此这个装置要考虑如何在取放弓丝时更易通过夹子的狭缝，而且必须防止对细而弹性好的弓丝和粗而硬度大的弓丝失去固定作用。要平衡要求和满意是困难的（图1-16），其他有垂直作用的弹簧夹的产品，如SPEED和System R托槽，它们对于托槽的材料都有严格的要求以帮助弹簧夹更好地固定弓丝，在垂直向的开闭更有利于弓丝的取放。随着临床的广泛应用，发现使用Smart Clip托槽在取放较粗的不锈钢丝时力量过大。最近通过降低弹簧夹硬度来解决这个问题。

这里所列举的问题都是厂家为了满足理想结扎系统的要求所碰到的，而由此产生的托槽设计上的缺点，

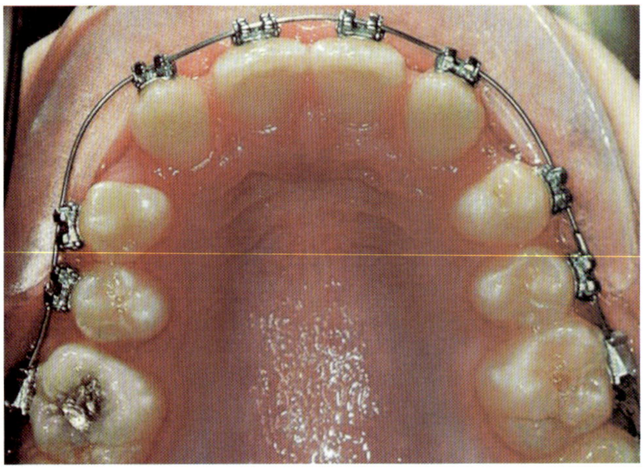

图1-16 早期的Smart Clip托槽。使用0.018"镍钛丝使患者感到非常不适而难以作用于前磨牙。最新发展的弹簧夹通过降低硬度而解决该问题。弓丝放置更为容易，使放置于槽沟中的所有理想弓丝都发挥作用

毫无疑问妨碍了临床医师早期对自锁托槽的使用。现在的自锁托槽已经通过临床经验的积累和产品生产技术的进步得到了极大的改进，如金属喷射铸造技术、激光技术和CADCAM技术。

此外，很多自锁托槽也尚存一些缺点，这也可能是阻碍自锁托槽发展和应用的因素。也有一些正畸医师较为保守，他们更倾向于选择早期训练中所接触的方法和理念。还有可能是对低摩擦力、稳定的弓丝作用和轻力矫治没有充分的理解。

美学的自锁托槽

生产更美观的自锁托槽有三种方法。第一，舌侧自锁托槽。目前至少有3种自锁托槽：Forestadent托槽（德国，75173普福尔茨海姆，Westliche 151，Forestadent Bernhard Foerster股份有限公司）有其自身的舌侧系统，它参考了Philippe托槽[35]；其包括两个变形的固定翼，一个需用Weingart镊子关闭并用小刀打开。这个装置在使用时要非常小心以防损伤釉质，如果器械滑动，则固定翼难以打开而造成托槽的分离。Adenta（德国，格林治，Adenta股份公司）生产了Evolution托槽，实际上它是Time托槽的舌侧产品，它们均产自同一家公司。同样的情况也出现在GAC公司的In-Ovation L托槽上。用舌侧装置固定弓丝更为困难，但自锁托槽却能提供更简单的方式，它能产生相同的安全性和低摩擦力，特别在托槽间空间狭窄的情形下其优势更为明显。现在的要求是把自锁托槽同舌侧美观、容易的弓丝放置、一些牙齿上内置的咬合道和更小巧的托槽结合起来，将来的发展也应朝着这个方向。

在唇侧面上，Oyster（瑞典哥森堡Gestenco有限公司，PO Box 240）、OPAL（南约旦，犹他州84095，Ultradent有限公司，505W，1200S）和部分Damon3托槽是树脂材料，而Clarity SL（3M联合公司）和In-Ovation托槽（GAC）是陶瓷材料配合金属夹。当正畸托槽建立良好的材料类别时，树脂聚合物就表现出其局限性。首先发现Oyster托槽强度不足，最近他们配合使用了金属铰链以便改善此问题。随后出现的OPAL托槽用精巧的设计来解决材料易弯曲变形的问题，其在托槽的一部分上设计了铰链，同时提供牢固的槽沟和夹子。这并没有完全成功，仍使用了树脂聚合物。虽然可以达到更好的结果，但对于所有的树脂托槽，其强度和使用的长效性仍是一大挑战。具有半透明唇侧夹子的托槽同样可引起美观问题，口腔的维护措施难以清除积聚在夹子后面的食物残渣(图1-17)。

陶瓷托槽其强度和不足在正畸领域已被长期认识。Clarity SL和In-Ovation C托槽均结合了陶瓷托槽和金属自锁托槽的特点。In-Ovation C托槽夹子表面涂了一层铑。金属表面涂层技术的突破是自锁托槽和美学结合的最佳选择。

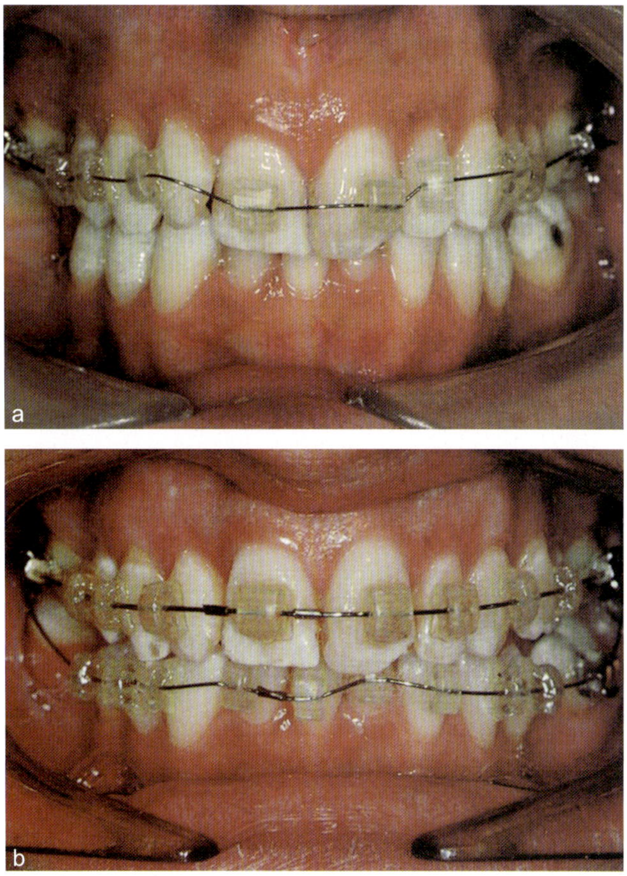

图1-17 a.粘结上牙弓的OPAL托槽；b.同一名患者下次复诊时下牙弓粘结同样的OPAL托槽，积聚于半透明唇侧夹后方的食物残渣影响美观

主动夹或被动滑盖

这个问题已引起了激烈的讨论[26, 36]，现在仍是倡导者和生产托槽的厂家很看重的主要特性。在表1-1中，SPEED、In-Ovation R和Quick托槽均有滑动的弹簧夹，弹簧夹会占据唇侧槽沟的位置，可能对弓丝产生主动的力量。Time2托槽也有类似的弹簧夹，但其关闭时是围绕结扎翼旋转而非滑动。这四款托槽被相应地描述为具有潜在主动夹。相反，Damon托槽具有可垂直向开闭的盖子，其对槽沟唇侧面产生被动的力，它不会占据槽沟也不会通过金属夹子的弯曲储备力量。Smart Clip托槽、Praxis Glide托槽（加利福尼亚92069，圣马科斯，253 Pawnee St，Lancer）、Carriere LX托槽（加利福尼亚92008-7306，Carlsbad，1822

Aston大道，口腔学会）和Vision LP（威斯康辛州53081，希博伊根市，17174剑桥大道，附属美国正畸学科）托槽都属于被动力系统。

在夹子和弓丝上储备的力量使得弓丝在唇舌向的作用范围更大，相较于在被动滑盖上使用同一尺寸的弓丝，前者能发生更多的排齐。对于小于0.018"的细弓丝，弹簧夹的作用是被动的，除非牙齿相较于邻牙舌倾明显，这时弓丝接触夹子的内表面。在这种情况下，主动夹比被动滑盖对舌倾的牙齿产生更大的力量。夹子还有效降低槽沟的深度，从0.027"（Damon托槽的槽沟深度）降低到0.018"。弓丝在较浅的槽沟中产生更大的力量，这也可能产生不利的后果，但这种槽沟却能为较细的弓丝提供更大的唇舌向作用范围。对于较粗的弓丝，主动夹能产生持续的舌向力，即便这根弓丝变得被动。对于一些中等尺寸的弓丝而言，唇舌向作用范围的差异很小，这就是推荐0.016"×0.025"或0.014"×0.025"的镍钛弓丝作为被动的Damon系统排齐弓丝的一个原因。在Thorstenson和Kusy[18]的文章中用扫描电镜非常清楚地呈现粗细弓丝和主动夹、被动滑盖间的关系。主动夹中弓丝产生的持续舌向力可在一般尺寸的弓丝上产生额外的转矩，但对角的舌向力并不能对弓丝转角和槽沟的上壁产生作用，这是转矩力最初产生的地方。因此，近来很多主动类型的自锁托槽通过延长上切牙槽沟的上下壁形成"转矩道"来解决该问题。持续的舌向力有利于准确地完成治疗，但这并没有在文献或作者确实的经验中体现。

主动夹的优缺点

使用主动夹和一定尺寸的弓丝在初期排齐时更有效，这一点在临床很有用，在排齐阶段有效作用力的差异可以改变弓形。使用一些较细的弓丝和较粗的弓丝一起插入到有被动滑盖的槽沟里，这可达到有效的弓丝工作尺寸。对于主动夹，其能储存弓丝产生的所有力而不是使弓丝和夹子分离，硬度较大的弓丝和弹簧夹早期并不能很好地结合，但现在的研究[37]证实，SPEED、In-Ovation以及In-Ovation R托槽在治疗过程中弹簧夹的硬度平均降低了一半。弹簧夹的这种变化可能产生重要的生物力学结果。最后，就是强度、固定的稳定性和使用舒适性的问题。弹簧夹是否容易弯曲、容易损伤、永久变形或不小心就可打开或关闭呢？这个问题没有正式地调查研究过。这需要一些研究，如在同一个患者身上使用不同的自锁托槽或随机在不同的患者身上使用不同的托槽来证实这种判断。

自锁托槽更多的优点

更有效的治疗

因为自锁托槽可降低牙齿移动的阻力并能提供稳定的弓丝作用，因而可缩短疗程。有很多研究表明自锁托槽在治疗时长和复诊次数上更加有效，还能减少椅旁操作时间，这已在前面讨论过[13, 38]。从患者的角度出发，更短的疗程、更少的复诊次数无疑是一大优势。现在，自锁托槽比大多数质量好的托槽价格更高。弹性结扎的价格较为适中，当然，这并不是我们想要的。然而，虽然有额外的花费，自锁托槽却更能节约时间。而更大的问题是自锁托槽是否能从总体上缩短疗程。

Harradine[39]关于治疗有效性的研究发现：单颌取放弓丝减少24秒；疗程平均缩短4个月，从23.5个月减少到19.4个月；复诊次数从16次减为12次，平均减少4次；在相同的病例中，匹配评估率（PAR）的分值也相同的减少。这些病例是在20世纪90年代接受治疗的，当时在拔牙理念及治疗目标上和今天用传统托槽治疗是相同的。

Eberting等[40]通过研究三项操作，对比操作者间的差异发现，Damon SL托槽和传统托槽相同，疗程平均缩短7个月（从30个月到25个月），复诊次数减少7次（从28次到21次）。三个中心中的两个，美国正牙学会（ABO）非相关分数被Damon SL托槽提高到具有统计学意义。这两份研究都支持一个观点，使用被动的自锁托槽能提高治疗的有效性。现在的托槽也能保证治疗的有效性，因为它们不易损坏，夹子或盖子也不易脱落，开闭更容易，槽沟的尺寸更合理，对最佳弓丝的选择和复诊的间隔时间也有更好地理解。

然而，并不是所有的后续研究都发现自锁托槽能提高治疗的有效性。五份对比Damon托槽、Smartclip托槽和传统托槽的随机研究，观察了治疗的排齐阶段[25, 41～44]。所有的五份研究都没有发现自锁托槽能明显加快排齐的速度，虽然Pandis等[42]发现对同一操作者，Damon2托槽比传统托槽在解除中度拥挤时速度更快。Miles[45]的研究发现用自锁托槽关闭间隙速度并没有更快，在治疗中弓丝和托槽并未产生相对运动，而是都向近中移动以维持间隙。在治疗的有效性方面，自锁托槽并不能包含托槽的所有优点，其他一些因素如复诊的间隔，弓丝的更换顺序，拔牙的模式以及病例间的交叉都发挥着重要作用。关于各种类型托槽的进一步研究是一个快速发展的领域。配合病例的研究并没有在本章中出现。

使用自锁托槽在牙齿移动上质的差异

仅观察自锁托槽目前的情况并不全面，因为并没有提到其引起牙齿移动本质差别的推论，而这种推论已经提出，现在正在研究。重要的是，这些推论指出自锁托槽，特别是被动自锁托槽可以保证牙齿移动的轻力，而来源于软组织的力量可以和其相互作用。轻力矫治带来的好处，如更亮的牙弓有利于美观，有助于维护牙周健康，也能使矫治结果更稳定；并能为拥挤提供间隙而使切牙更少发生倾斜，减少拔牙的可能性；通过“唇挡”的效应更容易地矫治Ⅱ类错𬌗畸形。

上述观点是基于个案报道，并由此产生讨论和进一步研究，然而，这其中没有任何一个研究足以发表。

自锁托槽历史悠久并不断得到发展，近年来，随着托槽种类的增多，使其发展达到高潮。作为正畸托槽的一种类型，自锁托槽已存在了很多年，按照其设计、理念及流行程度，自锁托槽的年代最终会到来。发展自锁托槽的动力已由原来对快速结扎的强烈要求转变为探索稳定的结扎和低摩擦力相结合的临床方法。现在自锁托槽以其自身的优势，使操作者操作更方便、选择更可靠。虽然现在已确立自锁托槽的优势，能够产生更快速、更好的治疗效果，但仍缺乏正式的调查研究作为支撑。因此我们仍须学习自锁托槽的最佳使用方式，但毫无疑问，不久的将来它将在正畸治疗中扮演主要角色。

参考文献

1. Shivapuja PK, Berger J. A comparative study of conventional ligation and self-ligation bracket systems. Am J Orthod Dentofac Orthop 1994; 106: 472–480
2. Khambay B, Millett D, McHugh S. Evaluation of methods of archwire ligation on frictional resistance. Eur J Orthod 2004; 26: 327–332
3. Baty DL, Storie DJ, von Fraunhofer JA. Synthetic elastomeric chains: a literature review. Am J Orthod Dentofac Orthop 1994; 105: 536–542
4. Eliades T, Bourauel C. Intraoral aging of orthodontic materials: the picture we miss and its clinical relevance Am J Orthod Dentofac Orthop 2005; 127: 403–412
5. Taloumis LJ, Smith TM, Hondrum SO, Lorton L. Force decay and deformation of orthodontic elastomeric ligatures. Am J Orthod Dentofac Orthop 1997; 111: 1–11
6. Lam TV, Freer TJ, Brocklehurst PJ, Podlich HM. Strength decay of elastomeric ligatures. J Orthod 2002; 29: 37–42
7. Thurow RC. Letter: Elastic ligatures, binding forces, and anchorage taxation. Am J Orthod. 1975; 67: 694
8. Hain M, Dhopatkar A, Rock P. The effect of ligation method on friction in sliding mechanics. Am J Orthod Dentofac Orthop 2003; 123: 416–422
9. Begg PR. Orthodontic Theory and Technique, 3rd ed. Philadelphia: W.B. Saunders Co, 1977
10. Andrews LA. The straight-wire appliance: explained and compared. J Clin Orthod 1976; 10: 174–195
11. Stolzenberg J. The Russell attachment and its improved advantages. Int J Orthod Dent Child 1935; 21: 837–840
12. Harradine NWT . Self-ligating brackets: where are we now? J Orthod 2003; 30: 262–273
13. Maijer R, Smith DC. Time saving with self-ligating brackets. J Clin Orthod 1990; 24: 29–31
14. Thomas S, Birnie DJ, Sherriff M. A comparative in vitro study of the frictional characteristics of two types of self ligating brackets and two types of preadjusted edgewise brackets tied with elastomeric ligatures. Eur J Orthod 1998; 20: 589–596
15. Kapur R, Sinha PK, Nanda RS. Frictional resistance of the Damon SL bracket. J Clin Orthod 1998; 32: 485–489
16. Thorstenson BS, Kusy RP. Resistance to sliding of self-ligating brackets versus conventional stainless steel twin brackets with second-order angulation in the dry and wet (saliva) states. Am J Orthod Dentofac Orthop 2001; 120: 361–370
17. Thorstenson BS, Kusy RP. Comparison of resistance to sliding between different self-ligating brackets with second-order angulation in the dry and saliva states. Am J Orthod Dentofac Orthop 2002; 121: 472–782
18. Thorstenson BS, Kusy RP. Effect of archwire size and material on the resistance to sliding of self-ligating brackets with second-order angulation in the dry state. Am J Orthod Dentofac Orthop 2002; 122: 295–305
19. Mah E, Bagby M, Ngan P, Durkee M. Investigation of frictional resistance on orthodontic brackets when subjected to variable moments. Am J Orthod Dentofac Orthop 2003;123: (abstract) A1
20. Forsberg C, Brattström V, Malmberg E, Nord CE. Ligature wires and elastomeric rings: two methods of ligation, and their association with microbial colonization of *Streptococcus mutans* and lactobacilli. Eur J Orthod 1991; 13: 416–420
21. Türkkahraman H, Sayin MO, Bozkurt FY, Yetkin Z, Kaya S, Onal S. Archwire ligation techniques, microbial colonization, and periodontal status in orthodontically treated patients. Angle Orthod 2005; 75: 231–236
22. Sukontapatipark W, El-Agroudi MA, Selliseth NJ, Thunold K, Selvig KA. Bacterial colonisation associ-

ated with fixed orthodontic appliances. A scanning electron microscopy study. Eur J Orthod 2001; 23: 475–484
23. Scott P, Sherriff M, Dibiase AT, Cobourne MT. Perception of discomfort during initial orthodontic tooth alignment using a self-ligating or conventional bracket system: a randomized clinical trial. Eur J Orthod (in press)
24. Fleming PS, DiBiase AT, Sarri G, Lee RT. Pain Experience during initial alignment with a self-ligating and a conventional fixed orthodontic appliance system: a randomized controlled clinical trial. Angle Orthod (in press)
25. Miles PG, Weyant RJ, Rustveld L. A clinical trial of Damon2 versus conventional twin brackets during initial alignment. Angle Orthod 2006; 76: 480–485
26. Matasa CG. Self-engaging brackets: passive vs active. The Orthodontic Materials Insider 1996; 9: 5–11
27. Pilon JGM, Kuijpers-Jagtman AM, Maltha JC. Magnitude of orthodontic forces and rate of bodily tooth movement. An experimental study. Am J Orthod Dentofac Orthop; 1996; 110: 16–23
28. Rajcich M, Sadowsky C Efficacy of intra-arch mechanics using differential moments for achieving anchorage control in extraction cases. J Orthod Dentofac Orthop 1997; 112: 441–448
29. Koenig HA, Burstone CJ. Force systems from an ideal arch – large deflection considerations. Angle Orthod 1989; 59: 11–16
30. Wildman AJ. Round table – the Edgelok bracket. J Clin Orthod 1972; 6: 613–623
31. Hanson GH. The SPEED system: a report on the development of a new edgewise appliance. Am J Orthod 1980; 78: 243–265
32. Harradine NWT, Birnie DJ. The clinical use of Activa self-ligating brackets. Am J Orthod Dentofac Orthop 1996; 109: 319–328
33. Damon DH. The rationale, evolution and clinical application of the self-ligating bracket. Clin Orthod Res 1998; 1: 52–61
34. Damon DH. The Damon low friction bracket: a biologically compatible straight-wire system. J Clin Orthod 1998; 32: 670–680
35. Macchi A, Tagliabue A, Levrini L, Trezzi G. Philippe self-ligating lingual brackets. J Clin Orthod 2002; 36: 42–45
36. Rinchuse DJ, Miles PG. Self-ligating brackets: present and future. Am J Orthod Dentofac Orthop 2007; 132: 216–222
37. Pandis N, Bourauel C, Eliades T. Changes in the stiffness of the ligating mechanism in retrieved active self-ligating brackets. Am J Orthod Dentofac Orthop 2007; 132: 834–837
38. Turnbull NR, Birnie DJ. Treatment efficiency of conventional versus self-ligating brackets: the effects of archwire size and material. Am J Orthod Dentofac Orthop 2006 131: 395–399
39. Harradine N. Self-ligating brackets and treatment efficiency. J Clin Orthod Res 2001; 4: 220–227
40. Eberting JJ, Straja SR, Tuncay OC. Treatment time, outcome and patient satisfaction comparisons of Damon and conventional brackets. Clin Orthod Res 2001; 4: 228–234
41. Miles PG. Smartclip versus conventional twin brackets for initial alignment: is there a difference? Aust Orthod J 2005; 21; 123–127
42. Pandis N, Polychronopoulou A, Eliades T. Self-ligation vs conventional brackets in the treatment of mandibular crowding: a prospective clinical trial of treatment duration and dental effects. Am J Orthod Dentofac Orthop 2007; 132: 208–215
43. Scott P, DiBiase AT, Sherriff M, Cobourne M. Alignment efficiency of Damon3 self-ligating and conventional orthodontic bracket systems: a randomized clinical trial. Am J Orthod Dentofac Orthop (in press)
44. Fleming P, DiBiase AT, Sarri G, Lee RT. A comparison of the efficiency of mandibular arch alignment with two preadjusted edgewise appliances. Am J Orthod Dentofac Orthop (in press)
45. Miles PG. Self-ligating versus conventional twin brackets during en-masse space closure with sliding mechanics. Am J Orthod Dentofac Orthop 2007; 132: 223–225

自锁材料学及生物力学原理

2 托槽材料特性在正畸力学中的意义

Theodore Eliades，Spiros Zinelis and William A. Brantley

引言

用于传递由结扎丝至牙齿负荷的矫治器的演变具有明显的波动，长期以来革新期与静止期相互交替。纵观正畸的整个发展过程，研究者兴趣最初停留在结扎丝的配置高低，而后转移到矫治器的功能性（翼，槽）和非功能性的部分（基翼连接），这是因为引入了低系数结扎丝——一种可以长时间降低张力的结扎丝。其中功能性部分可能从本质上影响弓丝与插槽的连接，应用于牙齿和接头的力存在于治疗的整个过程。另外，非功能性的部分如网格和基翼连接，在治疗当中应用不多。然而，它们在保持托槽功能和结构完整性方面起着最重要的作用。

传统托槽和自锁托槽的材料特性在口腔器械性能调节方面均有帮助。然而，自锁托槽有一个活动的部分（矩形槽的第四面），其余三面（牙龈侧、颈侧、轴侧）从本质上说也一样。因此，材料的视角在反映托槽对弓丝的影响方面是一个关键的变量。临床相关因素的材质特性的作用已在表2-1中列出。

在大部分参考书里，解决这个问题的传统方法是分析各种来源于实验室实验的模拟滑动摩擦力的力学特性。对于这种方法，在《正畸材料》[1]一书中Eliades等人撰写的相关篇章给予了透彻的批判，这种批判通过举例深刻说明这种实验是违背科学的，并且缺乏与临床的关联性。《正畸材料》这本书对经典的摩擦力测试方案进行了分析并且证实其中恰当的地方。各种托槽组件的特性对临床正畸的影响缺乏足够的证据，现有的有限资源分布在众多文章之中。

这一章主要的目的是描述各个托槽组件的作用，

表2-1　托槽组件的理想特性及其在力学中的重要意义

托槽组件	特　点	对力学疗法的作用
基底	低弹性、设计合适的网格（E）	1. 由于基底的塑性变形使得其易于松解 2. 有足够粘连强度的联锁以及预期的降低体内的失败率
翼	高弹性	参与弓丝时的抗变形能力（尤其是扭矩）
基翼连接	足够的力量强度，低腐蚀	钎焊合金有离子释放；金属喷射铸造装置有高孔隙性，并且由于它们是一种合金制成，使得它们在参与连接的时候要么太硬而不便于松解，要么太软而无法抗拒塑性变形。激光焊接可以密封部件的表面，是目前最好的方法
槽沟	高强度高系数，低粗糙度 大小和设计有连贯性和精确性，而且有合适的形状	1. 应用负载微观（强度）和微观（硬度）下都保持结构的完整性 2. 弓丝的全部基座嵌入槽沟，可以避免由于弓丝与槽沟接触点减少而产生的强力 3. 全部弓丝连接入槽沟，使得其没有过多的活动空间，并且像有关指南报道的那样，具有颊舌部往中远端传递的趋势
网格	网格分级	保留微观机械化（联锁粘连）
总体	低厚度	更美观，更舒适

并且在论及这些托槽组件临床绩效的时候，应用临床冶金学的方法讨论了托槽组件的制作过程和材料特性。因此，这一章将不考虑非金属的托槽，比如塑料的、混合材料的以及陶瓷的器具。以前出版的参考书广泛地讨论过这些托槽的基本原则，在原材料和设计方面没有突破性的进展，而托槽的制造却在过去十年里受到重视。

托槽的基底

托槽的基底要么是金属注塑器具的一个组成部分，要么是一个用激光或焊接金属连接托槽翼的独立的元件。基底重要的临床特性集中在两点：网格和基底的硬度（弹性模量）。

网格

网格的设计对于托槽与粘胶层的粘连是很关键的，通过把粘胶剂注入被纳入网格的沟槽来实现托槽与粘胶层的粘连。研究早已指出能产生最大粘结强度的最佳网格大小[2]。由于低效能的联锁以及粘结剂的渗透性不足，因此过低或过高的密度都会不理想。关于网格基底的托槽实验的不同发现，来源于在生产如下两种装置的不同制作工序：大多数的托槽使用一种带有箔网垫的标准系统，由于这种系统极大地提高了基底的有效表面积，所以能提供机械性固定。种类繁多的网格制作技术被应用于提高有效表面区域（图2-1)。包括1970年Gwinnett研究在内的早期研究，已经确定提高粘结强度的最佳网格大小[3]。对于粘胶流变性能的广泛分析研究已经开展，并且发现复合黏合剂填料的多少是控制黏性的最主要因素。随着电焊的应用，网垫很容易被焊接到规定的位置。

网格或“仿网格”可供选择的设计模式包括等离子喷涂基底，该基底对于金属托槽显示出较理想的粘结强度，也可以通过在基底制作沟槽时用激光蚀刻模仿网格设计。激光蚀刻可以导致融化和金属的蒸发，所以在基底形成洞形固位功能。这种处理产生更高的粘结强度：有关文献表明具有激光结构固位的不锈钢的托槽比单纯铝箔网格托槽与牙釉质的粘结强度高出两倍[4]。

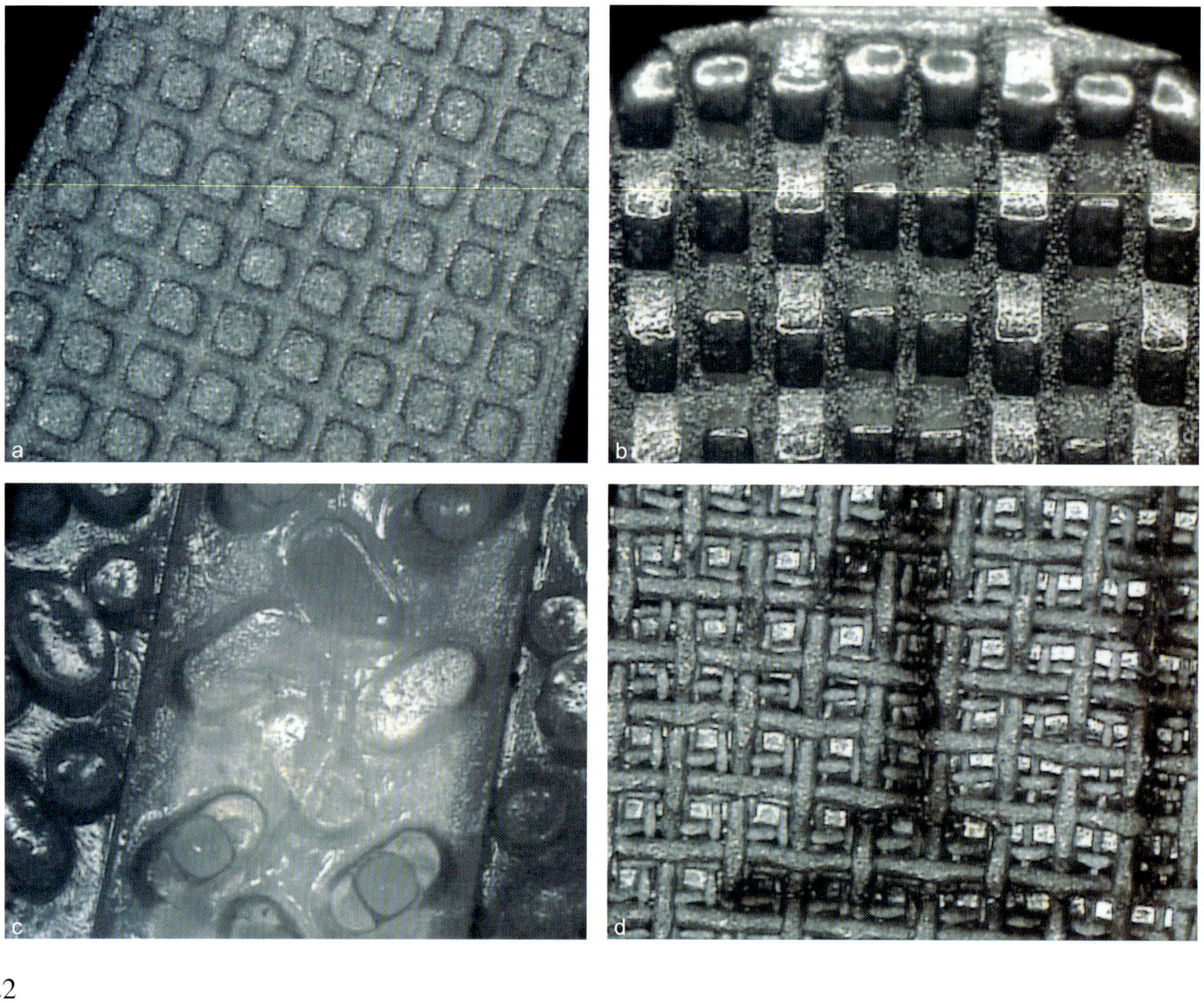

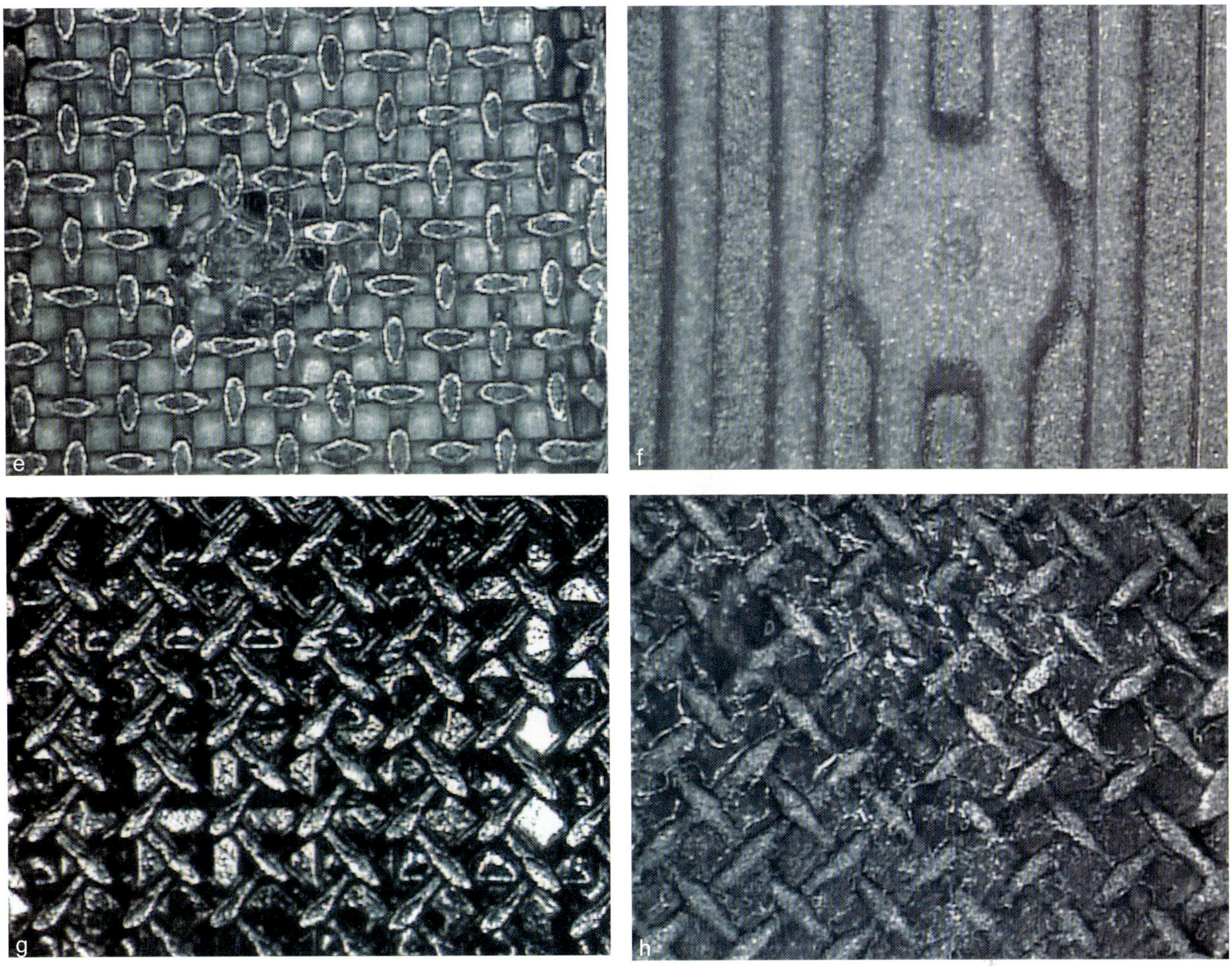

图2-1 a～h.应用粘胶剂联锁的自锁托槽的各种基翼设计的光镜图像

硬度

另一方面，基底的硬度可以调节托槽对脱粘处理的反应（图2-2），一种理想的剥脱效应需要消耗以塑性变形的形式松解装置所需的能量。以这种方法处理的基底会变形，并且粘胶层会断裂，牙釉质与托槽基底的粘连大部分也会失败。当软合金应用于托槽基底的制作时，常常发生塑性变形，所以对于敏感和偶尔松动的牙齿，尤其是下中切牙，可以免受松解钳带来的负荷。

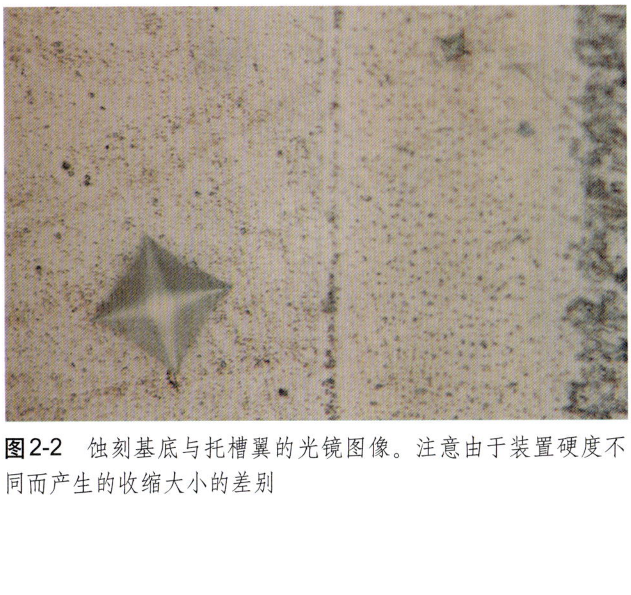

图2-2 蚀刻基底与托槽翼的光镜图像。注意由于装置硬度不同而产生的收缩大小的差别

翼

就这些部分承受着力学疗法所带来的负重而言，托槽的翼和托槽一起组成该装置至关重要的功能。此部件的临床特质与断裂的抗力相关，导致托槽由于缺乏结扎的特性而几乎不能使用。翼的断裂在金属装置中是最不容易出现的，这是因为运用于托槽制造的合金的韧性；实质上翼具有变形可塑性，并且不会发生断裂（图2-3）。与之相反，陶瓷和塑料的托槽中分别出现翼断裂或翼损耗，可能是由于前者脆而易碎的性质和塑料在恶劣的环境中易于降解的实际情况，且仅仅由于温度改变和诱发软化变形。

翼内部的表层及其附近部位与槽壁需要高系数的合金以避免塑料变形，并且这样可以允许施加于托槽的负重损耗作为持久的装置变形力，反之影响于牙齿的作用力[5]。

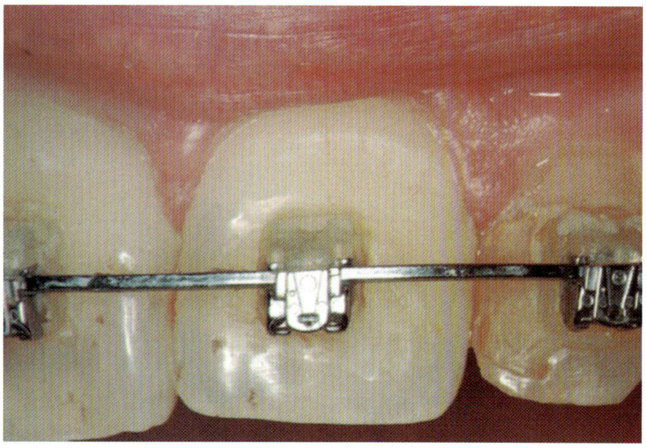

图2-3 金属-塑料自锁托槽的一个旧的塑料的翼

基-翼连接

作为一个标准的制作过程，工厂使用钎焊合金连接托槽的基和翼。其中一些合金也含有铬毒性的物质，加入这些物质主要是降低金属的温度以及提高金属的湿度。更重要的是，银基钎焊合金能产生一种可以产生离子释放的电偶，主要是铜和锌。目前材料的腐蚀性已被显著减低，然而腐蚀也是钎料逐渐溶解的主要原因，在正畸治疗和松解阶段，它会使翼从托槽基底脱离。为了解决这个问题，一些制造商开始引入金基钎焊材料，然而这种材料会因为电偶的形成而溶解不锈钢。因此，尽管钎焊合金可以使托槽制造商很容易得到合金的一些特性，比如：更坚硬的合金可以承受来自活化弓丝的负荷，更软的合金可以使基底在松解的时候容易获得脱离效果，但它们存在一些问题。

合金焊接

这种制造方法包括两个基本元件的连接，它们是翼和基底，当然也包括网格附着于基底的部分。最初，特殊的焊接合金只是应用于托槽基底与翼的接口（图2-4）。这些钢的焊接性会因为合金的组成成分而变化，然而，焊接连接的质量则取决于对焊接工艺的选择、温度、填充剂、保护性气体以及助焊剂的类型[1]。绝大多数的不锈钢合金可以与一些纯金属的任何一种焊接，包括银、镍、铜和金[6~9]。

最初是用银基合金与不锈钢合金焊接的，这也是工业应用与不锈钢钎焊最常用的材料[9]。然而，正畸银基焊接合金包含着一种用来降温加湿[5]的铬[10]。更重要的是，随着不锈钢诱发金属释放的离子以及极易从银基焊接合金滤出的铜和锌元素，银基焊接合金能引起一种电偶[11]。以前的研究证实，含有铜和锌的焊接合金比其他的正畸金属材料有更高的毒副作用[11]。这种电偶腐蚀是焊接合金逐渐溶解以致在正畸治疗或松解过程中翼从托槽基底脱落最主要的原因[1]。最终，除了两种银基焊接合金以外的所有银基焊接合金只在波动范围在540 ~ 870℃的钎焊温度内与奥氏不锈钢制作基底和翼元件。碳化铬只在影响基层金属抗腐蚀性的敏感温度范围内析出。

为了解决这个问题，一些制造商引入了金基焊接材料。然而，这可以导致比金合金廉价的不锈钢的溶解，而且这也可以解释托槽基底[12]以及从不锈钢合金[13]中滤出的镍对人体内部的腐蚀性。目前最大的担忧是对于金属离子会从托槽以及正畸装置中释放而导致的过敏反应以及细胞毒性等副作用[14, 15]。相关文献指出，在调整正畸合金材料生物学特性以及抗腐蚀性这个问题上还缺乏依据。

相关研究的结果是，制造商使用不同的合金作为托槽组件的焊接合金。镍基和金基合金含有铁，镍和铬已经被检测过。当金基焊接合金使用的时候出现了一种含有不锈钢基层金属的最小合金，因此它同时展示良好的延展性、强度以及抗腐蚀性。

除去对焊接合金中一些特殊元素的潜在的生物副作用的顾虑，托槽焊接合金的电化学特性在抗腐蚀性方面起了关键的作用[14, 15]。含有不锈钢的钎焊合金产生的电偶会引起廉价合金的逐渐溶解。

焊接合金选择方面的巨大差异意味着焊接技术在托槽钎焊方面尚未形成一定标准。然而，必须指出的是，所有不锈钢焊接合金的类型在托槽焊接技术方面都存在缺陷。银基合金已被证实存在严重的局限性，而镍基合金则引发人们对其生物相容性的强烈担忧。金基合金造价很高，并且在人体内有不锈钢合金溶解和镍元素释放的危害。为焊接技术挑选一种最佳的焊接合金的确是个挑战，因为这种材料需要满足冶金学、抗腐蚀性以及生物学标准。包括：①与不锈钢的兼容性；②超出不锈钢敏感温度之外的钎焊周期；③连接部分的机械强度；④从元素（铬、镍、铜、锌等）中释放出来的带有生物副作用的物质；⑤电偶与应用于基底与翼这些元件的不锈钢合金的相容性。似乎没有一种钎焊材料能够满足上述条件，所以，用于正畸装置的焊接材料的发展问题成为未来研究的一个重要的领域。

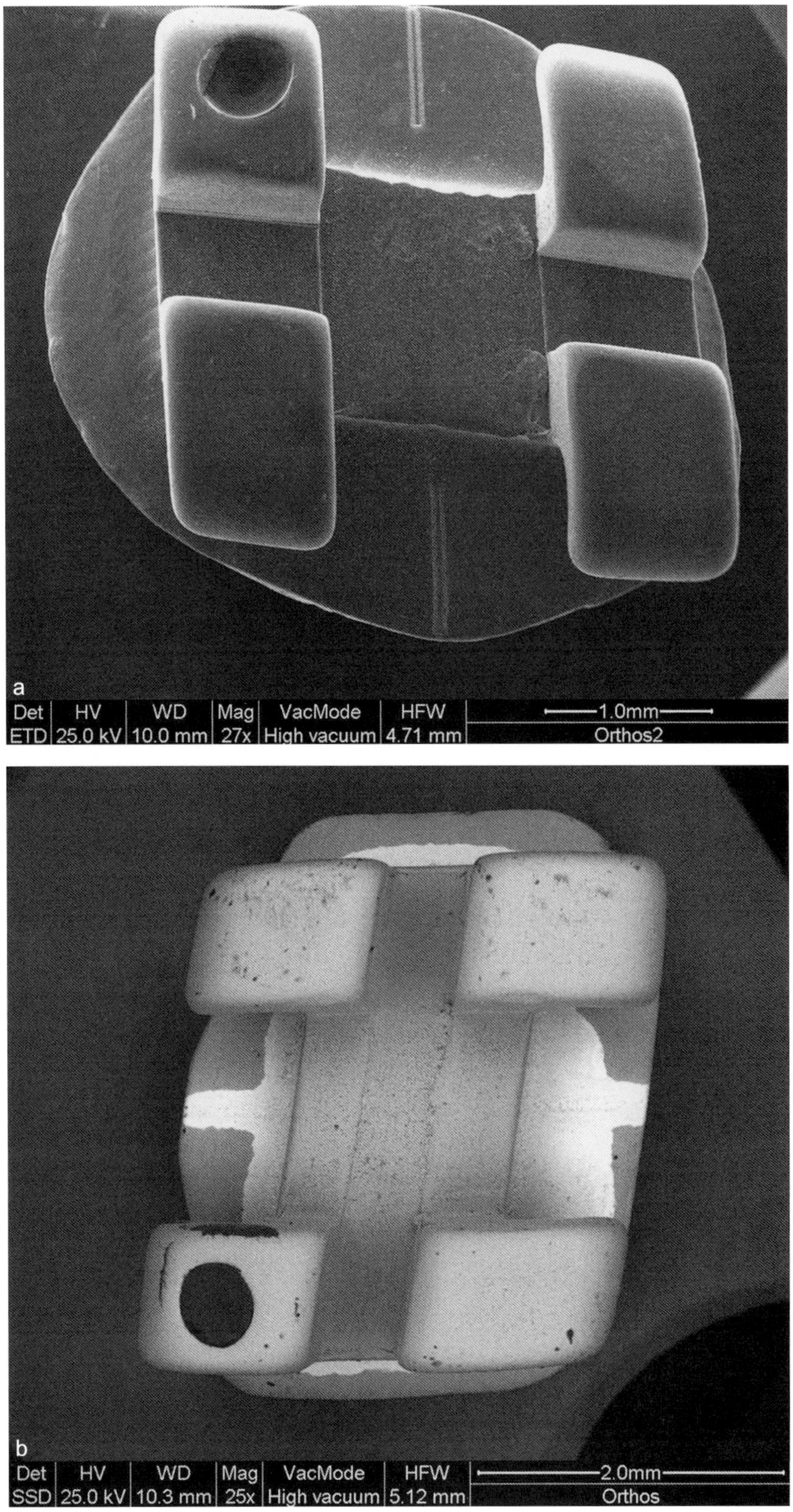

图2-4 托槽的扫描电镜图像
a. 由激光焊接的两个装置的二次电子图像；b. 两个焊接合金装置的反向散射电镜图。注意图像左边的构型，它是在激光焊接过程与金焊接合金时形成

金属喷射铸造

金属正畸托槽主要是通过铸造和加工来制作，也可以组合使用[1]。然而在过去的几年里，一种叫做金属喷射铸造（MIM）的新方法被用来制造金属正畸托槽[16]。MIM法于19世纪80年代早期在美国发明并发展，尤其适合生产小部件[17, 18]。在MIM的工序[19]中，含有几微米大小粒子的金属粉末混合在有机粘结剂（普通蜡，热塑性树脂和其他的材料）、润滑油、分散剂里面，直到均匀混合。一种类似于塑料厂使用的注射

成型机器用来注射原料。注射好的零件被称为“绿色零件”，然后被铸成需要的几何形状，由于烧结后会缩小所以通常要超出原体积的18% ~ 20%。接下来是脱脂，它可以通过加热，添加溶剂或两者都使用的方式除去绿色零件至少90%的有机粘结剂。现在绿色零件被转化为棕色零件，一种维持原来大小的多孔结构。最后一步是烧结，需要在可以控制空气的炉或真空炉里进行。在这个阶段，剩余的粘结剂已被除去，在该阶段的最后时刻零件将会在三维空间均匀缩少17% ~ 22%以达到预期的尺寸。然而，有时候一些辅助性的操作是必要的，比如加热或表面处理。MIM产品与预期的尺寸只存在−0.3% ~ +0.3%的误差，且密度值高于理论密度的97%[18]。

使用新型合金生产的MIM托槽具有不同机械性能，而且在临床条件下可能会影响其性能。当作为一个简单的装置时，MIM托槽可以避免钎焊合金与不锈钢所形成的电偶引发的腐蚀后果。尽管在商业上可以提供足够的MIM托槽，但是仍然缺乏关于这种材料以及其机械性能的信息。

相关研究指出，制造商在MIM托槽生产方面采用多种金属。尽管在生产正畸托槽时，MIM技术可以使用任何金属来生产，但是合金的元素成分生物相容性、抗腐蚀以及正畸装置离子的释放对人体有严重的影响[20]。采用MIM技术生产的托槽实际上是单件装置，因此可以避免由含有不锈钢的钎焊合金引起的腐蚀风险。然而，采用MIM方式制造的装置具有增大的孔隙度，这归因于绿色零件在烧结时收缩形成。尽管理论上MIM技术制造的零件密度高于普通零件的97%，然而在制作过程中孔隙的形成受很多因素影响，比如：合金、金属粉末的类型、烧结的频次和持续时间等[21~23]。几乎均匀一致分布的孔隙是众人已知的MIM零件的一个缺陷，因为有证据表明这种孔隙（图2-5）可以减低MIM产品的机械性能和腐蚀特性[23]，因此需要着重于孔隙的消除。

通过这种方式制造的托槽的维氏硬度波动在154 ~ 287VH，比普通的不锈钢制成的翼元件的硬度（40VH）低很多[16]。这种差别对弓丝嵌入托槽槽沟时产生的磨损现象有重要的影响。不锈钢弓丝的硬度在600VH，而镍钛弓丝的硬度范围在300 ~ 430VH之间。为了避免正畸治疗时产生的磨损现象，这种不匹配的硬度应该消除。硬度的临床意义在于低硬度翼元件会使从弓丝传导至托槽的扭矩变得复杂，因为它会阻止弓丝与槽沟壁的充分结合，并且可能使翼发生塑性变性。为了降低不匹配硬度带来的后果，有人推荐使用MIM托槽与镍钛弓丝。

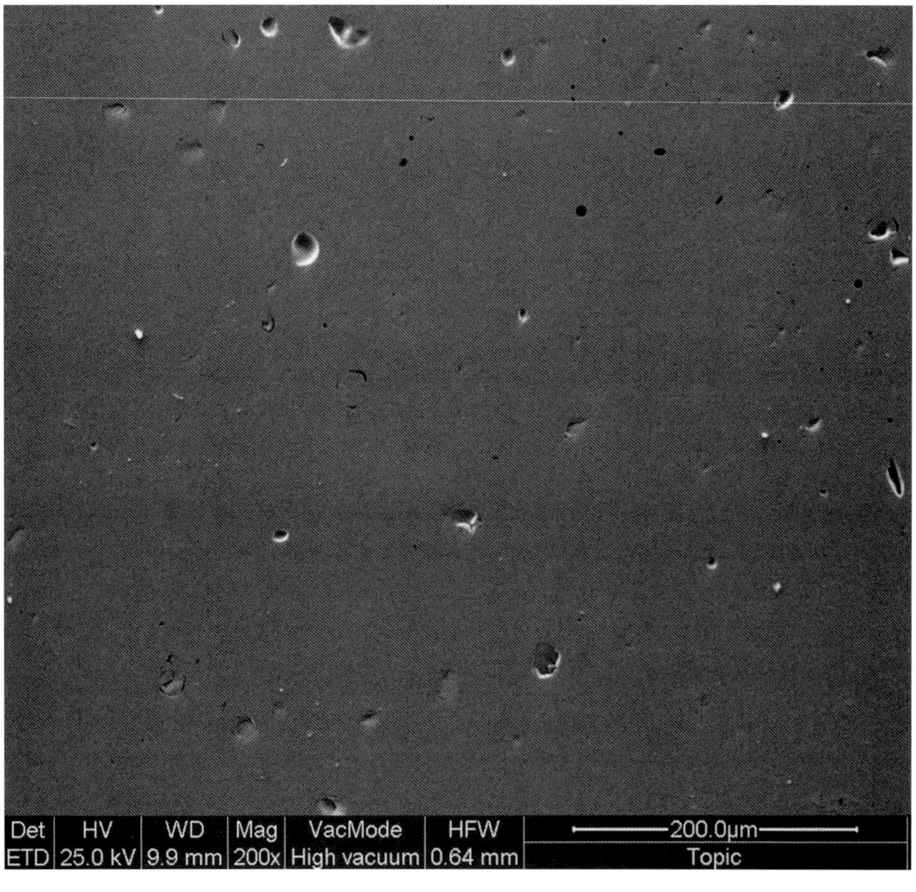

图2-5 显示MIM装置延长的孔隙度的扫描电镜图像

激光焊接与MIM

激光焊接还没有被广泛利用，只有少数有限的产品是通过这种方式制作的。这种方法的主要优势与这样一个事实有关，即两种不同硬度的金属可以同时使用，中间期的消失和潜在的腐蚀风险优化了最终产品的预期性能。

托槽槽沟

上述关于翼整体性的讨论同样适用于槽沟的特性。高硬度可以让弓丝与托槽连接的时塑性变形最小化，除了高硬度以外，槽沟必须有高硬度、低粗糙度，大小一致、形状，以及规定的在颊舌侧，近中、远中一致的倾角[24，25]。

正如前面部分所讨论的，硬度是保持表面的完整性与阻止弓丝与槽沟壁的充分结合所必需的。后者可以通过增加摩擦变量影响到牙齿所承受的力量等级，从而迫使压力增加使牙齿松动。这是基于托槽沿着弓丝移位时槽沟与弓丝接触面滑动时表面的粗糙度作用。

有人建议用粗糙指数来定量评估各种材料表面的粗糙程度，最常用的如下：

- 平均粗糙度（R_a）：用来描述整个表面的粗糙度。为取样长度内轮廓偏距绝对值的算术平均值
- 均方根粗糙度（R_q）：在取样长度内轮廓偏距的均方根值
- 最大粗糙度深度（R_t）：评估长度内，取各全粗糙度高之最大者
- 微观不平度十点高度（R_z）：是指在取样长度内五个最大的轮廓峰高的平均值和五个最大的轮廓谷深的平均值之和

有关进一步更深入的指数分析和这些指数对于材料的重要性远超过了这篇文章。读者可以参考大量检测合金、陶瓷，以及聚合物的粗糙变量的相关文献。

不同的粗糙参数会导致在弓丝托槽连接表面产生不同的力度（图2-6）。比如，一个具有较高Rz值的槽沟表面表现出连贯排列的高峰和低谷为特征的模式。由于弓丝与托槽的有效接触面不同而使得力度不同。在显微镜下这种接触是不存在的，但是具备反峰的轮廓，这种反峰产生于两种材料接触时表面的变异。在既定应用力量和平均粗糙度下，显示最少数量高峰值的槽沟弓丝联合处的力量可能会更高。提高紧挨的高峰数量可提高表面区域，并且可以整体降低应用于托槽的压力。

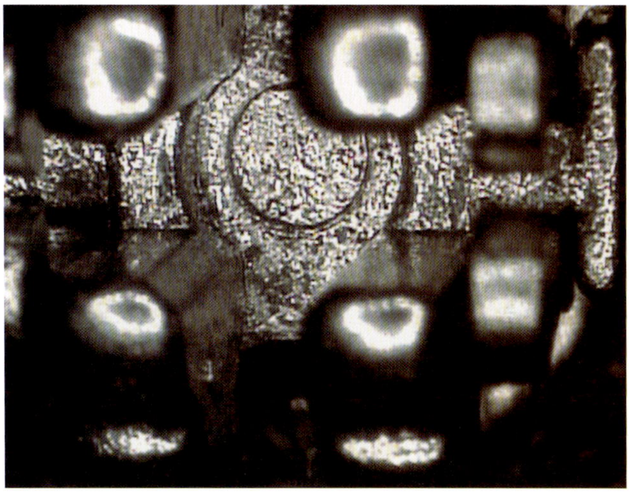

图2-6 显示槽沟粗糙度的反射光镜图像

为了确保弓丝适当的联合以及预期的扭矩和尖端在槽沟的特定位置，大小一致是很重要的。托槽的生产对于大小以及尺寸精度、扭矩的一致性等特性允许存在适当的变量。因此，对于那些在名义上相同的材料，其在报道中的扭矩和实际的扭矩之间存在的变异值应得到注意。有关资料表明，报道的扭矩与实际的扭矩相差5% ～ 10%，也就是相差1° ～ 1.5°。各种包括喷射铸造、铸造或加工的托槽生产工艺可能也会影响到预期的扭矩精度。成型使得材料暴露从而导致材料膨胀和收缩，而铣削可以整合一个粗糙纹状面。

槽沟壁的大小和形状与设计同样重要[26]。除去上述变异，托槽基底和槽沟组件尺寸的不一致会改变冠的颊舌侧位置；深部的槽沟倾向于颊侧，浅部的槽沟则倾向于舌侧。相关研究表明，有关槽沟的大小与带有发散或聚集槽壁的槽沟形状的报道值存在很大差异。也就是说，在大多数情况下，弓丝不能置入托槽槽沟，就拿散开的槽沟壁来说，弓丝是完全连接的，但是由于槽沟壁是敞开的，使得其活动空间增大。

托槽的厚度对托槽的许多性能以及工艺性能有重要的影响。首先，它能影响美观，最严重的是由于笨重装置产生的难以忍受的不适以及难以被有较高审美意识的人接受。由于咀嚼力量和上下牙齿接触时的运动变化，这些厚的托槽会导致更高的失败率。不过，这个影响还没有在与传统的装置相比具有相同失败率的自锁托槽上得到验证[27]。

参考文献

1. Eliades T, Brannley WA, Eliades G. Orthodontic brackets. In: Brantley WA, Eliades T (eds) Orthodontic Materials. New York, NY: Thieme, 2001; 146–147
2. Dickinson PT, Powers JM. Evaluation of fourteen direct-bonding orthodontic bases. Am J Orthod 1978; 78: 630–639
3. Gwinnett AJ. A comparison of shear bond strengths of metal and ceramic brackets. Am J Orthod Dentofac Orthop 1988; 93; 346–348
4. Sorel O, El Alam R, Chagneau F, Cathelineau G. Comparison of bond strength between simple foil mesh and laser-structured base retention brackets. Am J Orthod Dentofac Orthop 2002; 122: 260–266
5. Eliades T, Viazis AD, Lekka M. Failure mode analysis of ceramic brackets bonded to enamel. Am J Orthod Dentofac Orthop 1993; 104: 21–26
6. Lucas MJ. Brazing of stainless steel. In: Olson DL, Siewert TA, Liu S, Edwards GL (eds) Welding, Brazing, and Soldering. Materials Park, OH: ASM International, 1993; 911–915
7. Brockhurst PJ, Pham HL. Orthodontic silver brazing alloys. Aust Orthod J 1989; 11: 96–99
8. Berge M, Gjerdet NR, Erichsen ES. Corrosion of silver soldered orthodontic wires. Acta Odont Scand 1982; 40: 75–79
9. Maijer R, Smith DC. Corrosion of orthodontic bracket bases. Am J Orthod 1982; 81: 43–49
10. Zinelis S, Annousaki O, Eliades T, Makou M. Elemental composition of bracket brazing materials. Angle Orthod 2004; 74: 394–399
11. Barret RD, Bishara SE, Quinn JK. Biodegradation of orthodontic appliances. Part I. Biodegradation of nickel and chromium in vitro. Am J Orthod Dentofac Othop 1993; 103: 8
12. Gwinnett AJ. Corrosion of resin-bonded orthodontic brackets. Am J Orthod Dentofac Orthop 1982; 81: 441–446
13. Bishara SE, Barrett RD, Selim MI. Biodegradation of orthodontic appliances. Part II. Changes in the blood level of nickel. Am J Orthod Dentofac Orthop 1993; 103: 115–119
14. Wataha JC, Malcom C, Hanks CT. Correlation between cytotoxicity and the element release by dental casting alloys. Int J Prosthod 1995; 8: 9–14
15. Jones TK, Hansen CA, Singer MT, Kessler HP. Dental implications of nickel hypersensitivity. J Prosthet Dent 1986; 56: 507–509
16. Zinelis S, Annousaki O, Makou M, Eliades T. A metallurgical characterization of orthodontic brackets produced by the metal injection modling (MIM). Angle Orthod 2005; 75: 811–818
17. Floria G, Franchi L. Metal injection molding in orthodontics. Virtual J Orthod 1997; 2: 1
18. Cohrt H. Metal injection molding. Mater World 1999; 7: 201–203
19. Metal injection molding of electronic packages and connectors. Pacific Northwest laboratory for the US Department of Energy. Innovative concepts program 590240 http://webdevvh1.nrel.gov/Access/inventions/ic1994/dirstine.html (accessed 10/2005)
20. Staffolani N, Damiani F, Lilli C, Guerra M, Staffolani NJ, Belcastro S, Locci P. Ion release from orthodontic appliances. J Dent 1999; 27: 449–454
21. Hartwig T, Veltl G, Petzoldt F, Kunze H, Scholl R, Kieback B. Powders for metal injection molding. J Eur Ceramic Soc 1998; 18: 1211–1216
22. Loh N, German R. Statistical analysis of shrinkage variation for powder injection molding. J Mater Processing Techn 1996; 59: 278–284
23. Eliades T, Zinelis S, Bourauel C, Eliades G. Manufacturing of orthodontic brackets: a review of metallurgical perspectives and applications. Rec Pat Mater Sci 2008; 1: 135–139
24. Eliades T. Orthodontic materials research and applications: part 2. Current status and projected future developments in materials and biocompatibility. Am J Orthod Dentofac Orthop 2007; 131: 253–262
25. Zinelis S, Eliades T, Eliades G, Makou M, Silikas N. Comparative assessment of the roughness, hardness, and wear resistance of aesthetic bracket materials. Dent Mater 2005; 21: 890–894
26. Cash AC, Good SA, Curtis RV, McDonald F. An evaluation of slot size in orthodontic brackets – are standards as expected? Angle Orthod 2004; 74: 450–453
27. Pandis N, Polychronopoulou A, Eliades T. Failure rate of self-ligating and edgewise brackets bonded with conventional acid etching and a self-etching primer: a prospective in vivo study. Angle Orthod 2006; 76: 119–122

3 自锁的生物力学：自锁托槽施加的力和力矩的分析

Nikolaos Pandis，Theodore Eliades and Christoph Bourauel

引言

自锁托槽应用到临床操作，取代目前传统的结扎方法——使用橡皮和钢丝结扎，提高了临床效率[1~3]。这个新结扎方法的主要优点，是其在整个正畸治疗过程中使用连续的弓丝，以及消除频繁的复诊更换结扎丝的需要[4, 5]。此外有人指出，由于托槽与弓丝的紧密连接，对正畸牙齿移动的程度可以产生较为理想的轻力和弱化的摩擦力。对于既定的截面和弓丝的模量，在连接过程中产生的力度可能因托槽间的跨度，结扎方式和弓丝的近、远端结扎的牙齿数而不同。这种效应源于托槽弓丝硬度的增强，以及众多应用力学疗法的牙科设备[6]。其他影响调节力度的因素可能与牙的拥挤度有关，而拥挤度与托槽间的距离有关，结扎的松紧度和弹性模量的降低以及自锁托槽连接的松紧度[7]可以改变传递至牙齿的负荷[8]。尽管强调应用轻力的必要性，然而在拥挤牙列自锁托槽的弓丝开始起作用时产生的力和力矩中，此必要性缺乏足够的证据[9, 10]。

在这一章中，我们将通过介绍和评价目前经同行评议过的正畸资料的科学证据，来解决自锁托槽装置与传统的装置比较时的生物力学问题。证据来自权威人士对四项研究的总结，这些研究比较评估了在分别应用传统的自锁托槽（Orthos2，ORMCO），被动的自锁托槽（Damon2，ORMCO）和主动的自锁托槽（In-Ovation R，GAC）时模拟压低-伸长、颊-舌运动产生的力，以及旋转运动产生的力矩。

该方法涉及树脂模型结构，这些树脂模型来自典型的牙拥挤患者的下颌拥挤牙弓以及同个患者相应的下颌骨。力和力矩的测量在波恩大学的正畸测量与仿真系统（OMSS）上进行[11]。OMSS系统最主要的组件是为特殊的正畸装置而定制的，它由两个能同时测量三维空间的力与力矩的传感器组成。OMSS的两个传感器安装在马达驱动的全三维活动的定位平台上，而所有机械部件都安置在一个温度控制室，与计算机连接。该系统能执行各类测量，并且记录由此产生的力位移曲线，从而提供一种研究模拟正畸牙齿移动产生的负荷的方法。

使用自锁托槽与常规托槽初始矫治时产生的力

第一个实验[12]评估了一个普通下颌骨狭小病例最初应用0.014"铜镍钛弓丝，以及Damon弓丝（ORMCO）在牙列不同部分产生的力与力矩，如图3-1所示。

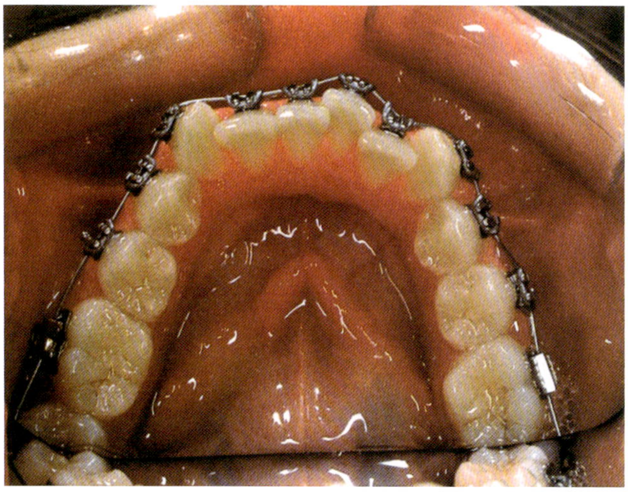

图3-1 一个典型的下颌牙弓拥挤的咬合片，作为舌侧上的侧切牙力量测定的一个模型

由于弓丝的运用，侧切牙因舌头的运动在颊舌侧承受更高的力量（图3-2）。在图3-3中，对于三种不同类型用于研究的托槽施加在相同牙齿上的力，表明自锁托槽Damon2装置具有更高的启动力。

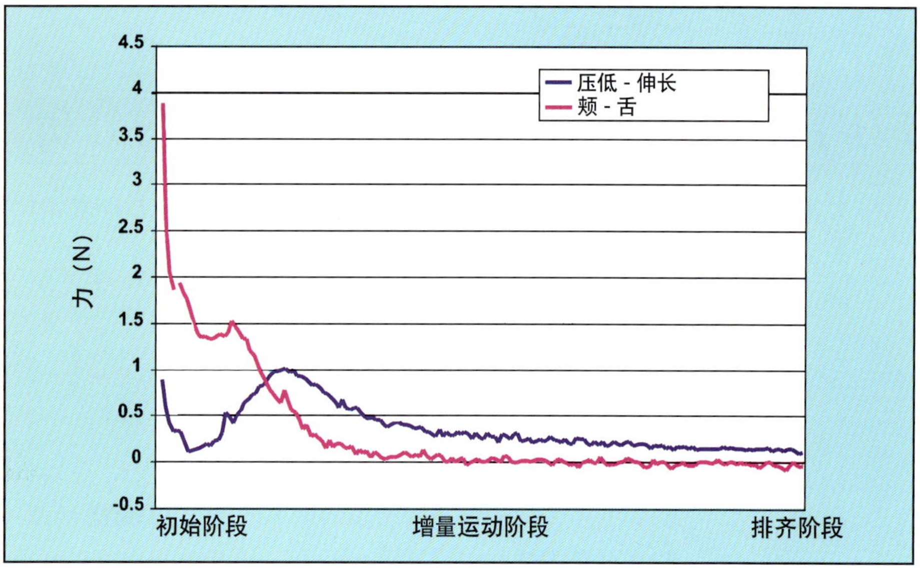

图3-2 在图3-1中显示的舌倾侧切牙参与对齐时在颊舌侧力的变化。注意在颊-舌侧明显升高的力，正如由此方向上的牙冠不齐所预见的

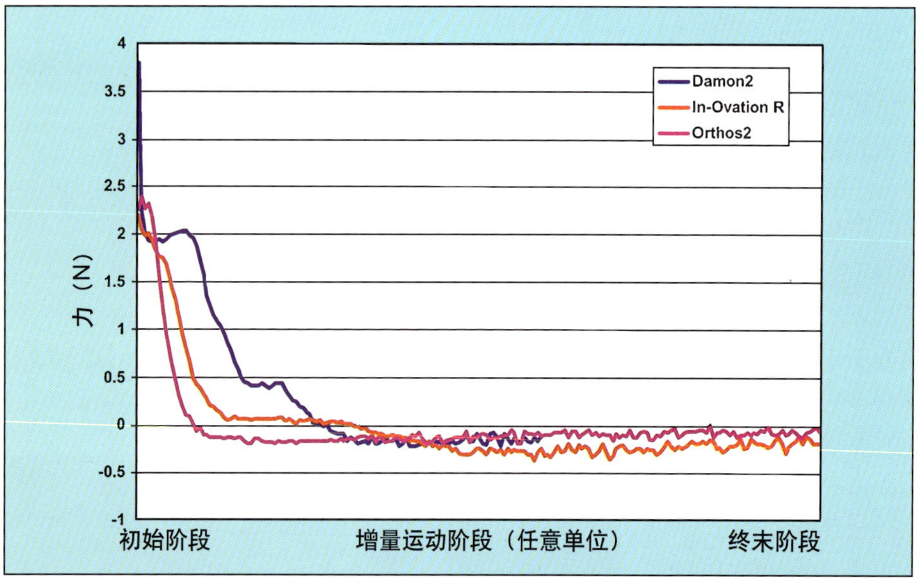

图3-3 分别使用传统的、主动的、被动的自锁托槽，图3-1中舌倾侧切牙咬合和排齐时在颊舌侧力的变化。在弓丝嵌入的初始阶段，Damon2托槽显示有更强的力度

这项调查的结果表明，对于一个既定的弓丝，托槽/牙弓和牙齿之间有复杂的联系，而这些联系可以调节力量的大小和方向。并且增加的弓丝托槽自由度不能有效地预测自锁托槽所施加的负荷。三种不同的试验托槽在力度变化上呈现出一个复杂的模式，似乎受多种因素的影响。包括结扎方式、托槽宽度、牙弓和牙齿的位置，每个变量的权重取决于牙列和弓丝的具体特点。例如，一个舌倾拥挤的下颌侧切牙，应用Damon2托槽做伸颌、侧颌运动在垂直平面显示出最低的力度，而自锁托槽组在颊舌侧产生最大的力度（图3-4）。

由选定的牙齿上的三种托槽得出的力矩数据验证了方向的作用，这种方向可以调整负荷和作用在牙齿上的力矩。然而，对于自锁托槽有一种趋势，即在所有三个牙齿的垂直轴力矩有所减少，由每个装置产生的力矩排列顺序发生改变，而且在某些情况下方向更改为颊舌时力矩几乎逆转。这种变化应该归因于插槽关闭元件的硬度，当不是很坚硬，或很松软时降低作用于牙齿的力量。而统计值之间的一些差异可能没有临床意义，对于一些力矩这些差异过高。例如，对于一个拥挤的侧切牙，Damon2托槽产生20Nmm力矩，而对于同一颗牙齿，传统装置只有其一半的数值。相反，在某些情况下，常规装置显示出较自锁托槽更高的力矩，如尖牙在垂直轴，自锁托槽的力矩的绝对值比对应的极大值低，即6.5Nmm对比19.5Nmm。图3-5显示垂直方向上产生的力矩的绝对值（没有方向标记）（My）和在颊舌轴上的（Mx，远端倾斜的力矩）。

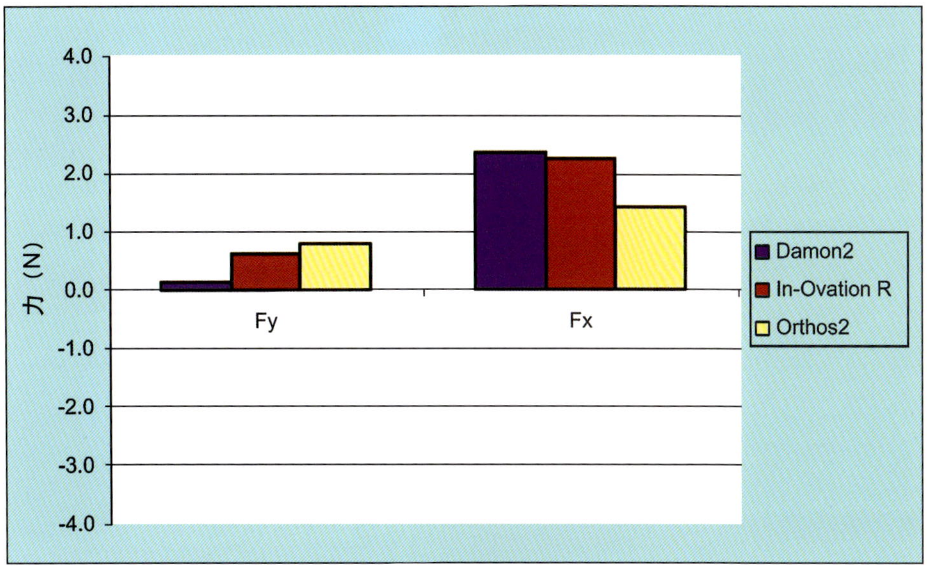

图3-4　在弓丝置入传统托槽和自锁托槽的槽沟时，在垂直方向Fy和颊舌方向Fx产生于侧切牙方向的平均绝对力量。注意在垂直方向自锁托槽显示更低的整体力量及在颊舌方向上的相反趋势

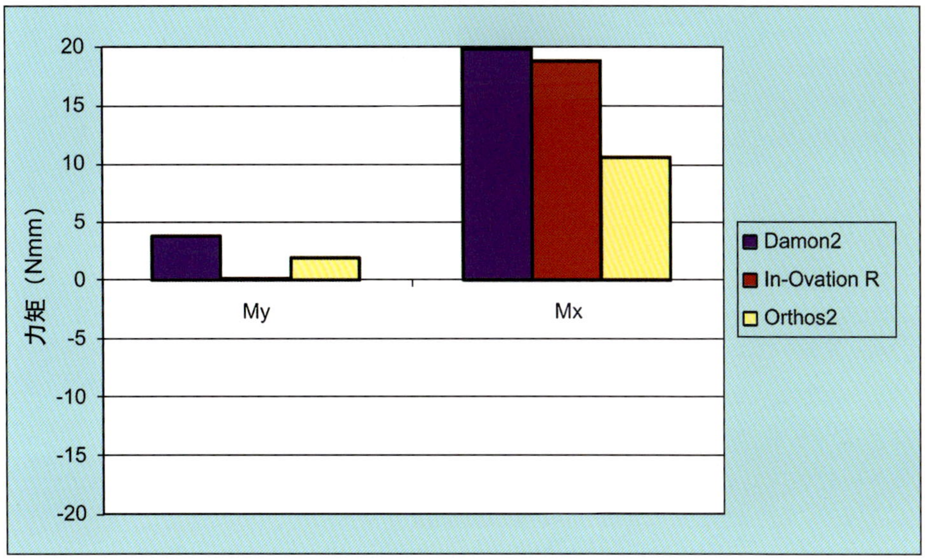

图3-5　在垂直方向（My）和颊舌（Mx）方向上，弓丝嵌入传统托槽与自锁托槽时侧切牙方位产生的平均绝对力矩。请注意在垂直和颊舌方向变异的力矩，并且Damon2在两个方向生成的较高的力矩值

自锁托槽力量水平在某一方向的降低可被归因于槽沟中增加的结扎丝和翼外的橡皮圈结扎的连接导致的障碍缺乏。在自锁托槽（被动性与主动性）关闭机制的设计变化可能会影响替换托槽产生的力量。刚性的Damon2托槽颊侧槽壁可能是一个限制因素，舌侧托槽放置和结扎丝与托槽外槽沟壁接触，从而不容许结扎丝运动。相比之下，当弓丝被颊侧夹片挤压时，In-Ovation R托槽弹性变形夹片产生更高的灵活性。常规托槽不具备这四壁，但是一个新的弹性结扎的使用可能也限制弓丝的运动。此外，发生于正畸治疗过程中自锁托槽的夹片老化，可能会改变弓丝连接中产生的力[7]。

本研究结果暗示，单独凭借托槽间距并不能可靠地预测弓丝连接时力度的大小，结果很明显地说明托槽最小的宽度（Damon2）；这说明力的水平，在某些牙齿和力矩方向的组合下较低，而在其他则较高，言下之意是结扎方式的作用优于托槽的间距。

本研究报道了潜在数值的差异，之前有关自锁托槽诊疗的调查应该分配来完成。与其他较小影响因素相比，最主要的是自锁托槽装置的各种不同类型的关闭机制，不同的托槽宽度，以及不同托槽的槽沟-弓丝功能。目前试验模型的结构用相同的方法测试了十颗牙齿与单一牙齿的下颌骨牙弓受力对比[13, 14]；开发了一种有效的辨别力产生的方法。

有关文献列出了少量关于传统和自锁托槽弓丝嵌入槽沟中产生的力大小的研究。恰好目前研究较少含有涉及牙弓作用于牙冠而不是弓丝负荷的多区域力的记录情况。Kasuya等[15]报道了这项研究，他测量了与弓丝曲线去除部分对应的力量等级，并且这种力量等级是在安装在金属横梁上的下切牙托槽的各种结扎模式的初级挠度测量的，金属横梁使用了0.016"镍钛弓丝与1500μm的最大挠度。据报道，弹力结扎比被动自锁结扎产生更高的负荷。然而，他们的研究材料和方法跟目前的调查方法有很大不同，并且在本质上没有临床意义。相反，其他人[16]使用了跟作者过去研究相似的试验结构，该结构将整个托槽与0.014"镍钛弓丝连接，发现不同的托槽卸载力量有更大的变异性。此外，在弓丝的特殊区域，被动自锁托槽所显示的卸载力量更高；这一发现与作者在研究中提出的数据一致。

传统托槽与自锁托槽在模拟压低-伸长和颊-舌矫治时产生的力

本节将进一步评估弓丝嵌入托槽时产生的力量，由此从测量它在两个方向上具有移位功能的力量等级的研究中[17]总结出证据，比如，颊-舌力量和压低-伸长力量，对应于牙齿的进出和上下移动。图3-6描述了在OMSS上设置的目的，展示这个系统的最小和最大位移。

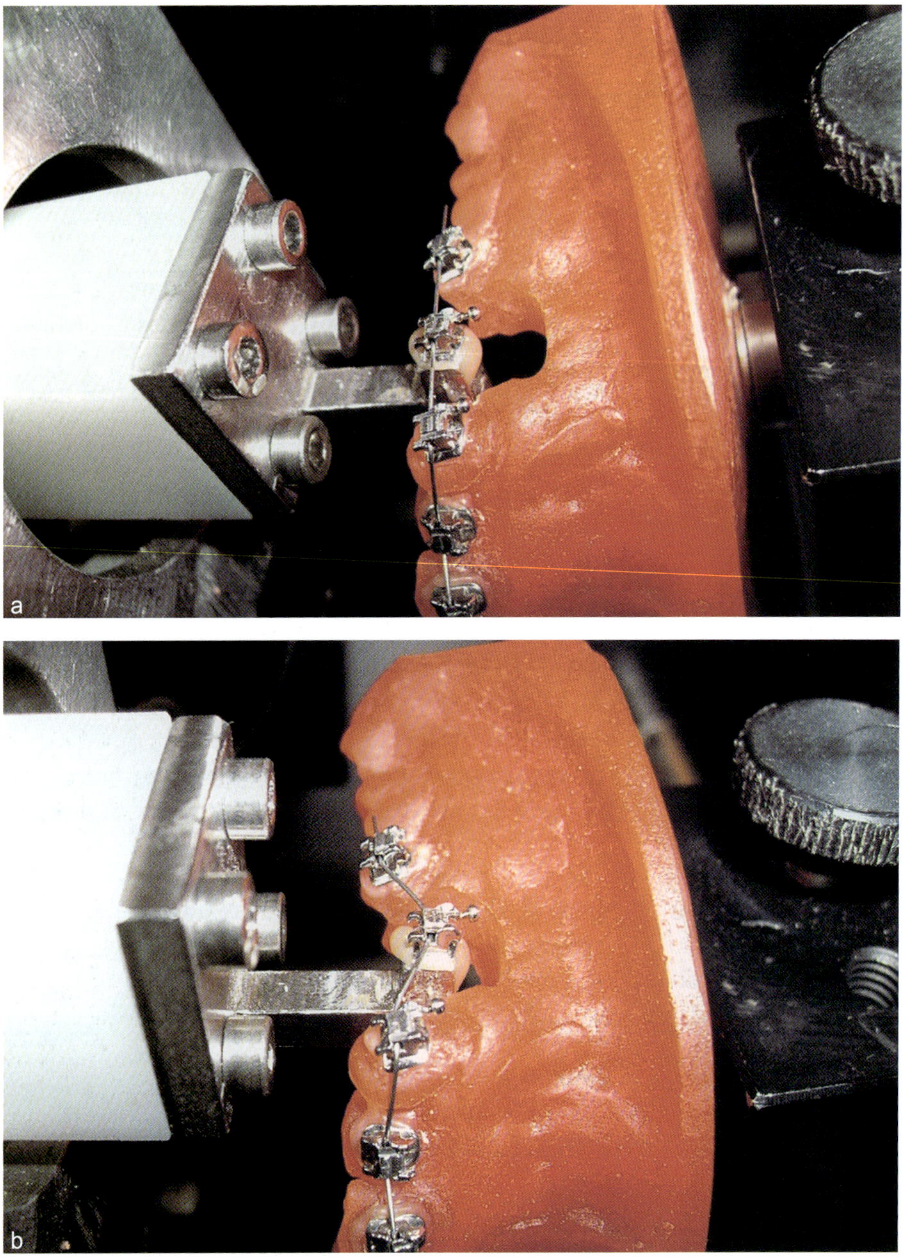

图3-6 安装在OMSS的一个模型装置，可以对在压低-伸长方向在水平（a）和垂直移动（压低）（b）时施加在前磨牙上的力进行评估

一根0.014"×0.025"铜镍钛Damon弓形弓丝结扎在患者治疗的后期调整阶段的托槽上，此时记下力度。试验中用到的移动的特殊范围，在垂直方向上限制在2mm以内，在进-出方向上限制在1mm以内，因为在弓丝嵌入的时候，预计最初的校平和排齐会消除与弓形相关的牙冠空间定位变异。

总的来说，结果显示出类似的力/位移曲线，这似乎是由弓丝的特点决定的。在压低-伸长运动中（图3-7a），移动的方向并不影响任何测试的托槽系统施加的力度，可能是由于托槽的设计与产生的力量无关所导致，这些被应用到槽沟的切面和牙龈面，这种槽沟在三种测试托槽中没有明显的变异。在此模型中，与传统结扎托槽（6.7N）比较，自锁托槽似乎施加更小的力（5.7，5.8N）（图3-7b）。这种力量水平的下降，可能归因为弓丝嵌入槽沟后作用提高，以及翼的外部弹性结扎引起产生的摩擦阻力缺失。然而，所不同的是，使用自锁托槽观察到1N还是20%，因此，这个观察的临床意义需要进一步的调查。

然而，在颊-舌模型中，可能还有其他因素控制弓丝的应用（图3-8）。这两种自锁托槽关闭机制设计的变化可能会影响移动托槽产生的力，因为托槽在舌面运动产生的力的方向与托槽槽沟兼容部分相吻合。在这种模式下，主动自锁托槽表现出的力的大小（图3-8b）比其他的托槽减少近40%。在移动的方向转变成颊向（向外）运动时，这种良好的特性消失（图3-8a）。在这个方向上，自锁托槽槽沟关闭部分的作用不再重要，因为弓丝是贴压在舌侧的槽沟壁上。

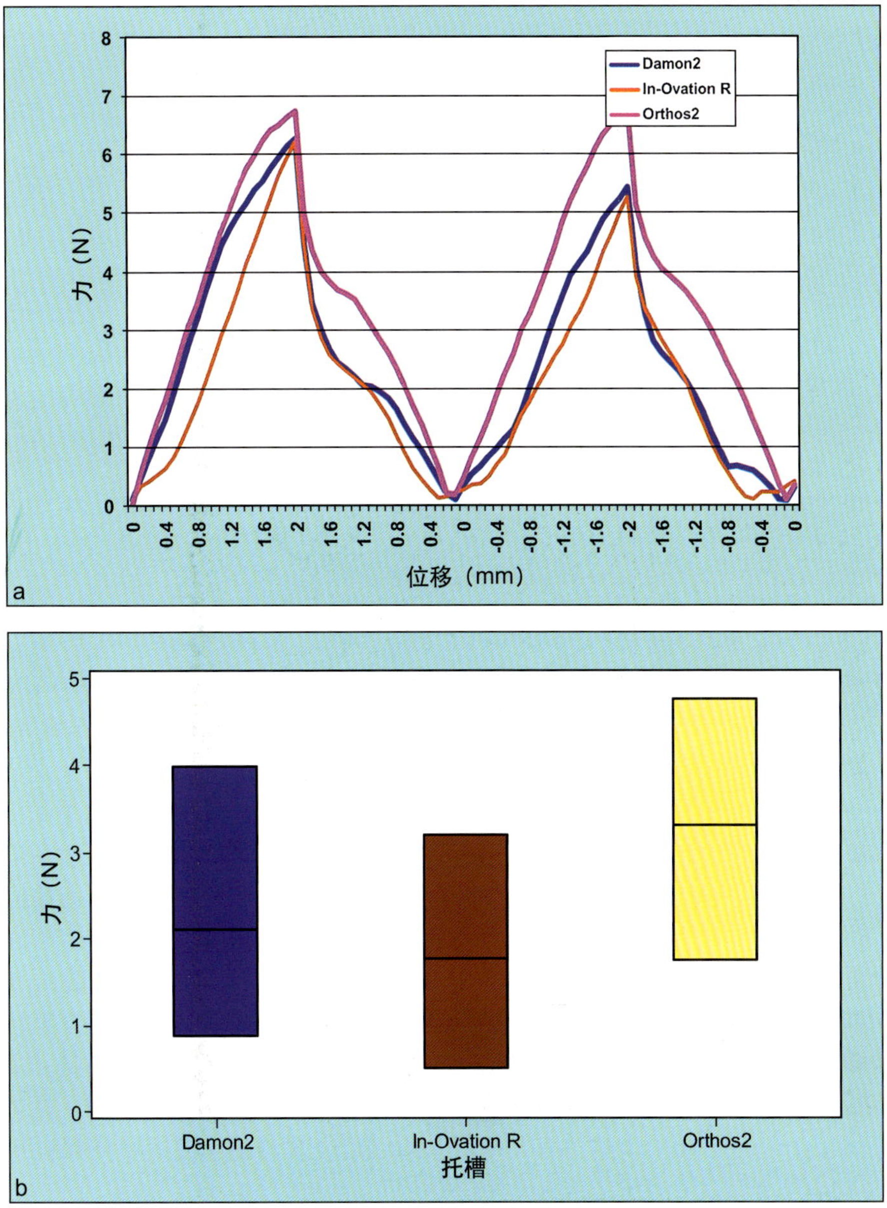

图3-7　a.平均力在压低-伸长方向位移增量的变化（压低由负值表示）。结果表明每个方向上一个完整的装卸周期。注意自锁装置与方向无关，与其相比，Orthos2托槽的力量水平不断地增高；b.传统托槽和自锁托槽记录的压低-伸长运动的最大值

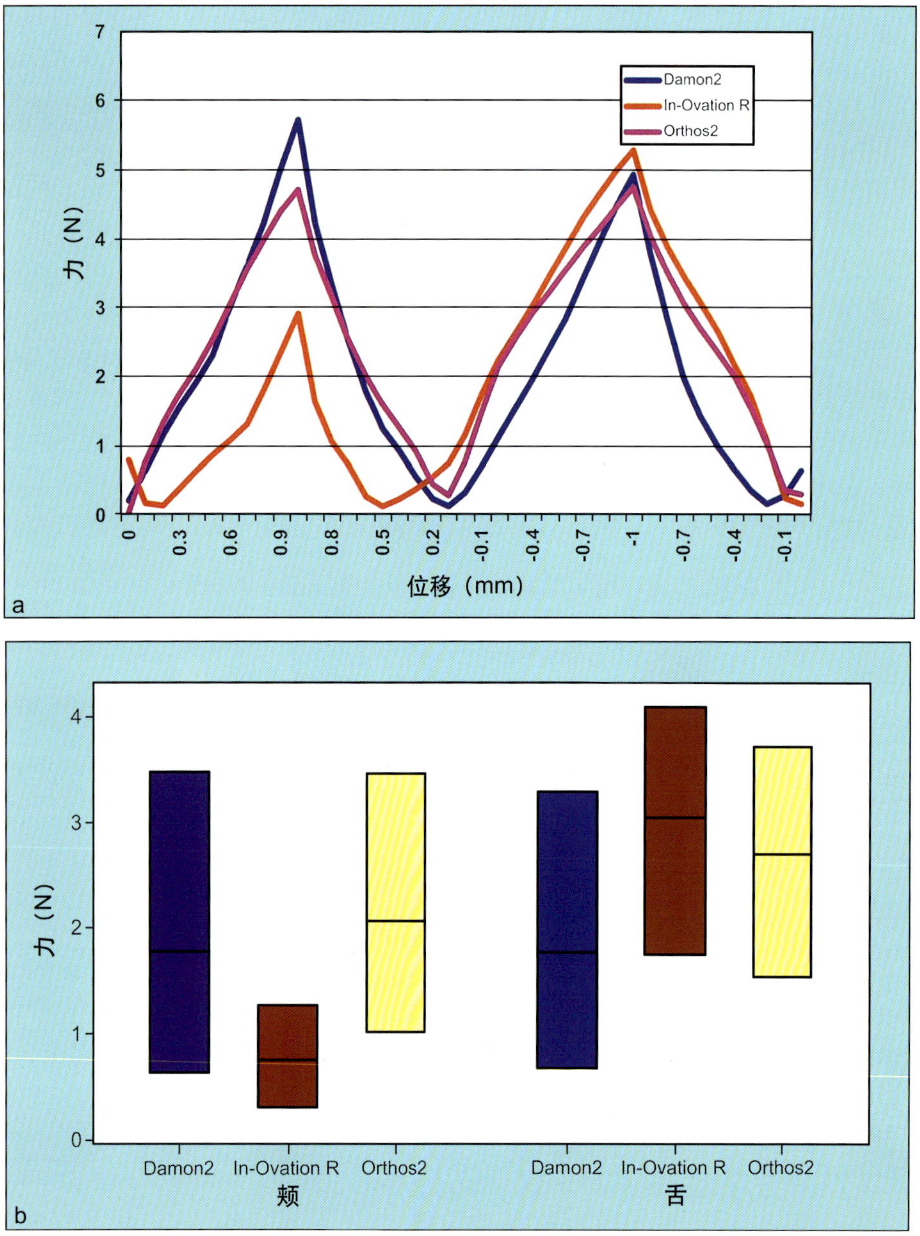

图3-8 a. 在颊-舌方向每单位位移平均力量变化（向外或颊向是由负号表示）。结果表示每个方向一个完整的装卸周期。请注意对于相同的位移，In-Ovation R托槽施加的力有所下降，这是由组件的关闭机制产生；b. 颊舌运动时，传统和自锁托槽所记录的最大力值

在连接时产生的力大小也取决于在近端和远端不同弓段[6]结扎齿数。这种效应源自弓丝托槽硬度增加，也与目前许多牙科装置被纳入机械治疗有复杂的关系。

使用自锁托槽与传统托槽模拟螺旋矫治时产生的力矩

矫治牙齿的轴向变化，需要一个作用在托槽的力矩，以引发旋转运动。托槽的宽度可能影响在轴向旋转时力矩的产生，因为力矩的旋转力偶等于应用的结扎力乘以有效附件宽度，因此，总的来说，装置越宽，产生的力矩越大[9, 10]。

不同的托槽系统在模拟旋转校正时产生的力矩，在后续研究中进行了评估[18]。此前曾报道，0.014" × 0.025"铜镍钛Damon牙弓弓丝应用于矫治的丙烯酸下颌模型。实验中使用的具体的位移范围仅限于：近中0° ~ 5°；远中0° ~ 5°。因为在弓丝插入时，预计初期调整在与牙弓相关的冠状空间定位可能会消除变异。

该研究结果显示了Damon2托槽产生的最高数值（图3-9a）；具体而言，在此研究中产生的力矩，与其他相比要高出100%（图3-9b）。另外，牙齿数量越多，在相反的方向上产生的作用在弓丝上的力矩越大。此外，在模型研究中，前磨牙的旋转方向（或远端内侧），对产生的力矩的大小有显著影响。这可能与插入传感器的弓形位置的近中或远中使用机械疗法的齿数有关[14]。

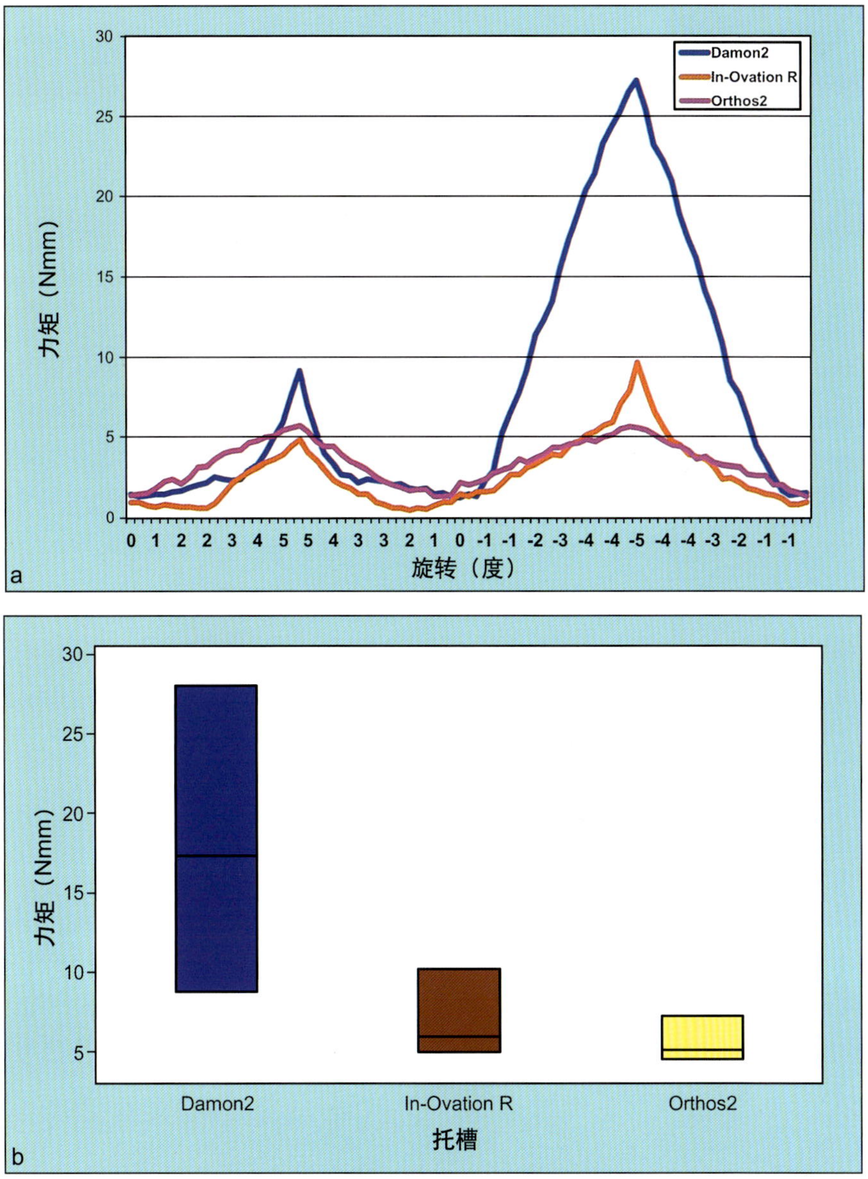

图3-9 a.每一单位旋转增量对应的力度变量。请注意，更高的力矩与特定的旋转方向有关，这恰好与远端旋转相一致，即朝着只有较少齿数的拱段方向（由负值表示）。在两个方向上，与传统托槽相比，Damon2托槽显示出更高的力矩。b.旋转运动时，所记录的传统和自锁托槽力矩最大值

Damon2托槽产生的力矩增量可归因于槽沟的关闭组件的硬度，这限制了弓丝的移动空间并消除在连接时产生的部分能量（图3-10a）。虽然槽沟壁在小直径结扎丝插入槽沟时支持功能的提升，其硬度和变形能力的缺乏会在方弓丝连接的时候产生高负荷。这与In-Ovation R托槽的情况形成对比（图3-10b），其特点是具有弹性变形片，它允许弓丝从槽沟的底部向外运动。传统托槽也会出现此类情况，是因为弹性结扎材料的可变形性。与In-Ovation R托槽的弹性变形片比较，传统托槽具有更大的松度（图3-10c）。虽然这项研究检测在旋转度为5°时最大的力矩，而当托槽上应用稳定的反旋转力矩时没有发现任何有效的作用。这个问题尤其与弹性模块有关，因为发现这些聚氨酯弹性体在体外实验中，第一个24小时的力量损失约50%[19]。由于pH的波动、温度变化、酶的作用和机械负荷这些条件的存在，使得在口腔中该值下降得更多。因此，它们作为在旋转运动中结扎的媒介作用受到质疑，而不锈钢结扎材料则被认为更有效更持久。然而，传统的结扎材料也具有一定的优点，比如通过在八字辫装置中使用弹性体来调控结扎程度，或采用不锈钢结扎材料来调节搭配力的大小。虽然使用后者与其可以产生较高的力矩有关，但这可能超出生物学范围[16]。

远端旋转时，In-Ovation R托槽相对于传统托槽表现更高效。但是，当方向设置为更多牙齿数介入或托槽间的距离更小时的方向时，这种差异会消失。这种情形可以归因为弹片位移受限，弹片位移受限是由托槽翼外部边界与弹片的特性决定的。在低负荷时弹片立刻反应，显示出兼容的特性，当关闭元件的变形超过一定值时，它对弓丝的颊向运动限制得更厉害。

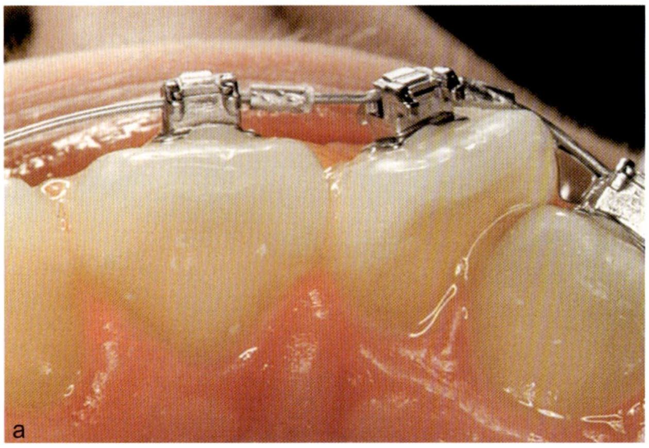

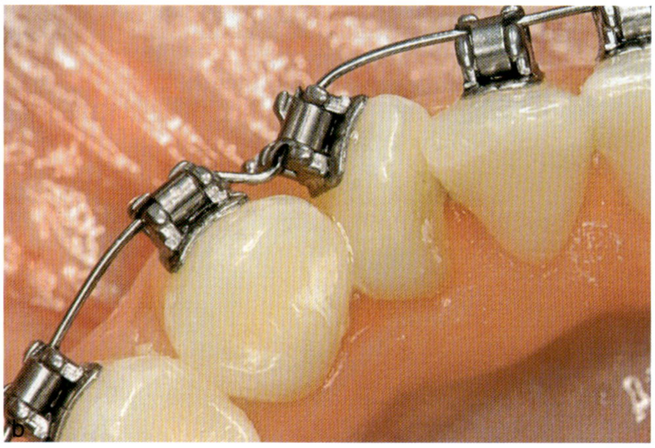

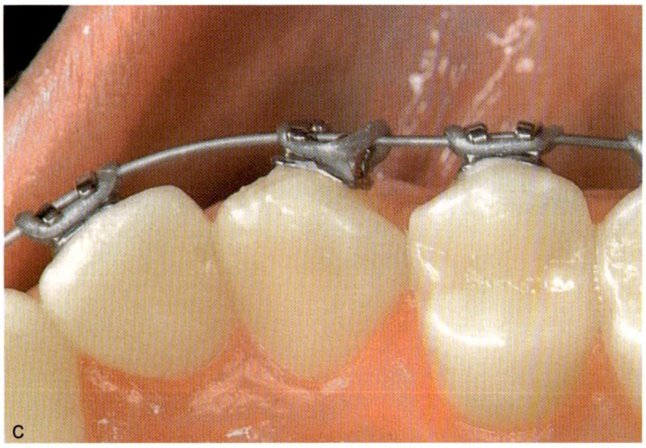

图3-10 a. 弓丝插入旋转牙齿的Damon2托槽槽沟后的连接情况；槽沟壁的硬度及非特性封闭的四壁在去旋转过程中可能会增加力矩；b. 弓丝插入旋转牙齿的In-Ovation R托槽槽沟后的连接情况。弹片的弹性性能会减少力矩的产生；c. 使用弹性结扎材料时，弓丝插入旋转牙齿的传统托槽槽沟后的连接情况。弹性体硬度的降低可能会导致不完整的接触，从而降低效果；然而，力矩的产生也是下降的

在整个治疗中主动自锁托槽持续的结扎力

自动自锁托槽弹片硬度的变异可能会对托槽连接的持久性带来不利影响。已有显示口腔环境会对机械特性和表面结构造成严重老化，表面结构是由合金、聚合物和陶瓷等一系列广泛材料构成，这也会对结扎机制产生不利影响[21]。

第四个研究[7]探讨在口腔内托槽结扎机制中硬度的改变所带来的影响，随着时间的推移，会导致接触力的消失。这项调查是评价自动自锁托槽中弹片在口腔患者整个治疗阶段-已经接受和后续的积极检修过程中的机械特性。根本的问题是在整个治疗过程中，自动自锁托槽持续施加在弓丝上力量的能力。虽然这是一个基本的临床问题，有关参数研究的设计是一个复杂的生物力学问题，但是也依赖于对弹片的硬度及其随时间发生改变的估计。这项研究中的两种主动自锁托槽是SPEED（Strite实业公司）和In -Ovation R。

这项研究的结果表明，两种类型的托槽弹片都是非塑性变形。然而，其中一种托槽的活动弹片存在明显的老化效应，平均硬度的改变超过50%（图3-11）。因此，镍钛弹片的性能和老化程度明显取决于合金成分及相关的相变。

该结果的临床意义可能在于松弛的弹片由于老化而不能产生弹力，而老化的原因可能是机械负荷和环境条件的作用。于是在治疗的最后阶段方弓丝插入槽沟连接不够紧密这个问题就会产生，相关的机械治疗计划也会产生不理想的效果。有关这些变化的影响的评估则需要有关这些装置临床性能的调查研究。

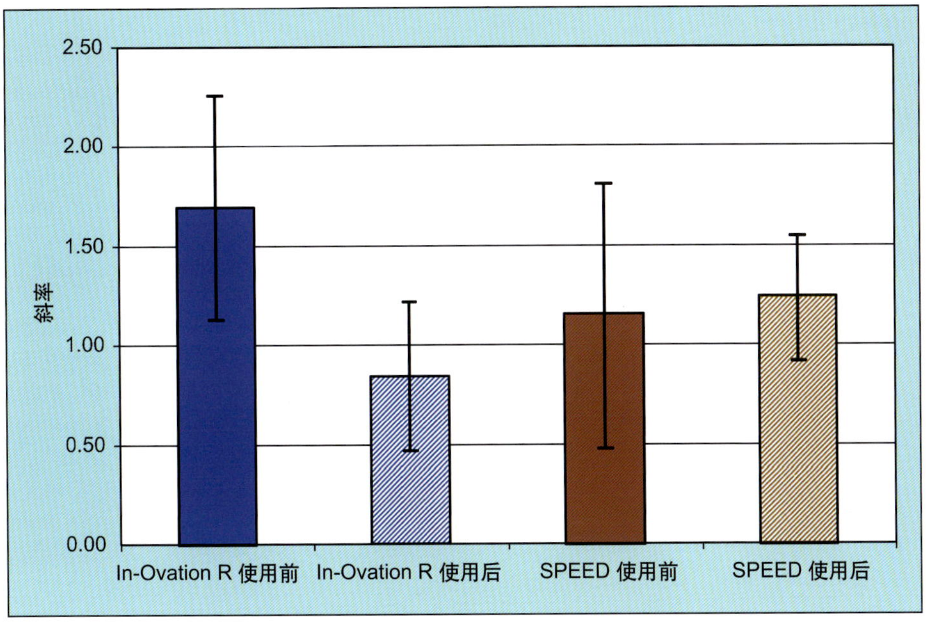

图3-11 使用18个月前、后两个活动自锁托槽的平均硬度。注意In-Ovation R装置硬度的下降

参考文献

1. Hanson H. The SPEED system: a report on the development of a new edgewise appliance. Am J Orthod Dentofac Orthop 1980; 78: 243–265
2. Damon DH. The Damon low friction bracket: a biologically compatible straight-wire system. J Clin Orthod 1998; 32: 670–680
3. Voudouris JC, Kufttinec MM. Excellence and efficiency: interactive twin self-ligation. Toronto: Self-ligating Technology Publications, 2006
4. Shivapuja PK, Berger J. A comparative study of conventional ligation and self-ligation bracket systems. Am J Orthod Dentofac Orthop 1994; 106: 472–480
5. Harradine NW. Self-ligating brackets: where are we now? J Orthod 2003; 30: 262–273
6. Drenker E. Calculating continuous archwire forces. Angle Orthod 1998; 58: 59–70
7. Pandis N, Bourauel C, Eliades T. Changes in the stiffness of ligating mechanism in retrieved active self ligating brackets. Am J Orthod Dentofac Orthop 2007;132: 834–837
8. Iwasaki LR, Beatty MW, Randall CJ, Nickel JC. Clinical ligation forces and intraoral friction during sliding on a stainless steel archwire. Am J Orthod Dentofac Orthop 2003; 123: 408–415
9. Berger JL. The influence of the SPEED bracket's self-ligating design on force levels in tooth movement: a comparative in vitro study. Am J Orthod Dentofac Orthop 1990; 97: 219–228
10. Berger JL. The SPEED appliance: a 14-year update on this unique self-ligating orthodontic mechanism. Am J Orthod Dentofac Orthop 1994; 105: 217–222
11. Bourauel C, Drescher D, Thier M. An experimental apparatus for the simulation of three-dimensional movements in orthodontics. J Biomed Eng 1992; 14: 371–378
12. Pandis N, Eliades E, Bourauel C. Forces exerted by conventional and self-ligating brackets during simulated levelling and aligning. Eur J Orthod (in press)
13. Sander C, Sander FM, Sander FG. The derotation of premolars and canines with NiTi elements. J Orofac Orthop 2006; 67: 117–126
14. Schudy GF, Schudy FF. Intrabracket space and interbracket distance: critical factors in clinical orthodontics. Am J Orthod Dentofac Orthop 1989; 96: 281–294
15. Kasuya S, Nagasaka S, Hanyuada A, Ishimura S, Hirashita A. The effect of ligation on the load-deflection characteristics of nickel-titanium orthodontic wire. Eur J Orthod 2007; 29: 578–582
16. Hemingway R, Williams RL, Hunt JA, Rudge SJ. The influence of bracket type on the force delivery of Ni-Ti archwires. Eur J Orthod 2001; 23: 233–241
17. Pandis N, Eliades E, Partowi S, Bourauel C. Forces exerted by conventional and self-ligating brackets during simulated first and second order correction. Am J Orthod Dentofac Orthop 2008; 133: 738–742
18. Pandis N, Eliades E, Partowi S, Bourauel C. Moments generated during simulated rotational correction with self-ligating and conventional brackets. Angle Orthod 2008; 78: 1030–1034
19. Taloumis LJ, Smith TM, Hondrum SO, Lorton L. Force decay and deformation of orthodontic elasto-

meric ligatures. Am J Orthod Dentofac Orthop 1997; 111: 1–11
20. Bednar JR, Gruendeman GW. The influence of bracket design on moment production during axial rotation. Am J Orthod Dentofac Orthop 1993; 104: 254–261
21. Eliades T, Bourauel C. Intraoral aging of orthodontic materials: the picture we miss and its clinical relevance. Am J Orthod Dentofac Orthop 2005; 127: 403–412

4 临床研究设计的重要性

Argy Polychronopoulou

引言

流行病学是研究发病率的学科[1]，临床流行病学是通过健康中心提供数据来研究人群中疾病的转归[2]，而好的流行病学研究是获得理想临床治疗效果的基础。本章旨在说明正畸学研究中和临床流行病设计相关的一些重要问题，结论是通过对一些与自锁托槽装置相关的研究设计分析得到的[3~13]。

研究设计

临床研究包括非实验性及实验性设计两个部分，通过回顾基于个体相关研究的文献来研究疾病的病因或预防治疗的措施。这项研究设计遵循两个基本原则：①两组间比较；②排除可能引起偏差的因素[14]。

在非实验组（观察组）研究中，研究者观察实验参与者，分析简单收集的数据以观察发生的情况，而在实验组中，调查者对实验参与者实施了一定的干预措施。非实验组进一步分为组群研究组和病例-对照组。图4-1表示临床研究的分类。表4-1表示和自锁托槽相关的临床正畸研究。

流行病学研究的基本特征是通过对实验研究的强调展现的，现在，实验研究已构成临床治疗有效性研究的金标准。

非实验组/观察性研究

组群研究

组群研究也被称为跟踪研究，纵向研究或发生率研究，通过一段时间对个体的追踪并观察其健康状况。纳入该研究的观察者有的暴露于研究因素下，有的没有。这些组被定义为研究组，都面对发展结果的风险，对这些研究的个体追踪观察一段时间（通常更长），所有的新的研究结果均做记录，并在组群中做比较分析（图4-2）[15, 17, 18]。

对暴露组的选择取决于病因学假说、暴露的频率和临床研究的实际困难，如资料的获取和追踪观察的可行性。如果研究的暴露因素不会影响结果出现的频率，非暴露组便可提供暴露组所能提供的关于结果发生率的信息。因此，非暴露组的选择需要保证其和暴露组的相似性，考虑影响研究结果的其他风险因素。理想的是，暴露因素是对比人群差异的唯一不同。

表4-1　自锁托槽临床研究举例

研究类型		治　疗	结　果	文　献
实验组	随机临床试验	自锁托槽/传统托槽 初期排齐	舒适性差	Scott P et al., 2008[13]
	随机临床试验	自锁托槽/传统托槽	拥挤解除的时间	Pandis N et al., 2007[11]
观察组	组群组	自锁托槽/传统托槽 弓丝尺寸和材料	弓丝结扎时间	Turnbull NR, Birnie DJ, 2007[12]
	病例-对照组	自锁托槽/传统托槽	治疗有效性	Harradine HNW, 2001[5]

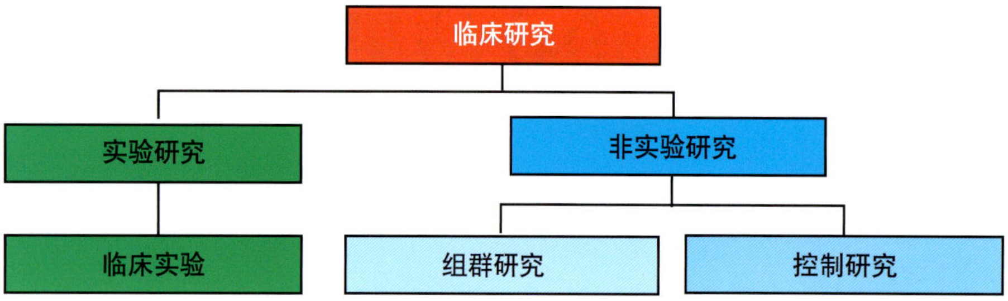

图4-1 临床研究的类型

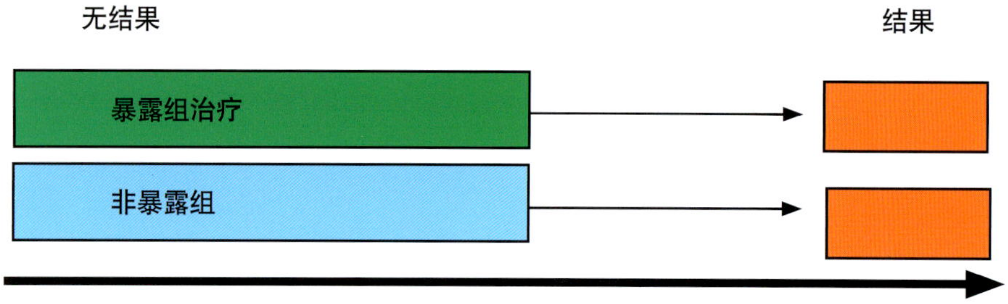

图4-2 组群研究的设计

组群研究基于暴露组的信息，结果来源于以前已有的资料，即回顾性的组群研究（图4-3）。然而，这些研究的可靠性取决于人群的医学/牙科学记录及研究时间这些结果的全面性。但是，这些资料中相对混淆的因素并没有被采纳。

组群研究的优点

总而言之，这些研究：

- 能为后续的研究提供直接的信息，因此，较易阐述暴露因素和结果之间的一般关系
- 只要研究者在追踪观察中记录所有的结果，则其是对暴露/治疗多重效果调查的最佳选择
- 能够对发生率及之间的差异和比例进行直接测量

组群研究的缺点

- 预期的组群研究耗时且花费多，而回顾性的组群研究则需要足够的记录
- 设计的有效性受到追踪观察遗漏的影响
- 对不常见的结果组群研究并不合适

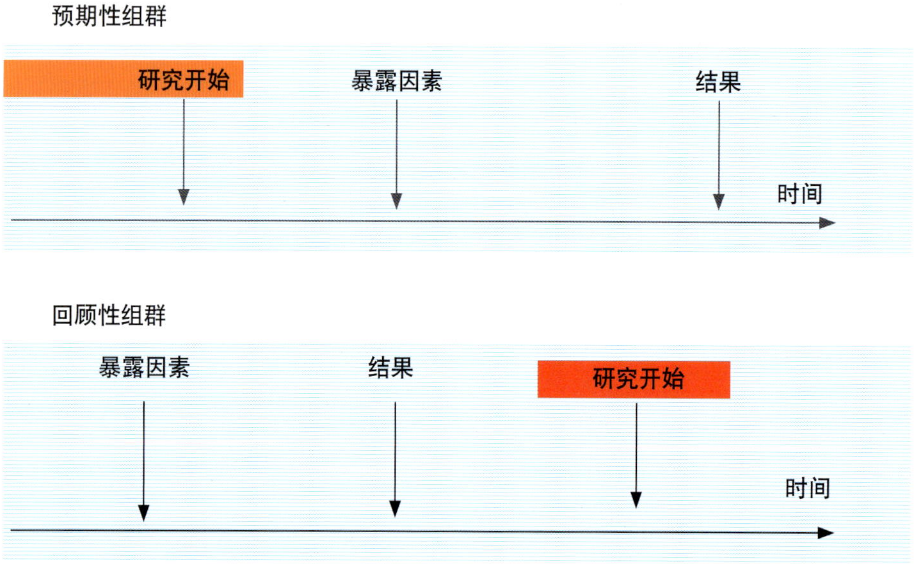

图4-3 预期性和回顾性组群研究的设计

病例组-对照组研究

其设计的目的是要达到和组群研究抽样调查相同的目标。从特殊的因素或疾病中选取控制因素作为代表性的样本。理想的是，对照组要能反映产生病例的人群中暴露因素的作用。然后，从病例组和对照组中收集暴露因素的信息，分析数据以判断在病例组和对照组中暴露的模式是否不同（图4-4）[15, 17, 19]。

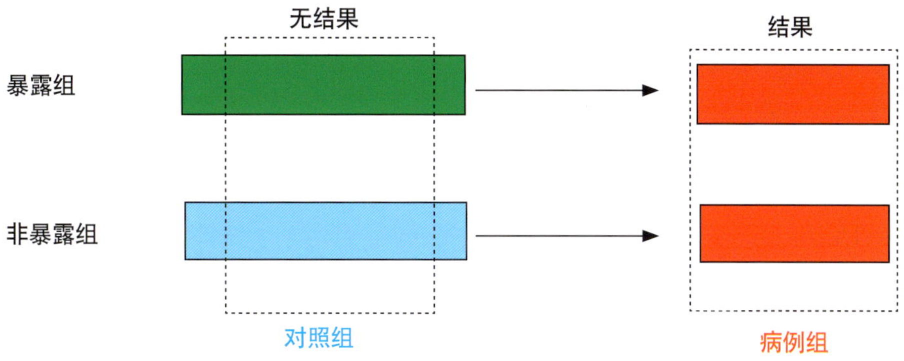

图4-4　病例控制研究的设计

病例组-对照组研究的基本特征是对研究个体的选择是基于他们是否患有要调查研究的某种疾病。病例可从私人从业者、诊所、医院、疾病登记处或审查项目多种渠道获得。

发病率比流行性更适合用于病因学的研究。发病率是指在总时间内患者的人数；流行性是指在总人数中患者人数的比例。病例组选择的基本标准是患者的构成应相对均一，无论是从疾病的病因还是疾病本身来源都应可靠。在病例组中，从人群中选择的样本要能够代表病例组并能提供和对照组相区别的暴露因素的背景。在很多研究中，设置多个对照组是必要的。对照组可有很多来源包括普通人群（使用随机样本）、医院、诊所、基本操作对照、亲戚和朋友。已患疾病或怀疑与调查因素相关的个体应排除在对照组之外。

病例组-对照组研究的优点

- 病例组-对照组研究比组群研究或实验研究花费更少且容易操作，而且还可以作为研究罕见病的选择
- 病例组-对照组研究为调查同时存在的多种病因提供机会
- 病例组-对照组研究比起相同的组群研究需要的样本数更少

病例组-对照组研究的缺点

- 病例组-对照组研究不能包括时间的延续性，而且在一些情况下，它难以建立暴露因素和疾病间的一般关系
- 病例组-对照组研究难以为评估不常见的暴露因素提供有效的设计，除非该研究很大或暴露因素在疾病中较为普遍
- 在很多病例中暴露组和非暴露组个体的发病率难以被评估
- 容易出现选择性和回忆性误差

表4-2总结了观察性研究亚类的主要特征。

表4-2　组群研究和病例组-对照组研究的主要特征

特征	组群研究	病例组-对照组研究
结果	不适合于少见的结果	适合于少见的结果 适合有较长归纳性的结果
暴露因素	对少见的暴露因素有效 在暴露组能得到很好的信息	评估和结果有关的多种暴露因素
误差	误差较小	回忆性和选择性误差较大
时间	耗时多	耗时少
花费	花费多	花费少

实验性组/干预性研究

干预性研究，也就是临床试验，是对群体类型的实验性调查研究，需要研究者在研究项目中设置暴露因素。它和非实验性研究的区别在于它发生的条件可以控制。临床试验的目的是研究疾病治疗方法或对后遗症的预防[16, 20]。

临床试验是评估一种新的治疗方法最好的途径。在应用自锁托槽的病例中，这些研究应该被用于探索这种牙科装置的功效。临床试验应该包括像装置（装置实验）这种技术依赖性的部分，其在很多方面类似于药物（药物试验）；然而，在人身上，和药物试验相比，装置实验对广泛的发展性实验要求更少，但同样要有

严密的实验。所有的临床试验，如装置实验，它们主要的设计特征都是相同的，这会在下面的描述中说明。

研究群体

参与该类型研究的个体来自广大的群体，这可以扩大研究的应用范围；这种群体称为目标人群。只要把不能参与研究的个体排除，余下的即可能成为研究的候选人组成实验人群；不能被参与者认同的调查项目应从研究中去除，而那些理想的、易于接受的项目被分为两组：基础干涉组/实验组和比较组/对照组。研究的项目被设置在一段时间内并有严格的条件限制，认真记录结果并在两组之间进行对比。图4-5表示临床试验的流程图。此外，干涉性试验按照设计和目的的不同还可分为许多亚类（表4-3）。

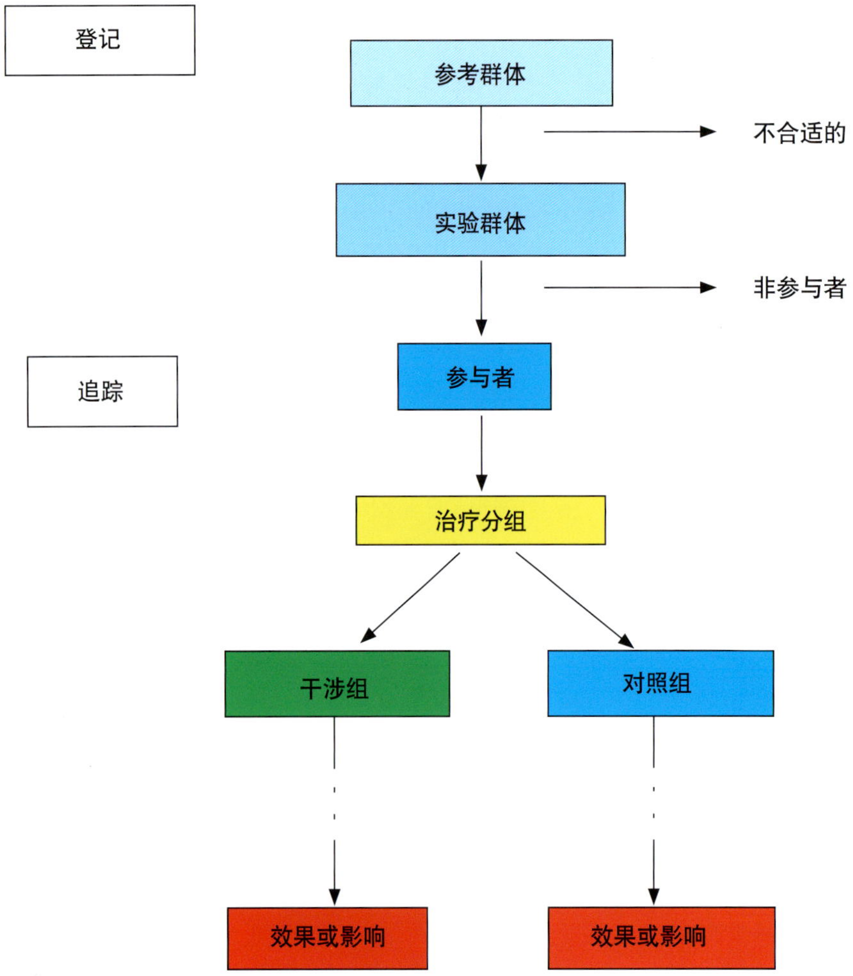

图4-5 临床试验流程图

表4-3 干涉性研究的亚类

亚 类	特 征
单位点组	由单个中心进行治疗
多位点组	由多个同等的中心进行治疗
预防组	由预防中心提供防止结果的出现
治疗组	提高生存率，改善生活条件的治疗
平行组	在该组的所有人接受完全相同的治疗，用以和其他组区别
横跨组	每一个项目在不同的时间进行不同的治疗
简易组	每一组进行一种治疗
因素组	每一组进行多种治疗

随机法

在非实验性的临床研究中（组群研究或病例组-对照组研究），通过组间比较或分析数据同样可以观察混合因素，但却没有切实可行的办法控制未知的混合因素。相反，在实验性研究中，可通过随机化的应用从方法中观察已知或未知的混合因素。

特别是在治疗性的研究中，包括自锁托槽的临床研究，通过一些迹象使复杂的问题变成混合因素。混合因素是对患者进行不同的治疗产生不同的预后而造成的偏差。用随机化的方法，每一个研究项目是否得到研究方法的几率是相同的。因此，对治疗的随机化分组，如果处理得当，便可降低未知混合因素出现的风险，而这些因素可造成组间严重失衡。随机化的治疗分组可保证接受不同治疗的组之间预后因素的平衡，因此，接受不同治疗的研究组之间基本特征是相同的。进行随机化分组后，临床试验就成为随机化的对照试验（RCT）[16，21，22]。

一些简单的方法可用来进行随机化的分组，如抛硬币，使用随机化的数字表格或用电脑随机产生数字。研究者使用了两种以上的方法进行随机化分组，并称之为分层法和阻断法，以达到研究组间的平衡[17]。在分层随机法中，按照混合因素的不同研究人群首先被分开，然后按照不同的层随机分配在治疗组中（图4-6）。在阻断法中，随机法用来阻断规模以确保不因时间登记的早晚而造成失衡。

虽然随机法能使因素间保持平衡，但并不能保证所有的病例都这样，特别是在一些规模较小的实验中。而通过对比研究初始所有可变的混合因素的分布情况可用于证实随机化分组是否成功。如果两组间有明显的差别，那么在进行结果的统计学对比时就需进一步调整。

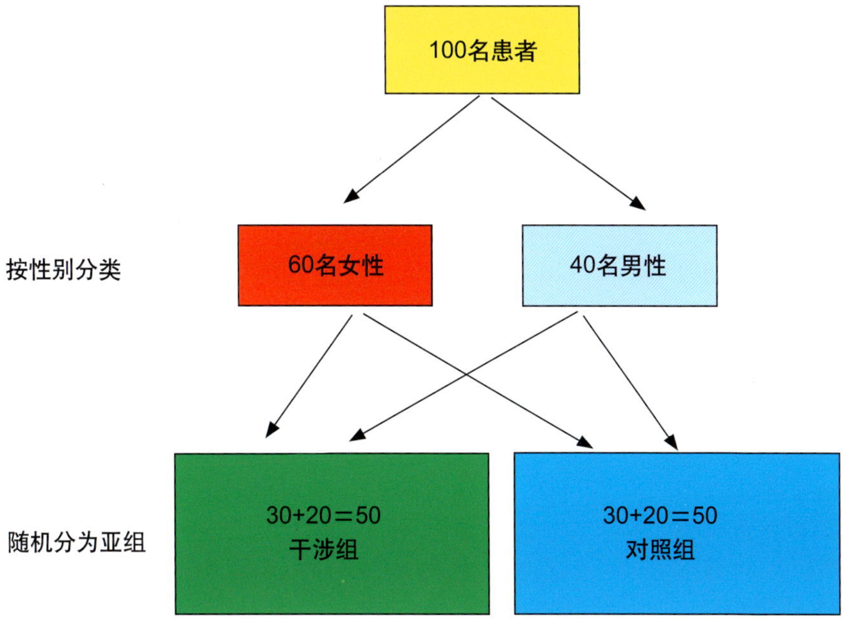

图4-6　分层随机法。参与者按照预后的因素首先被分层，然后在每一层随机分为干涉组/治疗组和对照组

盲法或掩饰法

若参与者和研究者已知研究的分组情况，这在很大程度上会影响这类研究的可靠性，因此，也会影响对结果的评估。解决的办法就是盲法[16，17]。值得注意的是，虽然盲法是可取的，但并不总是可行或必要的。如果研究结果已被客观界定，那么不使用盲法也不会特别影响结果。

有三种盲法：①单盲法，由一个人来评估结果，如正畸医师、牙医或助手，他们知道治疗的分组情况而参与者不知道；②双盲法，无论是评估者或参与者都不知道治疗的分组情况；③三盲法，无论是评估者、参与者还是实验的设计者都不知道治疗的分组情况（表4-4）。

在对照组中使用安慰剂治疗有利于盲法的进行。用于对照组的安慰剂形态上和治疗组的类似但无药性，当治疗组中包括的程序/装置不是药片时，也需要在对照组中设置尽可能类似的模拟的程序/装置。由无药性的药片或模拟的程序/装置产生的效应称为安慰剂效应，并把它归因于暗示的作用。值得注意的是，出于伦理的原因，如果已有公认的治疗方法，那么一种新的治疗方法就应该和现有最好的治疗方法比较，而不是和安慰剂比较[16]。

表4-4　在随机化临床实验中不同盲法的回顾（√表示对项目未知；－表示对项目已知）

	盲法的类型		
	单盲法	双盲法	三盲法
参与者	√	√	√
评估者	－	√	√
数据分析者	－	－	√

样本量

样本量的设定在任何临床试验中都非常重要。很多报道的干涉性研究中因样本量较小而缺乏推论或难以发现临床中重要的区别[23]。在实验装置的有效性上，样本量的评估取决于比较治疗组间特定的统计数据。为了确定样本量，研究者需使用一些方法，这些方法满足以下条件：①评估能够产生研究结果所需要的对照组的人数；②评估能够产生研究结果所需要的治疗组的人数；③产生统计学误差如α和β误差的可能性[24]。

α误差（统计差异性水平）是结果中出现治疗差异而实际并无差异的可能性，通常该值被定义在0.05。β误差是指在结果中没有出现治疗差异而实际却存在差异的可能性，通常该值被设置为0.20。样本量减少则治疗差异性增加，而样本量增加则统计误差减小。

治疗目的的原则

通过研究设计分析实验数据是简单的；但要始终记得治疗目的原则的运用。该原则说明应分析所有随机分组的参与者以保证随机化的目标[25]；还应分析所有设置到治疗中的研究项目，无论是正在接受治疗或已完成治疗。按照患者实际接受的治疗进行分析的方法有利于发现临床中的一些问题，但这并不是随机化临床试验中的主要分析。此外，该分析的第二个重要方面是要求研究者分析缺失的数据。缺失数据可导致非随机化，并且由此可能与使用过的治疗干预相关。因此，要有合理的治疗目的分析来满足缺失数据的研究项目。

临床效果的评估

比较试验装置的临床试验通常被用来评估相关的临床效果。相关的临床效果因均数、比率、四分位数的不同而不同，而这取决于实验结果。评估风险比和相应的可信区间都很重要，在随机化临床试验中也常有报道。此外，虽并不必要但仍可利用统计学的模式以观察预后因素可能产生的效果。

伦理学的问题

伦理因素在实验研究的设计和实施中都很重要。在临床试验中出现大量的伦理学问题。在随机化中会出现伦理问题吗？在测试治疗效果中会出现伦理问题吗？能取得真正的认同吗？在方案具体的研究结束之前，什么样的情况会使实验终止？因此，实验常局限于治疗，这可能更有利，也能体现伦理的正当性。不考虑伦理的问题实验是无法开展的。这些研究都应得到伦理委员会的审查同意。

实验研究的优点

- 干涉性研究通常能对原因-结果的关系提供最强有力的支持
- 可能的混合因素并不会影响结果，因为治疗组中个体的分组并不取决于主观的观察者

实验研究的缺点

- 大量的研究性问题不能在实验中验证
- 和非实验性研究相比，干涉性试验在设计上更为困难，因为较高的花费和特有的伦理问题

结论

具有良好设计和全面实施的观察性和实验性研究能提供极为有用的信息并可指导临床正畸医师的操作。表4-5总结了观察性研究和临床试验中一些明显的区别。随机化的临床试验能对治疗的效果提供最有力的证据，主要是因为对治疗的分组并不决定于患者-正畸医师的决策过程。虽然随机化的临床试验是正畸临床研究室最佳的研究设计，但它也并不总是可行。对研究设计精要的共识能对正畸医师实施的研究进行说明及为评定每天正畸治疗实践结果的适用性提供帮助。

表4-5　观察性研究和随机化临床试验的区别

特　征	观察性研究	随机化临床试验
混合性误差	不可能进行随机化 已知的混合因素可被控制 未知的混合因素难以控制	可进行随机化 已知或未知的混合因素均可被控制
结果的评估	不能进行盲法	能进行盲法
暴露因素	没有限制	1个或2个干涉因素
研究项目的选择	较宽的范围	严格的包含或排除标准
花费	相对较低	高

参考文献

1. Hennekens CH, Buring JE. Epidemiology in Medicine, 1st ed. Boston, MA: Little, Brown and Co, 1987
2. Weiss NS. Clinical Epidemiology: the Study of the Outcome of Illness, 2nd ed. New York, NY: Oxford University Press, 1996
3. Shivapuja PK, Berger J. A comparative study of conventional ligation and self-ligation bracket systems. Am J Orthod Dentofac Orthop 1994; 106: 472–480
4. Eberting JJ, Straja SR, Tuncay OC. Treatment time, outcome, and patient satisfaction comparisons of Damon and conventional brackets. Clin Orthod Res 2001; 4: 228–234
5. Harradine NW. Self-ligating brackets and treatment efficiency. Clin Orthod Res 2001; 4: 220–227
6. Miles PG. SmartClip versus conventional twin brackets for initial alignment: is there a difference? Aust Orthod J 2005; 21: 123–127
7. Miles PG, Weyant RJ, Rustveld L. A clinical trial of Damon2 versus conventional twin brackets during initial alignment. Angle Orthod 2006; 6: 480–485
8. Pandis N, Strigou S, Eliades T. Maxillary incisor torque with conventional and self-ligating brackets: a prospective clinical trial. Orthod Craniofac Res 2006; 9: 193–198
9. Miles PG. Self-ligating vs conventional twin brackets during en-masse space closure with sliding mechanics. Am J Orthod Dentofac Orthop 2007; 132: 223–225
10. Deguchi T, Imai M, Sugawara Y, Ando R, Kushima K, Takano-Yamamoto T. Clinical evaluation of a low-friction attachment device during canine retraction. Angle Orthod 2007; 77: 968–972
11. Pandis N, Polychronopoulou A, Eliades T. Self-ligating vs conventional brackets in the treatment of mandibular crowding: a prospective clinical trial of treatment duration and dental effects. Am J Orthod Dentofac Orthop 2007; 132: 208–215
12. Turnbull NR, Birnie DJ. Treatment efficiency of conventional vs self-ligating brackets: effects of archwire, size and material. Am J Orthod Dentofac Orthop 2007; 131: 395–399
13. Scott P, Sherriff M, Dibiase AT, Cobourne MT. Perception of discomfort during initial orthodontic tooth alignment using a self-ligating or conventional bracket system: a randomized clinical trial. Eur J Orthod 2008; 30: 227–232
14. Antczak-Bouckoms AA. The anatomy of clinical research. Clin Orthod Res 1998; 1: 75–79
15. McMahon B, Trichopoulos D. Epidemiology: Principles and Methods, 2nd ed. Boston, MA: Little, Brown and Co, 1996
16. Rothman KJ. Epidemiology: An Introduction. New York, NY: Oxford University Press, 2002
17. Aschengrau A, Seage GR III. Essentials of Epidemiology in Public Health. Sudbury, MA: Jones and Barlett Publishers, 2003
18. Grimes DA, Schulz KF. Cohort studies: marching towards outcomes. The Lancet 2002; 359: 341–345
19. Schulz KF, Grimes DA. Case-control studies: research in reverse. The Lancet 2002; 359: 431–434
20. Peto R, Pike MC, Armitage P, *et al.* Design and analysis of randomized clinical trials requiring prolonged observation of each patient. I. Introduction and design. Br J Cancer 1976; 34: 585–612
21. Gore SM. Assessing clinical trials: why randomize? Br Med J 1981; 282: 1958–1960
22. Salas M, Hofman A, Stricker BH. Confounding by indication: an example of variation in the use of epidemiologic terminology. Am J Epidemiol 1999; 149: 981–983
23. Moher D, Dulberg CS, Wells GA. Statistical power, sample size, and their reporting in randomized controlled trials. J Am Med Assoc 1994; 272: 122–124
24. Colton T. Statistics in Medicine. Boston, MA: Little, Brown and Company, 1974
25. Fergusson D, Aaron SD, Guyatt G, Hebert P. Post-randomization exclusions: the intention to treat principle and excluding patients from analysis. Br Med J 2002; 325: 652–654

5 牙齿移动的决定因素：牙周韧带与骨受力后的分子应答

Efthimia K. Basdra

引言

正畸牙齿移动建立在牙槽骨组织的改建基础上。早在一个多世纪前Sandstedt[1]就发表了关于正畸牙齿移动实验室研究方面的文章，经研究作用在牙槽骨组织的力所引起的一系列反应，获取了大量的研究成果。弓丝和托槽施力在牙齿上，这些力又传递给附近的牙周组织和功能单位，即包埋在组织内的细胞和细胞外基质。细胞在分子水平进行一系列的反应，最终造成预期的牙齿活动、结构重组和周围整个牙槽骨组织的重建。

近来骨生物学领域的发展，为研究引起力诱导骨组织重建的生物现象带来一缕曙光。新的分子及新实验技术的引进使正畸学家对牙齿移动生物基础的探究变得更加困难[2]。

负荷的应用对软骨及骨组织的发育、构造、维护的重要性早已被认识到，早在1892年Wölff's law[3]的文章，描述了古老的非洲及亚洲部落对颅骨形状的重塑及颈部的拉长现象。

骨组织重建是一个伴随终身的现象，主要与激素调控、负荷的应用及组织因子的作用有关。负荷的应用及骨的完整性尤为重要。在没有重力的环境中，宇航员每周约损失1%的骨密度。

骨骼是人体的支撑组织，它在人的一生中不断通过成骨细胞和破骨细胞的协调活动来完成重建。破骨细胞溶解老化的骨，成骨细胞则在老化骨被吸收的地方重新生成新骨。成骨及破骨循环进行，整个骨骼不断被更新，同时骨骼结构的完整性不受影响[4]。骨组织重建的循环由破骨细胞协调，并包括一系列复杂的细胞及分子水平的改变，并受组织激素、局部的细胞因子、生长因子及机械负荷的影响。

利用这个协调的成骨-破骨系统，正畸医师进行畸形牙弓的矫治。矫形专家同样可以利用机械负荷来造成细胞的机械环境的变化，引起相应的生物反应，从而达到治疗的效果。

牙周韧带

正畸医师对牙器官系统进行手术，牙器官系统包括牙齿、牙周韧带和周围牙槽骨。通过使用各种机械装置如托槽、弓丝、弹性膜具施力在牙齿上，力又传递给牙周韧带。高度分化的牙周韧带将牙齿固定在牙槽骨上。牙周韧带对许多重要的功能都起着至关重要的作用，如吞咽、咀嚼、下颌本体感受功能。正畸治疗也证实牙周韧带是引起牙齿移动的重要单位。缺乏牙周韧带的僵硬牙齿丧失移动的能力。另外，僵硬牙齿的牙槽骨也停止发育。替代牙齿的移植物因为缺乏牙周韧带，所以不能正常地移动[5]。

此外，牙槽骨的完整性与牙周韧带及其内容物密切相关。拔牙后，牙周韧带被破坏，牙槽骨也被吸收并丧失了功能（图5-1）。平衡的骨重建过程转变为牙槽骨的吸收破坏[5]。由成骨细胞及破骨细胞组成的平衡系统此时倾向于破骨活动，很可能是由成骨细胞的减少及破骨细胞的相对占优造成。可以假定，牙周韧带是成骨的根源，支持牙槽周围的骨重建功能。

牙周韧带由细胞及细胞外基质组成。牙周韧带细胞是成纤维细胞（图5-2）。它们是未分化间充质细胞，在一定的诱导和信号下可以分化成前成骨细胞、成牙骨质细胞等。研究发现，离体的人牙周韧带成纤维细胞具有成骨细胞功能，产生碱性磷酸盐，表达钙偶联蛋白，对1a，25-羟维生素D_3应答。在一定的细胞培养环境中，牙周韧带成纤维细胞与胶原纤维近距离接触时，能够生成与成熟成骨细胞相似的矿化结节。有证据显示，这些矿化结节具有未成熟骨组织的微结构[6, 7]。

因此，牙周韧带成纤维细胞具有分化成前成骨细胞的潜能，在正牙过程中施力诱导后，牙周韧带成纤维细胞在牙槽骨的重建中扮演着重要的角色。最近的研究发现，牙周韧带成纤维细胞也是干细胞源，在体内再生为牙骨质/牙周韧带样组织。从可以简单获取的组织源中获取这些细胞，将这些细胞体外扩增，并移植到被牙周疾病破坏的局部进行牙周韧带重建，从而作为一种牙周疾病的治疗手段[8 ~ 12]。

周围牙槽骨是牙器官非常重要的一个组成部分，它感觉咀嚼和正畸牙齿移动过程中的力分布，并根据应力的程度、方向和持续时间作出复杂的组织动力学反应，包括牙槽弯曲、吸收与沉积。然而，这些组织反应的确切生理学机制还不清楚，似乎这些反应与机体骨骼的反应并不一致，对于机体骨骼，负荷似乎是引起成骨的主要因素[13, 14]。尽管牙槽骨与致密骨有着相似之处，它们对于机械负荷反应性的不同在于牙周韧带界面的存在，这个胶状的未分化间充质组织，作为中介向牙槽骨传递信息。

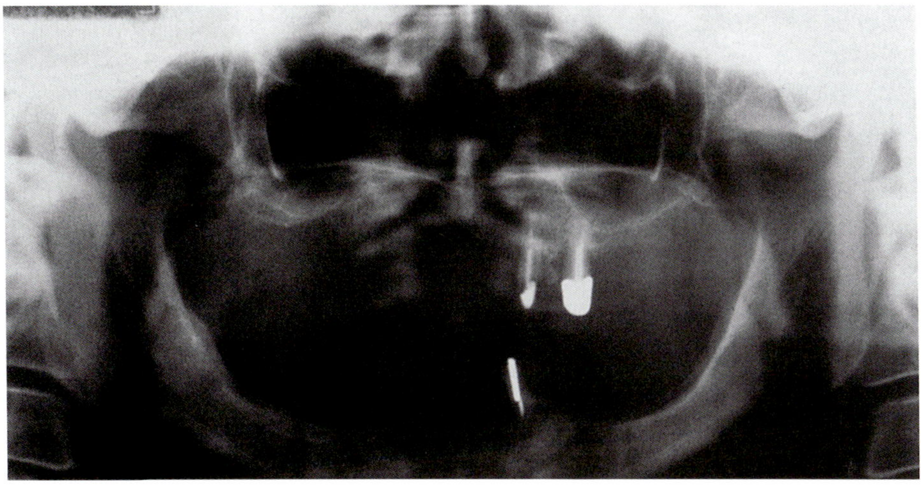

图5-1 牙齿拔除后牙槽骨完全丧失，提示牙槽骨只在牙齿存在的区域才能保持完整

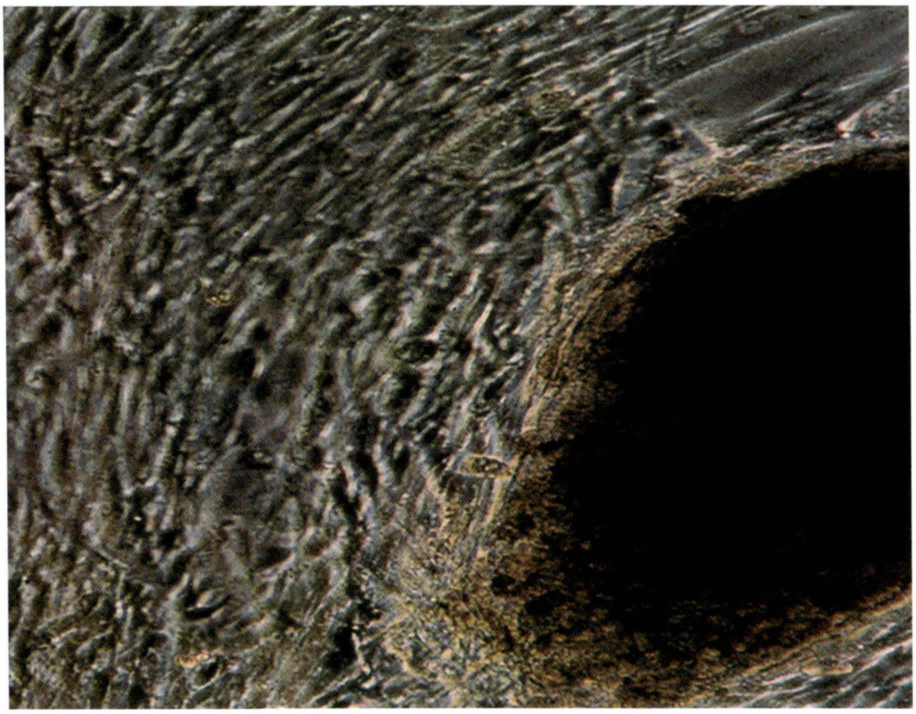

图5-2 从人前磨牙移植出的牙周韧带成纤维细胞

正畸牙齿移动

组织应答

当外部正常的力作用在牙齿上，使牙齿朝着力的方向移动，牙周生理间隙一面变窄，而另一面变宽。经典的压力、张力、再吸收及对抗理论很早就已经建立[2]，Kaare Reitan[15, 16]早在20世纪50年代就详尽地描述了组织在牙周治疗中对不同类型（持续或间断）、不同强度的力的反应，以及不同类型的牙齿移动（牙尖或牙体移动）。

不久，Storey和Smith[17]的经典实验建立了差别力应用理论，即最适的力范围产生最大的牙齿移动率。最适的力与牙根的表面积有关。一个介于150 ~ 250g的力足够造成尖牙的快速移动，但是移动磨牙则需要400 ~ 600g的力。目前的最适力理论建立在以下假设的基础上，即一定强度及特点（持续或间断、不变或递减、牙尖或牙体）的力能够产生最大的牙齿移动率，但是不会引起组织损伤，并且患者的舒适度最佳[18]。引起牙齿移动的最佳力对每个患者甚至每颗牙齿都可能不相同。这也是为什么超过半个世纪的关于牙周治疗最佳力水平的研究至今没有一个明确的结论。其他的困难在于实验设计，不能精确的计算牙周韧带的压力和张力分布，及不能精确控制牙齿移动的类型（牙尖或牙体）[18]。

当力的强度还是研究探索的问题时，牙槽骨弯曲及变形的字眼出现在报道中。在灵长类动物的研究[19]中发现，50 ~ 100g的力足以引起牙齿从其生理静息位置向舌侧或唇侧移动，超过100g的力则引起牙槽骨变形。力的方向也很重要，50g或更多的水平方向的力引起舌侧或唇侧骨板向着力的方向移位。当线性力达到1kg，相同大小的轴向力引起牙槽变宽。在人类，少于50g的力能引起牙槽骨嵴可察觉的弯曲，应用1.5kg的负荷可引起35mm的弯曲[20]。

虽然力的大小是正畸治疗时牙齿移动的决定性因素，但是力的持续时间是另外一个重要的参数。牵张牙周韧带后进行观察发现，施加力30分钟后，血管出现舒张，充满红细胞。施力后2 ~ 3小时，红细胞发生破碎[21]。牙周韧带成纤维细胞在最初的30分钟内出现坏死改变，表现为内质网及线粒体的肿胀。2小时后，细胞膜破坏，细胞核碎裂[22]。观察时间延长到1 ~ 7天，显示出力的应用引起引起血管壁的破坏，血管内容物溢出。牵张牙周韧带后的细胞动力学实验显示出应用力后，G_2-阻滞细胞进入细胞周期进行有丝分裂，G_1-阻滞细胞合成DNA[23]。

临床观察牙正常施力后，在所谓的压迫侧，牙槽骨被再吸收，而在所谓的张力侧，牙槽骨出现沉积。尽管两侧的组织反应不同，牙周韧带的组织形态测定实验通过检测^{3}H-脱氧核苷酸合成，观察到两侧的细胞增殖均增加，通过检测^{3}H-尿嘧啶核苷酸合成，同时显示出两侧代谢活动的增强，这些研究结果向两侧细胞的不同反应提出质疑[24]。

很多骨生物专家提出，机械负荷刺激机体骨骼的成骨反应[13, 14]，但在正畸牙齿移动中机械负荷引起牙槽骨重吸收[25]。对正畸牙齿移动的临床观察产生分歧之处主要在于被广泛接受的“压力及张力”模式的局限性。直到今天，牵张牙周韧带时，张力是否同样作用于压力侧和张力侧还不清楚。Meikle提出[2]，主要纤维束的伸长并不一定产生张力，在牙周组织中也不能产生压力的差别。

下述矫形外科学的研究，努力去阐明与正畸牙齿移动有关的骨重吸收及沉积现象。19世纪60 ~ 70年代，压电效应及其在骨重建原则中的作用成为口腔正畸学中的关注点。后来证实，对牙齿应用机械力后，狗的下颌骨能产生这种电潜能。Zengo等[26]提出这种电潜能调节正畸牙齿移动过程中的成骨和骨再吸收。后来在正畸治疗过程中的所有骨重建现象都应用这一新的理论。对有关牙生理性骨重建中压电效应的科学数据的阐述并不是无懈可击，因为压电效应也产生于坏死的僵硬骨组织、坚硬的牙槽骨壁及坏死的牙周韧带组织。目前普遍被接受的观点是，在正畸牙齿移动过程中，压力产生的电潜能代表一种物理现象，接着引起牙槽骨弯曲。显然，牙周韧带组织及其内容物是调节正畸牙齿移动生物反应的主要因素，电潜能代表牙槽组织对水平方向变形力的反应，并指示牙槽骨重吸收或沉积的位点。

细胞应答

科技时代，几乎任何现象都被认为是细胞-细胞、细胞-基质的相互作用，正畸牙齿移动的生物学应答对其所包含的细胞机制的理解是个转折点。虽然，组织学的研究最初揭示正畸牙齿移动的牙槽应答，但是很多生物学现象，如压力侧和张力侧为什么分别发生再吸收和沉积，尚不清楚。

为了研究牙齿生理移动的细胞应答，人们进行了不同类型的实验设计。Pavlin等[27]和Pavlin和Gluhak-Heinfich[28]为研究机械诱导的成骨细胞和成牙骨质细胞相关的基因调节，设计了一种鼠模型。成骨细胞相关基因对机械负荷的应答比细胞数增加强10～20倍，说明诱导细胞分化和细胞功能的增加是对成骨负荷的基本应答。原鼠牙周组织中的成骨细胞表型的增加是培养细胞中的几倍，提示机械信号可能对成骨细胞前体起靶向作用，随时准备应对环境的挑战，并不是一开始就发生增殖应答。治疗24小时后发生碱性磷酸酶和骨涎蛋白基因的早期应答，24～48小时伴发骨钙蛋白和Ⅰ型胶原的刺激反应，72小时后发生骨样沉积。治疗3天后，对牙周组织的组织学观察发现了加速的牙齿移动和新的骨样沉积。从第2天起，成骨细胞的数量持续中速增长。在其他致密骨基质合成时仅发生成骨细胞的中速增长，说明在骨生成过程中，细胞增殖所起的作用远不及个体细胞分化显著。

今天的研究结果描述了暂定的牙周成骨细胞特异性基因调节模式，调节机械刺激引起的骨基质分化及沉积。Melcher 和Turnbull[29]建立了一个鼠磨牙器官培养系统，Yen和Melcher[30]进一步将其优化为改良的连续流动培养系统。两个系统都存在自己的难题，他们努力建立一个可信、可控的系统。假设所有纤维连接的重建机制是相同的，Meikle等[31]建立了兔颅骨缝的器官培养系统。在假设的基础上，可控力系统作用在颅面骨骨缝，模拟牙周韧带产生的力系统，6小时后可检测到骨缝的蛋白合成增加了2～3倍，胶原合成增加了2倍。对加压骨缝的胶原合成研究显示，对照骨缝合成Ⅰ型胶原，加压骨缝合成超过20% Ⅲ型胶原[32]，说明细胞的生物机械环境是重要的胶原合成调节因子。胶原是细胞外基质的重要元素，它明显受压力环境的影响。细胞外基质降解过程中的酶，如金属蛋白酶（MMPs）、胶原酶、基质降解酶在机械变形后被激活，但组织金属蛋白酶抑制因子（TIMP）则抑制机制溶解[33, 34]。最近，利用cDNA探针和人、大鼠、小鼠蛋白抗体的体内[35]及体外[36]研究证实了上述研究结果。这种反应的意义还不清楚，似乎细胞外基质功能应答的改变是与分化和增殖有关的细胞进一步应答的先决条件。

分子应答

虽然，牙周韧带组织及其内容物对牙齿生理移动的细胞应答揭示了一些生物应答机制，并在一定程度上对临床资料作出解释。但是，对牙周韧带细胞机械刺激中的分子机制的研究将阐明整个力转导信号通路。对信号转导通路的理解，将使用小分子化合物治疗干预模拟牙生理力应答成为可能，最终，提供很多牙生理治疗的参数。

许多细胞培养系统被用来模拟体内的牙生理力应用。包括用胶原基质培养成纤维细胞，这样成纤维细胞可以被拉长，或者应用底部有弹性的培养皿。在后者，细胞培养在有弹性膜底的皮氏培养皿中，将其放在凸面的排牙导板上，将产生拉伸的力量。拉伸力的分布是不同的，在培养皿的中心拉伸力大于培养皿周边位置。这两种系统提供的都是静止的拉伸，但随后发展起来的Flexicell系统则间歇地对细胞培养提供拉伸刺激。

早期的报道认为前列腺素、环磷酸腺苷（cAMP）、磷酸肌醇、通过拉伸激活的离子通道发生变化的细胞内钙离子浓度都与其相关[37～46]。

上述通路是总的信号转导通路，它们构成了对不同细胞外刺激的应答。骨特异性，机械负荷相关的信号转导途径吸引了研究者的注意。组织细胞和培养细胞并不是漂浮在周围，它们与细胞外基质或培养基在特定的细胞位点连接在一起，称为局部黏着。特定蛋白作为整联蛋白通过细胞膜，将肌动蛋白相关的细胞支架蛋白和细胞外基质连接在一起[47]。它们由结构各异的亚单位组成（α和β）异二聚体受体，特异性结合胶原、层粘连蛋白、玻连蛋白等。在细胞外，局灶性黏合指整联蛋白受体将细胞支架蛋白，又称踝蛋白、黏着斑蛋白、α-辅肌动蛋白、桩蛋白和细胞外基质及邻近细胞在某个位点物理连接起来[48]。引起连接紊乱的活动产生与移动、增殖、分化相关的细胞应答[49, 50]。因此，整联蛋白既是细胞黏附分子又是细胞内信号受体。

作用于细胞的机械力很可能引起细胞-细胞、细胞-细胞外基质接合的紊乱，以此作为一种信号引起细胞进一步的生物化学应答。Shyy和Chien[51]假设整联蛋白构成了机械性刺激感受器，这种压力纤维对传递力是必要的。科学数据证实机械变形引起细胞信号的改变是整联蛋白在局部黏合部位介导的下游事件。Meyer等[52]发现，机械压力通过被激活的整联蛋白受体产生的信号，以G蛋白依赖的方式改变cAMP信号级联和下游基因转录。当骨细胞受到机械刺激后，β_1整联蛋白亚基mRNA表达增加[53]。

很明显，细胞通过局部黏合与细胞外基质保持接触，这使细胞能够识别机械干预，进一步通过细胞骨架、机械敏感离子通道、磷脂和细胞膜上的G偶联蛋白受体在细胞内传导信号。低分子量的小GTP结合蛋白，如Ras相关GTP酶，Rab、Rho和促有丝分裂素激活的蛋白激酶（MAPK）亚型构成整联蛋白介导的信号转导通路，当牙周韧带成纤维细胞受到机械拉伸时，上述结构发生改变[54～58]。科学研究证实，通过促有丝分裂素激活的蛋白激酶（MAPK）进行的信号转导是早期成骨细胞分化所必需的。低水平的持续机械拉伸人牙周韧带细胞（如成骨细胞样细胞能够对各种细胞外刺激作出应答，分化为成骨细胞）快速诱导转录因子激活剂蛋白1（AP-1）、c-Jun和c-Fos的主要成分[58~61]。转录因子AP-1通过ERK/JNK信号转导被激活，增强其在成骨细胞特异性基因上的DNA结合能力，从而调节它们的表达率。这个结果转向分化，并标志着成骨细胞亚型的出现。最近，骨特异性转录因子，核结合因子A1或Runx2的作用已被阐明。Runx2结合到成骨细胞特异性cis-激活成分2（OSE2）上，OSE2被发现存在于所有主要成骨细胞特异性基因的启动子区域（如，骨钙蛋白、I型胶原、骨涎蛋白、骨桥蛋白、碱性磷酸酶和胶原蛋白酶-3），并控制其表达。可以想象，Runx2表达在成骨细胞分化和骨架起源中发挥着关键作用。Runx2还是作用于牙周韧带成纤维细胞上机械刺激的重要感受器。低水平机械拉伸牙周韧带细胞可以直接上调Runx2的表达及其DNA结合能力[60, 61]。此结果由拉伸-触发诱导的ERK-MAPK调节，这种激酶被发现与Runx2发生物理反应，并在细胞内磷酸化内源性Runx2，最终使这个转录因子能够发挥作用。这些研究结果提示了机械加压和刺激成骨细胞分化之间的分子联系。

简要归纳机械压力作用于未分化间充质牙周韧带细胞使其分化为成骨细胞的信号级联途径（图5-3）：

1. 整联蛋白参与的细胞连接紊乱
2. 通过小GTP酶（Pho和Rab）传递给细胞质
3. 通过MAPK（ERK，JNK）级联激活
4. 骨特异性和骨相关性转录因子（-jun，c-fos）
5. 激活它们与成骨细胞分化有关的特异性基因的DNA结合潜能（ALP，骨钙蛋白，I型胶原）[54~61]

这些最终引起成骨细胞表型的基因表达改变及其重编码。分化的牙周韧带细胞现在可以产生细胞因子，引起成骨细胞的分化并启动骨沉积。这个口腔正畸中力诱导的骨重建循环通过牙周韧带组织的存在而维持。牙周韧带及多能造血干细胞群，作为未分化细胞来源，在正畸治疗中应用机械力引起牙齿移动时，分化为成骨细胞。成熟的成骨细胞产生细胞因子，如核

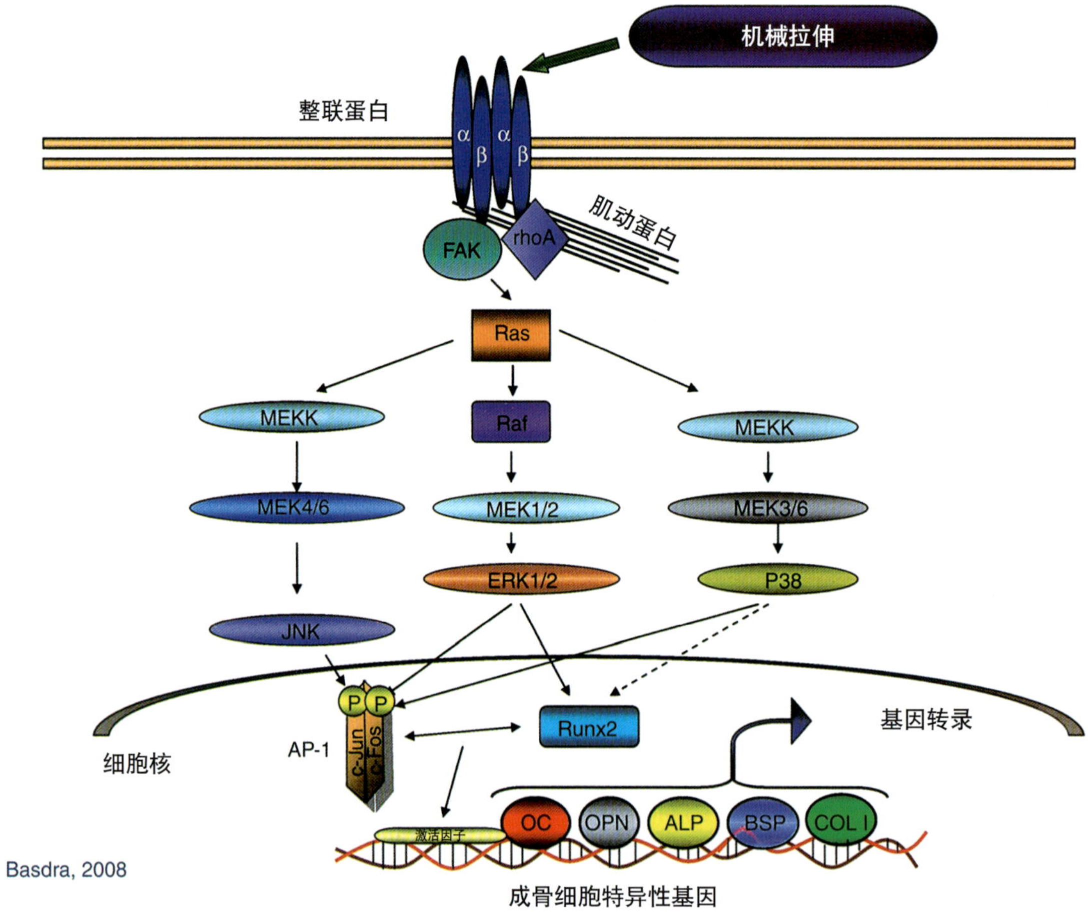

图5-3 机械力作为外部刺激作用于前成骨细胞如牙周韧带成纤维细胞，激活转录因子，后者影响调节细胞成熟和功能的靶基因表达

因子κB配体［RANKL，膜相关肿瘤坏死因子（TNF）配体家族成员之一］和骨保护素（OPG），诱导成骨细胞分化和骨沉积。

对细胞因子激活方式的研究将为重建过程特别是成骨细胞和破骨细胞之间的相互作用提供大量的信息。细胞因子由相互连接的细胞如成纤维细胞和成骨细胞产生的蛋白，参与生理骨循环及重建。这些小分子蛋白（MV＜25kDa）以自分泌和旁分泌的方式调节其他细胞的行为。细胞因子的合成和（或）其活动受全身激素和机械刺激控制。最初被认识的骨相关细胞因子之一是白介素1[62, 63]。肿瘤坏死因子在体外刺激骨沉积，抑制骨重建[64]。成骨细胞产生的一种非常重要的细胞因子是核因子κB配体的受体激动剂（RANKL，膜相关肿瘤坏死因子配体家族成员之一）。RANKL在成骨细胞生成及其功能中起着重要的作用[65, 66]。成骨细胞前体及成骨细胞表达RANKL受体，也就是RANK，RANKL与其受体结合，诱导成骨细胞分化（图5-4）。再吸收活动中的参量，如甲状旁腺激素（PTH）、IL-1、IL-6和TNF-α通过上调成骨细胞前体和成骨细胞的RANKL表达起作用。另一种由成骨细胞前体和成骨细胞产生的非常重要的细胞因子是OPG[67]。OPG通过与RANKL竞争结合膜受体RANK来抑制成骨细胞的功能。RANKL和OPG由牙周韧带细胞生成[68]。拉伸的牙周韧带细胞成纤维细胞的培养介质刺激间质细胞培养中的成骨细胞起源，并上调RANKL的mRNA表达[69]。为了影响和控制牙正畸治疗，这两种细胞因子的生物化学相互作用及其调节，将会阐明正畸治疗中力诱导的骨重建中的信号通路，并将成为药理学干预的靶因子。

炎症并不是一个新的概念，但炎症作为对正畸治疗力应用的细胞应答机制的理论，最近才趋于成熟。科学研究资料显示，机械力引起的细胞内炎症反应类似于炎症介质引起的炎症反应[70]。尤其受力的骨细胞中核因子κB（NF-κB）参与炎症反应[71]。NF-κB是一种核转录因子，存在于所有的细胞型中，参与对压力、细胞因子、自由基、紫外线照射、细菌或病毒抗原等的细胞应答。NF-κB在调节对感染的免疫应答中起着重要的作用。另外，NF-κB是一个调节与生长发育过程有关基因的重要的转录因子。与其作用一致，NF-κB的不当调节与肿瘤、炎症和自身免疫性疾病、

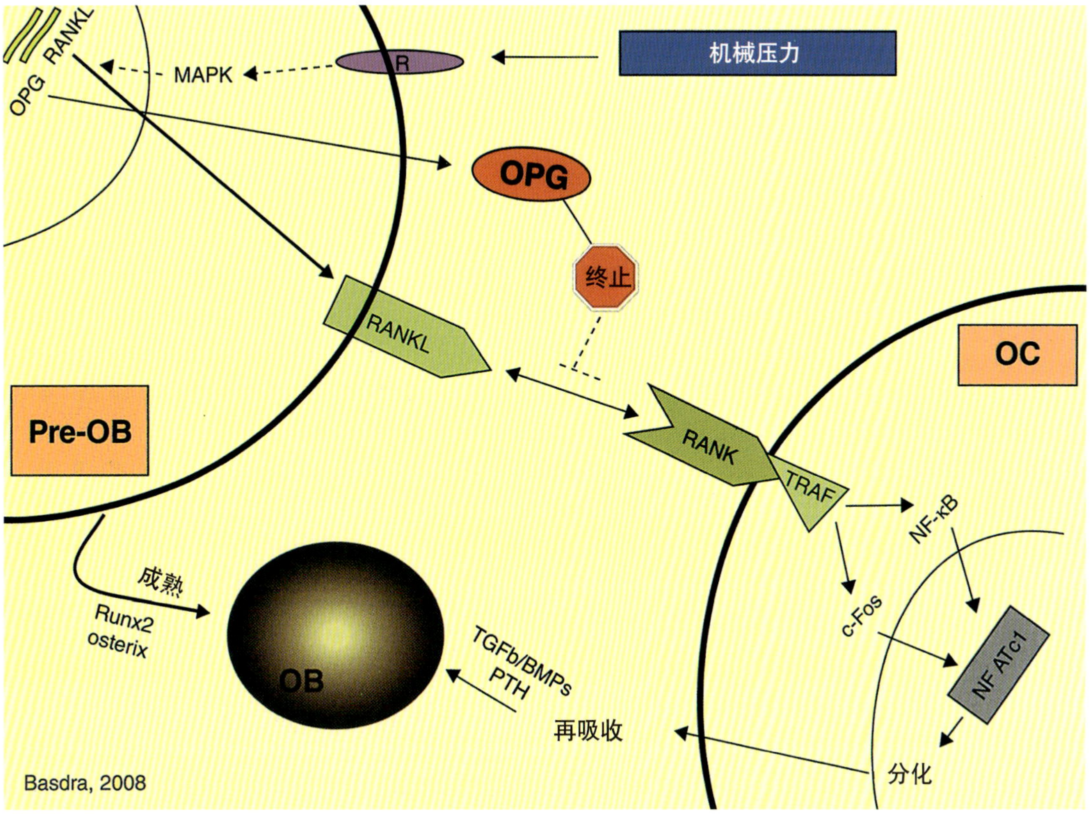

图5-4 力诱导的骨重建。正畸治疗中作用于牙齿的力通过牙周组织传递给其中的细胞。牙周韧带细胞作出生物学应答，诱导分化，并建立成骨细胞表型。成熟的成骨细胞产生的细胞因子，如RANKL和OPG，诱导成骨细胞分化，启动骨沉积，最终改变周围牙槽骨的组织结构，从而产生正畸治疗的牙齿移动（Pre-OB，前成骨细胞；OC，成骨细胞）

败血症性休克、病毒感染及异常的免疫发育有关联。目前，有些科学家甚至建议通过抑制NF-κB的作用来治疗炎症与肿瘤[72]。炎症目前被认为是对各种细胞外信号的保守应答机制。机械信号也会产生一种压力刺激，细胞对此产生与炎症有关的应答。正畸治疗中的牙齿移动不应被认为是一种炎症过程，而是通过信号通路对机械刺激产生一种在进化过程中保留下来的应答机制。

尽管在过去的20年里，对正畸治疗中牙齿移动的组织和细胞应答展开了大量的研究，但是我们对此的认知依然十分有限。虽然参与机械压力信号途径的许多成分得到明确，但我们对最佳正畸力的理解还很不完善。至今，仍没有在细胞和分子水平对不同的正畸治疗模式进行研究的数据资料。对应用在正畸治疗中的不同正畸技术，如轻力弓丝，生物渐进技术只是从生物机械的角度加以研究。另外，不同材料制成的弓丝或无摩擦托槽的使用在细胞反应水平没有任何的科学理论支持。正畸学的未来需要：①阐明牙周韧带细胞应答的分子机制；②通过药物干预来操纵应答机制中的参与成分；③精确的最佳正畸力的描述，治疗力学和治疗方法，以便计划针对每个个体的最佳正畸治疗。

参考文献

1. Sandstedt C. Einige Beiträge zur Theorie der Zahnregulierung. Nordisk Tandläkare Tidskrift 1904; 5: 236–256
2. Meikle MC. The tissue, cellular, and molecular regulation of orthodontic tooth movement: 100 years after Carl Sandstedt. Eur J Orthod 2006; 28: 221–240
3. Wölff JD. Das Gesetz der Transformation der Knochen. Berlin: Verlag von August Hirschwald, 1892
4. Frost HM. A 2003 update of bone physiology and Wolff's Law for clinicians. Angle Orthod 2004; 74: 3–15
5. Basdra EK. Biological reactions to orthodontic tooth movement. J Orofac Orthop 1997; 58: 2–15
6. Basdra EK, Komposch G. Osteoblast-like properties of human periodontal ligament cells: an in vitro analysis. Eur J Orthod 1997; 19: 615–621
7. Basdra EK, Komposch G. Transmission and scanning electron microscopic analysis of mineralized nodules formed in vitro by human PDL cells. J Orofac Orthop 1999; 60: 77–86
8. Seo BM, Miura M, Gronthos S, Bartold PM, Batouli S, Brahim J, Young M, Robey PG, Wang CY, Shi S. Investigation of multipotent postnatal stem cells from human periodontal ligament. Lancet 2004; 10–16; 364(9429): 149–155
9. Seo BM, Miura M, Sonoyama W, Coppe C, Stanyon R, Shi S. Recovery of stem cells from cryopreserved periodontal ligament. J Dent Res 2005; 84: 907–912
10. Fujii S, Maeda H, Wada N, Tomokiyo A, Saito M, Akamine A. Investigating a clonal human periodontal ligament progenitor/stem cell line in vitro and in vivo. J Cell Physiol 2008; 215: 743–749
11. Tomokiyo A, Maeda H, Fujii S, Wada N, Shima K, Akamine A. Development of a multipotent clonal human periodontal ligament cell line. Differentiation 2008; 76: 337–347
12. Gay IC, Chen S, MacDougall M. Isolation and characterization of multipotent human periodontal ligament stem cells. Orthod Craniofac Res 2007; 10: 149–160
13. Hert J, Lisková M, Landa J. Reaction of bone to mechanical stimuli. Part 1. Continuous and intermittent loading of tibia in rabbit. Folia Morphologica (Praha) 1971; 19: 290–300
14. Lanyon LE, Baggott DG. Mechanical function as an influence on the structure and form of bone. J Bone Joint Surg 1976; 58B: 436–443
15. Reitan K. The initial tissue reaction incident to orthodontic tooth movement as related to the influence of function; an experimental histologic study on animal and human material. Acta Odontol Scand Suppl 1951; 6: 1–240
16. Reitan K. Effects of force magnitude and direction of tooth movement on different alveolar types. Angle Orthod 1964: 34: 244–255
17. Storey E, Smith R. Force in orthodontics and its relation to tooth movement. Aust J Dent 1952; 56: 11–18
18. Ren Y, Maltha JC, Van 't Hof MA, Kuijpers-Jagtman AM.Optimum force magnitude for orthodontic tooth movement: a mathematic model. Am J Orthod Dentofac Orthop 2004; 125: 71–77
19. Picton DCA. On the part played by the socket in tooth support. Archiv Oral Biol 1965; 10: 94: 5–955
20. Grimm FM. Bone bending, a feature of orthodontic tooth movement. Am J Orthod 1972; 62: 384–393
21. Rygh P. Ultrastructural vascular changes in pressure zones of rat molar periodontium incident to orthodontic movement. Scand J Dent Res 1972a; 80: 307–321
22. Rygh P. Ultrastructural cellular reactions in pressure zones of rat molar periodontium incident to orthodontic tooth movement. Acta Odontolog Scand 1972b; 30: 575–593
23. Roberts WE, Chase DC, Jee WSS. Counts of labelled mitoses in the orthodontically-stimulated periodontal

ligament in the rat. Archiv Oral Biol 1974; 19: 665–670
24. Baumrind S, Buck D. Rate changes in cell replication and protein synthesis in the periodontal ligament incident to tooth movement. Am J Orthod 1970; 57: 109–131
25. Verna C, Dalstra M, Melsen B. The rate and the type of orthodontic tooth movement is influenced by bone turnover in a rat model. Eur J Orthod 2000; 22: 343–352
26. Zengo AN, Pawluk RJ, Bassett CAL. Stress-induced bioelectric potentials in the dentoalveolar complex. Am J Orthod 1973; 64: 17–27
27. Pavlin D, Zadro R, Gluhak-Heinrich J. Temporal pattern of osteoblast-associated genes during mechanically-induced osteogenesis in vivo: early responses of osteocalcin and type I collagen. Connect Tissue Res 2001; 42: 135–148
28. Pavlin D, Gluhak-Heinrich J. Effect of mechanical loading on periodontal cells. Crit Rev Oral Biol Med 2001; 12: 414–424
29. Melcher AH, Turnbull RS. Organ culture in studies of the periodontium. In: Balls M, Monnickendam M (eds) Organ Culture in Biomedical Research. Cambridge: Cambridge University Press, 1972; 149–163
30. Yen EHK, Melcher AH. A continuous flow culture system for organ culture of large explants of adult tissue. Effect of oxygen tension on mouse molar periodontium. In Vitro 1978; 14: 811–818
31. Meikle MC, Reynolds JJ, Sellers A, Dingle JT. Rabbit cranial sutures in vitro: a new experimental model for studying the response of fibrous joints to mechanical stress. Calcif Tissue Int 1979; 28: 137–144
32. Meikle MC, Heath JK, Hembry RM, Reynolds JJ. Rabbit cranial suture fibroblasts under tension express a different collagen phenotype. Archiv Oral Biol 1982; 27: 609–613
33. Meikle MC, Sellers A, Reynolds JJ. Effect of tensile mechanical stress on the synthesis of metalloproteinases by rabbit coronal sutures in vitro. Calcif Tissue Int 1980; 30: 77–82
34. Green DD, Hembry RM, Atkinson SJ, Reynolds JJ, Meikle MC. Immunolocalization of collagenase and tissue inhibitor of metalloproteinases (TIMP) in mechanically deformed fibrous joints. Am J Orthod Dentofac Orthop 1990; 97: 281–288
35. Bolcato-Bellemin AL, Elkaim R, Abehsera A, Fausser JL, Haikel Y, Tenenbaum H. Expression of mRNAs encoding for α and ß integrin subunits, MMPs and TIMPs in stretched human periodontal ligament and gingival fibroblasts. J Dental Res 2000; 79: 1712–1716
36. Takahashi I, Nishimura M, Onodera K, Bae JW, Mitani H, Okazaki M, Sasano Y, Mitani H. Expression of MMP-8 and MMP-13 genes in the periodontal ligament during tooth movement in rats. J Dental Res 2003; 82: 646–651
37. Harell A, Dekel S, Binderman I. Biochemical effect of mechanical stress on cultured bone cells. Calcif Tissue Res 1977; 22: 202–207
38. Somjen D, Binderman I, Berger E, Harell A. Bone remodelling induced by physical stress is prostaglandin E_2 mediated. Biochim Biophys Acta 1980; 627: 91–100
39. Yeh C-K, Rodan GA. Tensile forces enhance prostaglandin E_2 synthesis in osteoblastic cells grown on collagen ribbons. Calcif Tissue Int 1984; 36: S67–S71
40. Farndale RW, Sandy JR, Atkinson SJ, Pennington SR, Meghji S, Meikle MC. Parathyroid hormone and prostaglandin E_2 stimulate both inositol phosphates and cyclic AMP accumulation in mouse osteoblast cultures. Biochem J 1988; 252: 263–268
41. Ngan PW, Crock B, Vargese J, Lanese R, Shanfield J, Davidovitch Z. Immunohistochemical assessment of the effect of chemical and mechanical stimuli on cAMP and prostaglandin E levels in human gingival fibroblasts in vitro. Archiv Oral Biol 1988; 33: 163–174
42. Rodan GA, Bouret LA, Harvey A, Mensi T. Cyclic AMP and cyclic GMP: mediators of the mechanical effects of bone remodeling. Science 1975; 189: 467–471
43. Davidovitch Z, Shanfield JL. Cyclic AMP levels in alveolar bone of orthodontically-treated cats. Archiv Oral Biol 1975; 20: 567–574
44. Sandy JR, Farndale RW. Second messengers: regulators of mechanically-induced tissue remodeling. Eur J Orthod 1991; 13(4): 271–278
45. Davidson RM, Tatakis DW, Auerbach AL. Multiple forms of mechanosensitive channels in osteoblast-like cells. Pflugers Archiv 1990; 416: 646–651
46. McDonald F, Somasundaram B, McCann TJ, Mason WT, Meikle MC. Calcium waves in fluid flow stimulated osteoblasts are G protein mediated. Arch Biochem Biophysics 1996; 326: 31–38
47. Ingber DE. Integrins as mechanochemical transducers. Curr Opin Cell Biol 1991; 3: 841–848
48. Sastry SK, Burridge K. Focal adhesions: a nexus for intracellular signaling and cytoskeletal dynamics. Exp Cell Res 2000; 261: 25–36
49. Wang N, Butler JP, Ingber DE. Mechanotransduction across the cell surface and through the cytoskeleton. Science 1993; 269: 1124–1127
50. Clarke EA, Brugge JS. Integrins and signal transduction pathways: the road taken. Science 1995; 268: 233–239
51. Shyy Y-J, Chien S. Role of integrins in cellular responses to mechanical stress and adhesion. Curr Opin Cell Biol 1997; 9: 707–713
52. Meyer CJ, Alenghat FJ, Rim P, Fong JH, Fabry B, Ingber DE. Mechanical control of cyclic AMP signaling and gene transcription through integrins. Nature

Cell Biol 2000; 2: 666–668
53. Carvalho RS, Bumann A, Schwarzer C, Scott E, Yen EHK. A molecular mechanism of integrin regulation from bone cells stimulated by mechanical forces. Eur J Orthod 1996; 18: 227–235
54. Basdra EK, Kohl A, Komposch G. Mechanical stretching of periodontal ligament fibroblasts – a study on cytoskeletal involvement. J Orofac Orthop 1996: 57: 24–30
55. Basdra EK, Komposch G, Huber LA, Papavassiliou AG. Mechanically stretched periodontal ligament fibroblasts: identifying components of the mechanotransduction cascade. In: Davidovitch Z (ed) Biological Mechanisms of Tooth Movement and Craniofacial Adaptation. Boston, MA: Harvard Society for the Advancement of Orthodontics, 1996; 41–49.
56. Basdra EK, Huber LA, Papavassiliou AG. Rab and rho GTPases are involved in specific response of periodontal ligament fibroblasts to mechanical stretching. Biochim Biophys Acta 1995: 1268: 209–213
57. Kletsas D, Basdra EK, Papavassiliou AG. Mechanical stress induces DNA synthesis in PDL fibroblasts by a mechanism unrelated to autocrine growth factor action. FEBS Lett 1998: 430: 358–362
58. Peverali FA, Basdra EK, Papavassiliou AG. Stretch mediated activation of selective MAPK-kinase subtypes and potentiation of AP-1 binding in human osteoblastic cells. Mol Med 2001; 7: 68–78
59. Kletsas D, Basdra EK, Papavassiliou AG. Effect of protein kinase inhibitors on the stretch elicited c-fos and c-jun up-regulation in human PDL osteoblast-like cells. J Cell Physiol 2002: 190: 313–321
60. Ziros P, Rochas-Gill AP, Georgakopoulos T, Habeos I, Kletsas D, Basdra EK, Papavassiliou AG. The bone specific transcriptional regulator Cbfa1 is a target of mechanical signals in osteoblastic cells. J Biol Chem 2002; 277: 23934–23941
61. Ziros PG, Basdra EK, Papavassiliou AG. Runx2: of bone and stretch. Int J Biochem Cell Biol 2007; 40: 1659–1663
62. Gowen M, Meikle MC, Reynolds JJ. Stimulation of bone resorption in vitro by a non-prostanoid factor released by human monocytes in culture. Biochim Biophys Acta 1983; 762: 471–474
63. Heath JK, Saklatvala J, Meikle MC, Atkinson SJ, Reynolds JJ. Pig interleukin 1 (catabolin) is a potent stimulator of bone resorption in vitro. Calcif Tissue Int 1985; 37: 95–97
64. Bertolini DR, Nedwin GE, Bringham TS, Smith DD, Mundy GR. Stimulation of bone resorption and inhibition of bone formation in vitro by human tumour necrosis factors. Nature 1986; 319: 516–518
65. Lacey DL, Timms E, Tan HL, Kelley MJ, Dunstan CR, Burgess T, Elliott R, Colombero A, Elliott G, Scully S, Hsu H, Sullivan J, Hawkins N, Davy E, Capparelli C, Eli A, Qian YX, Kaufman S, Sarosi I, Shalhoub V, Senaldi G, Guo J, Delaney J, Boyle WJ. Osteoprotegerin ligand is a cytokine that regulates osteoclast differentiation and activation. Cell 1998; 93: 165–176
66. Yasuda H, Shima N, Nakagawa N, Yamaguchi K, Kinosaki M, Mochizuki S, Tomoyasu A, Yano K, Goto M, Murakami A, Tsuda E, Morinaga T, Higashio K, Udagawa N, Takahashi N, Suda T. Osteoclast differentiation factor is a ligand for osteoprotegerin/osteoclastogenesis-inhibitory factor and is identical to TRANCE/RANKL. PNAS 1998; 95: 3597–3600
67. Simonet WS, Lacey DL, Dunstan CR, Kelley M, Chang MS, Lüthy R, Nguyen HQ, Wooden S, Bennett L, Boone T, Shimamoto G, DeRose M, Elliott R, Colombero A, Tan HL, Trail G, Sullivan J, Davy E, Bucay N, Renshaw-Gegg L, Hughes TM, Hill D, Pattison W, Campbell P, Sander S, Van G, Tarpley J, Derby P, Lee R, Boyle WJ. Osteoprotegerin: a novel secreted protein involved in the regulation of bone density. Cell 1997; 89: 309–319
68. Ogasawara T, Yoshimine Y, Kiyoshima T, Kobayashi I, Matsuo K, Akamine A, Sakai H. In situ expression of RANKL, RANK, osteoprotegerin and cytokines in osteoclasts of rat periodontal tissue. J Periodont Res 2004; 39: 42–49
69. Kanzaki H, Chiba M, Shimizu Y, Mitani H. Periodontal ligament cells under mechanical stress induce osteoclastogenesis by receptor activator of nuclear factor κB ligand up-regulation via prostaglandin E_2 synthesis. J Bone and Mineral Res 2002; 17: 210–220
70. Dumont N, Lepage K, Côté CH, Frenette J. Mast cells can modulate leukocyte accumulation and skeletal muscle function following hindlimb unloading. J Appl Physiol 2007; 103: 97–104
71. Kurokouchi K, Jacobs CR, Donahue HJ. Oscillating fluid flow inhibits TNF-alpha -induced NF-kappa B activation via an Ikappa B kinase pathway in osteoblast-like UMR106 cells. J Biol Chem 2001; 276: 13499–13504
72. Yamamoto Y, Gaynor RB. Therapeutic potential of inhibition of the NF-kappaB pathway in the treatment of inflammation and cancer. J Clin Invest 2001; 107: 135–142

6 自锁托槽的治疗结果及疗效

Nikolaos Pandis，Peter G. Miles and Theodore Eliades

引言

正畸领域引入自锁托槽的概念可以追溯到数十年前；Harradine报道称自锁这一概念与方丝托槽本身一样由来已久，由Stolzenberg在1935年第一次描述[1]。虽然在过去的十年里，为数众多的设计被引入，自锁系统也未能流行。直至20世纪80年代初Hansen引入SPEED矫治器（加拿大安大略省剑桥Strite 工业有限公司）[2]。在20世纪90年代，其他公司渐渐引入自锁矫治器，今天，几乎所有主要的正畸领域公司都提供一些被动或者主动形式的自锁装置。Damon（加利福尼亚州，格伦多拉Ormco公司）和In-Ovation R（纽约州波希米亚GAC公司）托槽的普及迫使其他公司引入相似的系统，努力来跟进现代流行趋势。正畸厂家刺激并推动着创新型矫治器的引入，这些优越的主流产品，使得厂家在市场竞争上得以占有一席之地。然而，随之出现的问题就是自锁托槽真的优于常规托槽并能履行其承诺的作用吗？

本章我们将论述以下几方面问题：与常规系统相比较，目前自锁装置的治疗效率，详细回顾其在正畸方面的贡献，以便于进行科学有效的评估。值得注意的是，自锁系统有效的数据非常有限，并没有已发表的关于多种托槽系统的研究成果方面的信息。

自锁托槽显著的优势包括：随着矫治装置及其工具的进展，排除某些不利效用、改进如弹性结扎圈等材料，虽然这也使得其需要特殊工具来打开或者关闭锁片或者滑片机械装置。使用锁片在治疗中有利的方面包括：排除用橡皮圈结扎时潜在的交叉感染，稳定的弓丝固定而排除弹性结扎圈力值的衰减。很多主张也已经引起关注：降低由于托槽位置处牙菌斑积累导致牙釉质脱矿的风险；减小滑动机制中的摩擦力；采用轻力来减小副作用[3~11]。此外，在过去十年间，自锁托槽临床应用过程中的问题已经被克服，自锁矫治器的应用得到显著的简化。

自锁装置的优势很大程度上仍然是猜测。例如，相对于常规的方丝托槽，自锁托槽在釉质脱钙风险这一问题上并未显示出差异；尚未有临床机构对两者间摩擦力的差异进行系统的探究[12]；在自锁系统和常规系统之间，尚未发现牙根吸收方面的差异[13]。然而有效的人体证据表明使用弹性结扎圈，尤其是用不锈钢丝结扎会增大摩擦力，这一变量的作用在体外却仍然不明。需特别提出的是，一项临床试验已经证明，在体外，表面粗糙度和摩擦系数不同的弓丝在临床运用上并未表现出不同的牙齿移动速率[14]。这种作用很可能是由于多种临床可变性，不能用普通的实验室配置来模拟，包括专门选择具有代表性的滑动运动的速率，导致出现一个不标准参数，使得不同研究结果之间的对比变得不可能。尽管如此，一旦选择一个标准的速率，临床情况与研究环境间的基本矛盾便出现。因此，用简单的第一序列动力学描述移动速率是不合理的[12]。同样也显示出在表面相互滑动时的摩擦力与移动速率间的依赖关系，这一作用在相关研究中未被考虑[15]。最终，对镍钛弓丝结构和形态恢复的观测证明了钙质蛋白质外壳的出现，从而造成一个易变因素，在体外研究中并未结合这一因素[16]。

在对正畸治疗相关的易变因素进行有效的科学证据分析的基础上，随后进行一个讨论。由于已发表的有关自锁托槽治疗结果和有效性方面的文献数量有限，所有的回顾性研究将单独呈现。

治疗时间

已发表的首次研究自锁托槽治疗效率方面的文献

之一，是由Eberting等[17]发表的。这一回顾性的临床研究将第一代Damon SL自锁托槽治疗有效性及临床功效与用不锈钢丝或弹力结扎圈进行结扎的常规托槽进行对比。采用美国正畸学董事会（ABO）制定的模型、全景X线片测量标准，对治疗持续时间、复诊次数以及治疗结果质量进行记录。此外，该研究还通过对215名患者进行电子邮件调查表的调查，由得到的回复来对患者的治疗进展及完成情况进行评估。作者发现使用Damon SL系统的病例治疗完成得明显更快，并且在治疗中要求更少的复诊次数。这是一项三方研究，由来自Temple大学诊所和住院部中两名经验丰富的正畸专家在第三方机构施行治疗。按ABO评分对大学诊所以及住院部进行评估，使用Daman SL系统治疗结果质量较低。

预期随机试验不能达到正畸治疗效率的研究标准，通过研究多于一例执业医师的治疗记录或者患者的调查表，甚至通过各种不同的方法和形式来治疗多种错㿻畸形的对比试验，因此要消除孤立的混合变量的方法就有可能产生问题。这是由于各种辅助治疗装置的应用，像腭骨中部的可伸缩性，不同的弓丝和技工的区别，以及特别的矫治器合并到治疗中的易变性，不稳定因素的引入，若不能在两组人群中仔细检测，将歪曲实验结果[17, 18]。由于在为患者组分配托槽类型之前经治疗结果就已经知道，回顾性研究存在结果偏差的可能性。此外，数据收集基于治疗记录的分析，研究采用不止一种方法来收集大量患者样本，导致出现额外复杂因素，如材料利用和临床管理引起的治疗中不稳定因素。

Harradine[18]按照年龄、类型、拔牙方式，以及严格的与错㿻畸形相关的适应证，来评估治疗的持续时间，按照PAR评分来精确衡量矫治结果的质量和更换弓丝的利用效率。作者发现，与PAR评分相比，使用Damon SL托槽，可显著缩短治疗时间，在更换弓丝时，与常规托槽相比可节省少量时间。Eberting报道使用Damon SL托槽缩减后的治疗时间（25个月），仍然长于Harradine报道的最初常规矫治器治疗时间（23.5个月）。这一结果说明，持续治疗时间的缩短可能是由于改用了更有效的治疗系统，而不是由于托槽的选择。换言之，一般的病例对SL托槽并不会反映出任何不同，而更严重的牙列拥挤病例和拔牙病例就会反映出不同，这些观点遭到质疑[19, 20]。最终，可能并未缩短治疗时间，而报道的差异可能是由于其他原因如技工的改变或者偶然的偏差造成的。

Miles等[21]通过相似的调查问卷来对比两例不同的研究，以比较常规托槽与自锁托槽之间治疗的不稳定因素。在第一例研究中，他们将Damon2自锁系统与Victory（加利福尼亚州，蒙罗维亚，3M联合公司）方丝托槽做比较。60例连续的患者参与该口腔分区实验的设计。下颌牙弓一侧粘上Damon2托槽，另一侧为标准的双翼托槽，每一位连续的患者交替进行。每个牙弓一侧的基线的不规则指数被确定，10周后第一次更换弓丝，再10周后第二次更换弓丝。在第10周时第一次更换弓丝（P=0.001）和在第20周时第二次更换弓丝（P=0.001），标准托槽与Damon2托槽相比，其不规则指数更低。虽然在排齐阶段，标准托槽比Damon2托槽在统计学上更加有效，但是在临床上，这种区别非常微小。然而可能有人会辩称，在口腔分区实验设计中混合使用常规和自锁托槽，会对自锁托槽滑动/摩擦力特性产生消极的影响。这就类似于Damon弓丝通过利用一个可夹紧式档将牙齿排齐，这也阻止任意一侧的弓丝滑过该点。该研究还发现，与Damon2托槽相比，患者更喜欢标准托槽的外观（$P < 0.0005$），并且该研究中Damon2托槽粘结失败率更高（$P < 0.0005$）。

在口腔分区实验设计中为了避免涉及该问题，第二例研究[22]由Miles等处理，使用一种类似的测量调查表，但调查项目改为SmartClip（加利福尼亚州，蒙罗维亚，3M 联合公司）自锁托槽与Victory 方丝托槽两者对比。58位患者参与这一预期试验。结果显示，在治疗初期不规则性无区别。在第10周时，常规托槽治疗项目与Smart Clip托槽治疗项目相比，显示出更低的不规则指数（差别有意义：0.7mm；P=0.005）。20周后两组在不规则变化方面并无统计学上显著的不同（差别有意义：0mm；P=0.82）。SmartClip自锁托槽与用弹力结扎圈或不锈钢结扎丝结扎的常规双翼托槽相比，在治疗的最初阶段，并不能更有效的降低不规则变化(表6-1)。以上研究基于预期临床试验调查表，并且通过关注治疗中的一个特别部分来使混淆因素最小。

表6-1 对比SmartClip与常规双翼托槽排齐牙列的有效性（数据经澳大利亚正畸学杂志允许，引用自Miles[21]）

组别		不规则指数（mm）	P
初期	SmartClip	5.7	0.86
	常规	5.8	
10周	SmartClip	2.3	0.005
	常规	1.6	
20周	SmartClip	1.4	0.82
	常规	1.4	

Pandis等[19]在一项对54位患者的预期研究中，评估下颌切牙排齐效率，以及利用模型和侧位X线片进行牙弓弓形改建。挑选下牙列拥挤者作为一个典型来检验托槽有效性，是因为牙列拥挤这一问题的矫治很大程度上取决于间隙或者槽沟壁内的弓丝的光滑度。虽然利用滑动技术内收尖牙间隙是具有统治地位的机械疗法原理的基本标志，这一模型考虑了一些与校准移动速率相关的基本的难点，来评估牙移动前后的状况，以及矫治器相关的功效。相反的，拥挤的解除是这样一个治疗过程，在最初阶段由于不规则变化参数的运用而被定量的限定，在内收尖牙的同时，可进行无关牙齿的倾斜或旋转的测量。

虽然Damon系统在一些病例中能更快的排齐牙列，并且在统计学上有显著意义，但此优势在临床上并不重要。该研究结果表明Damon2托槽与常规矫治器相比，在需要解决下前牙重度拥挤的病例中，在治疗时间方面而言并未更有效（Damon2 104天，常规125天）。使用Damon2托槽解除轻度拥挤（81天）与传统矫治器相比（104天），达到了统计学意义（图6-1，图6-2）。这一区别可归因于自锁矫治装置更多的实际可用间隙，促进牙冠无阻挡的唇倾的作用。

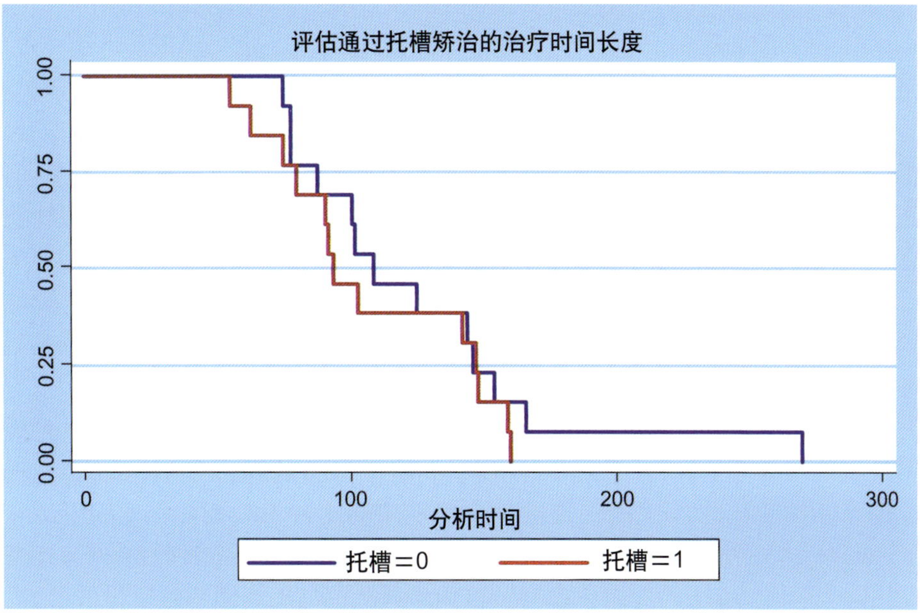

图6-1 曲线图描述重度拥挤病例（拥挤度>5）通过固定托槽矫治，其治疗持续时间的变化。数据来自Pandis等[19]，Y轴为仍在治疗中的病例所占的比例（未排齐者），随着不同的时间变化（X轴表示天数），在给出的评估时间点上，通过画一条垂直于X轴的线，两组（常规组或自锁组）当中未完成病例的比例就可以推断出来。注意：贯穿于整个治疗阶段的单个曲线图显示在一个限定的治疗时间中结束治疗的时间并无不同（托槽0，为常规组；托槽1，为自锁组）

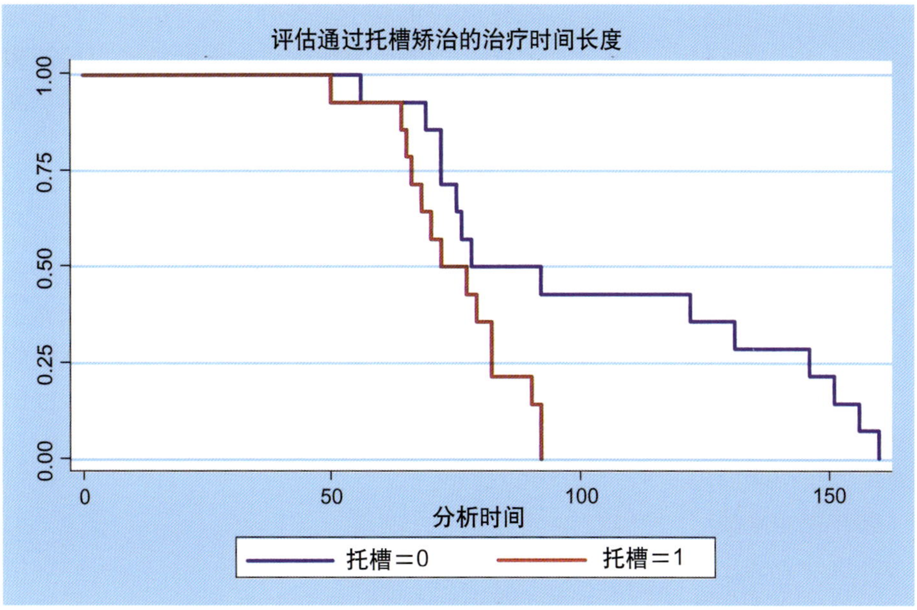

图6-2 曲线图描述轻度拥挤病例（拥挤度<5）通过固定托槽矫治，其治疗持续时间的变化。数据来自Pandis等[19]，Y轴为仍在治疗中的病例所占的比例（未排齐者），随着不同的时间变化（X轴表示天数），在给出的评估时间点上，通过画一条垂直于X轴的线，两组当中（常规组或自锁组）未完成病例的比例就可以推断出来。注意：贯穿于整个治疗阶段的单个曲线图显示在一个限定的治疗时间中结束治疗的时间出现不同（托槽0，为常规组；托槽1，为自锁组）

对照组中，弹力橡皮圈或结扎丝结扎起阻碍作用，因为其对托槽边缘的弓丝加压，阻碍弓丝自由滑动进入槽沟壁，而对移动速率产生不利影响。与常规结扎相比，当拥挤度超过一定程度且牙弓可利用间隙被限制时，自锁托槽的这一优势作用被消减。在近来的病例中，由于超过机械疗法构造性能方面的困难，托槽系统相关的效率似乎使用受限。有趣的是，Henao与Kusy在一项体外研究中[23]，对主动和被动的自锁托槽进行评估，包括何时清洁最重要，带滑片的被动自锁托槽比带锁片的效果更好。然而，随着错𬌗畸形严重程度加重，以及弓丝粗细降低所有的间隔，这两种滑片（被动的）和锁片（主动的）自锁设计，以相似的方式发挥作用。虽然需要很谨慎的根据实验室实验来推断临床背景，由于未知变数的存在，似乎Henao与Kusy的结论与上面讨论过的Pandis等的研究结论相一致。

另一个解释，中度拥挤的病例可以更快地达到排齐牙列的作用，可能的原因是在这些病例中自锁托槽治疗初期就能嵌入0.014" ～ 0.025"铜镍钛弓丝的作用。Damon托槽上有缺乏弹性的管壁，而不像常规托槽受橡皮圈弹性丧失的影响；当Damon托槽与有弹性的方丝互相作用，就可以在其放入1个月之后在几乎所有病例中排齐下牙列。另一个可能的解释是所用的弓丝的第一序列有不同的厚度。第二根使用的弓丝，Damon2托槽组换用0.014" ～ 0.025"Damon铜镍钛丝，但常规托槽组更换为0.020"圆中等Sentalloy丝。这一厚度上的显著差别和第二根弓丝在第一序列的跨越部分，可以对控制旋转有显著作用。所使用的弓丝也来自不同的制造商，使用不同的材料制成。Berger与Waram进行的一项研究[24]证明，与其他相同尺寸的镍钛弓丝相比，0.014"Damon铜镍钛弓丝适用于更大的力量水平。

此外，前述的研究解释了严重拥挤对治疗持续时间的一种直接作用，每一额外的不规则变化指数单元的附加都需要约20%额外的治疗时间（一个单元不规则变化指数的增加可能的比率为0.81，$P<0.05$）。关于牙齿移动的速度，低摩擦或者无摩擦是一个因素，同时，牙周组织的作用及其对牙齿自由移动的限制作用是另一部分影响因素。“这样形容会听上去更加印象深刻：如果我们是行驶在一条狭窄、弯曲的、颠簸不平的路上，我们开着一辆法拉利并不能担保我们从A点到B点就会比开一辆甲壳虫更快。”此外，恢复的镍钛弓丝为钙化层蛋白质外壳的出现提供底板，这就构成一个未混合在体外研究中的变数，可能会影响自由滑动和摩擦力[17]。临床医师在使用自锁托槽时，特别是在下切牙部位经常有结石沉淀物，在托槽位置的内面及周围和自锁机械装置的内面，医师会发现打开和关闭托槽的滑片或锁片就非常困难。

在此后的一项研究中，Scott等[20]对比了Damon3和常规托槽系统使用完全相同的弓丝顺序时，排齐牙齿的效率及临床的有效性。这一随机临床试验由两名正畸临床教授指导，包括62名其下切牙拥挤不齐程度从5 ～ 12mm的患者，并且拔除下颌第一前磨牙。这两组中都将0.014"镍钛弓丝作为最初的弓丝完全入槽结扎，接着按照0.014" ～ 0.025"和0.018" ～ 0.025"镍钛弓丝和0.019" ～ 0.025"不锈钢弓丝的顺序更换弓丝。分别在治疗开始时（T1），第一次更换弓丝（T2）和放置最后的0.019" ～ 0.025"弓丝（T3）时进行研究。常规结扎及Damon3自锁托槽系统在排齐下切牙的过程中，两者的最初速率或从头到尾的速率并无不同。使用Damon3的病例，用了平均253天，使用传统托槽的病例平均243天达到最终放入0.019" ～ 0.025"不锈钢弓丝的阶段。排齐切牙最初速率的唯一显著影响因素是切牙拥挤不齐的程度；年龄、性别及托槽类型均不是显著的影响因子。

Fleming等[25]在一篇牙拥挤问题的文章中对比了用SmartClip自锁托槽系统和常规Victory双翼托槽，在非拔牙病例中将三种不同拥挤程度的下颌牙弓排齐的效率，这一预期随机临床试验由66名连续患者参与，使用0.016"圆马氏体激活镍钛排齐弓丝。三种不同程度的下颌牙弓拥挤不齐被预处理测量，8周后放置矫治器系统。作者认为无论哪种类型的托槽均对排齐效率有少量影响，这与牙列不齐的预处理高度相关。年龄的增大显示出对减轻牙列不齐有消极的影响，虽然这一结果并未达到统计学意义（$P=0.053$）。

综上所述，从治疗有效性的相关回顾性研究来看，似乎没有具体的证据来支持自锁托槽可有效缩短治疗持续时间的观点。虽然在一些病例中达到在统计学意义上的不同，但其在临床上并不重要。然而，通常由于已发表文献数量的限制和在文献中一些托槽系统的数据不可获得，表明各种托槽系统有待将来比较评估（表6-2）。

牙弓变化

自正畸专业早期，拔牙与非拔牙以及扩弓与非

表6-2 自锁托槽治疗有效性的相关文献回顾

	作 者	研究方式	结 论
治疗持续时间	Eberting et al.，2001[17]	回顾	自锁托槽可缩短治疗时间
	Harradine，2001[18]	预期展望	自锁托槽可缩短治疗时间
	Miles et al.，2005[22]，2006[21]	预期展望	治疗时间方面无不同
	Pandis et al.，2007[19]	预期展望	在某些自锁托槽病例中可缩短治疗时间
	Scott et al.（在报道中）[20]	预期展望	治疗时间方面无不同
	Fleming et al.（在报道中）[25]	预期展望	治疗时间方面无不同
弓形改变	Pandis et al.，2007[19]	预期展望	自锁托槽系统使后部扩张增加
	Franchi et al.，2006[28]	预期展望	自锁托槽系统使后部扩张增加
	Scott et al.（在报道中）[20]	预期展望	自锁托槽系统使后部扩张增加
转矩表达	Pandis et al.，2007[19]	预期展望	上颌切牙转矩无不同
	Morina et al.，（在报道中）[40]	体外	自锁托槽显著更低的转矩效应
	Badawi et al.，2008[41]	体外	被动自锁托槽显著更低的转矩效应
间隙关闭	Deguchi et al.，2007[48]	预期展望	使用被动结扎嵌入方法内收尖牙更快
	Miles，2007[46]	预期展望	内收速度无区别
利用成效	Shivapuja and Berger，1994[50]	预期展望	自锁托槽能有效节约时间
	Berger angd Byloff，2000[10]	问卷调查	自锁托槽能有效节约时间
	Eberting et al.，2001[17]	回顾	自锁托槽复诊次数更少
	Harradine，2001[18]	预期展望	自锁托槽节约时间并不明显
	Turnbull and Birnie，2007[51]	预期展望	自锁托槽能有效节约时间
不舒适程度	Miles et al.，2006[21]	预期展望	自锁托槽在使用粗弓丝时更不舒适
	Scott et al.，2008	预期展望	使用0.014" 铜镍钛弓丝时并无区别
	Fleming et al.（在报道中）	预期展望	使用0.016" 镍钛丝时并无区别
	Pringle et al.（在报道中）	预期展望	自锁组疼痛程度更低

扩弓的抉择，这两种方式就已经被各个治疗模式领域的忠实拥护者选择。然而在正畸学中一个非常重要的遗留问题，就是我们所拥护的治疗方式中，关于最少的可预计间隙的问题。几年之后，一些简单的规则已达成普遍的共识。这些规则与拉尖牙向后的距离和下切牙的位置有关。在众多的主张中，自锁系统的拥护者称这些托槽系统有不同的作用机制。牙弓的生长及尖牙远中后部牙弓的扩大，都使得非拔牙治疗更加可行而被推荐使用，并且正畸医师被鼓励冲破思维束缚，探索不同机制的托槽应用的未知领域。虽然就像Thomas Kuhn[26]在20世纪60年代描述的，科学的变革并不是沿一条直线，也并不总是建立在先前知识的基础上。当一种新的治疗形式被引入，通过随机临床试验得出结论来代替选择性的病例报道是非常重要的，以比较评估这种新的主张或理论的正确性。

通过对比各种轶事证据，Pandis等[19]发现常规和自锁托槽利用相似的机制如下切牙的唇倾牙弓倾量扩大（图6-3，图6-4）来缓解拥挤。预先成型的镍钛弓丝的使用防止操作者对牙弓大小的完全控制。虽然对参与试验的患者进行下牙弓整体扩大治疗，其结果相对不明显，在Damon2托槽组得到的磨牙间宽度达到1.5mm，高于常规矫治器的有效观察。应当注意的是，两种托槽使用的弓丝的形状并不相同。Damon 0.014"×0.025" 铜镍钛丝比常规托槽使用的0.020" Sentalloy弓丝的弓形更宽。后部扩大的区别可能仅仅由于弓丝形状和交叉部分粗细的不同。此外，预成弓丝弓形扩大0.5 ~ 1mm的扩大作用几乎可忽略，可能是治疗中自然生长的作用。传统的关于“牙弓的生长”的假设被解释为口腔颊部实质性的扩大。被证明的高度不可预测，几乎由后牙的轴倾度决定[27]。

Franchi等[28]进行的一项研究表明，利用低摩擦力结扎而不用自锁托槽，发现与常规组件结扎相比磨牙间宽度增加了31.7mm。这一研究也证明磨牙颊向倾斜4°。这就证明自锁托槽中观察磨牙扩大与磨牙转动或倾斜有关，而不是整体移动或上颌基部的扩大的可能性。

Scott等[20]描述了更早的研究，利用不同治疗阶段的研究模型，发现两种矫治器在排齐时都伴随着尖牙间宽度的增加、弓形长度的减小及下颌切牙的倾斜，但区别并不明显。这一专项研究中包括拔牙病例，这

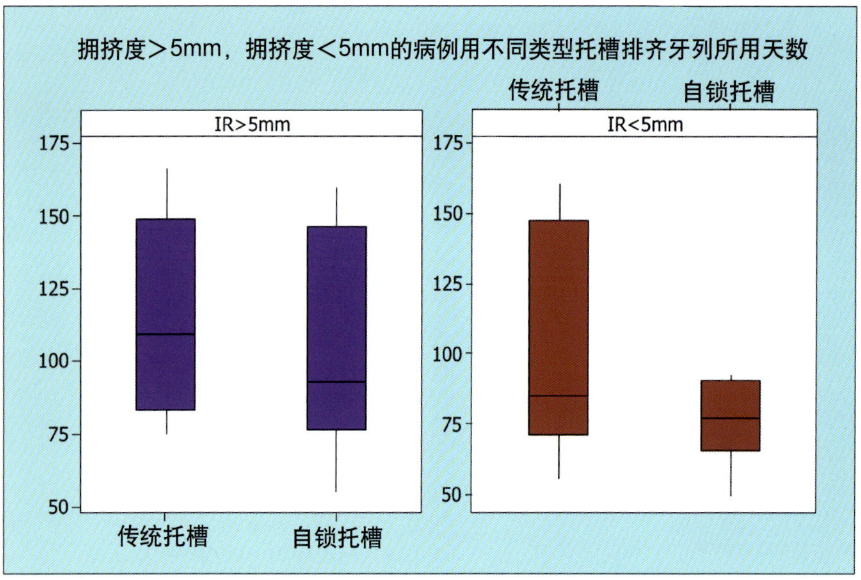

图6-3 在下颌前部牙列严重拥挤病例（IR＞5）和轻度拥挤病例（IR＜5）分别使用传统托槽和自锁托槽排齐牙列所用时间的箱状平面图

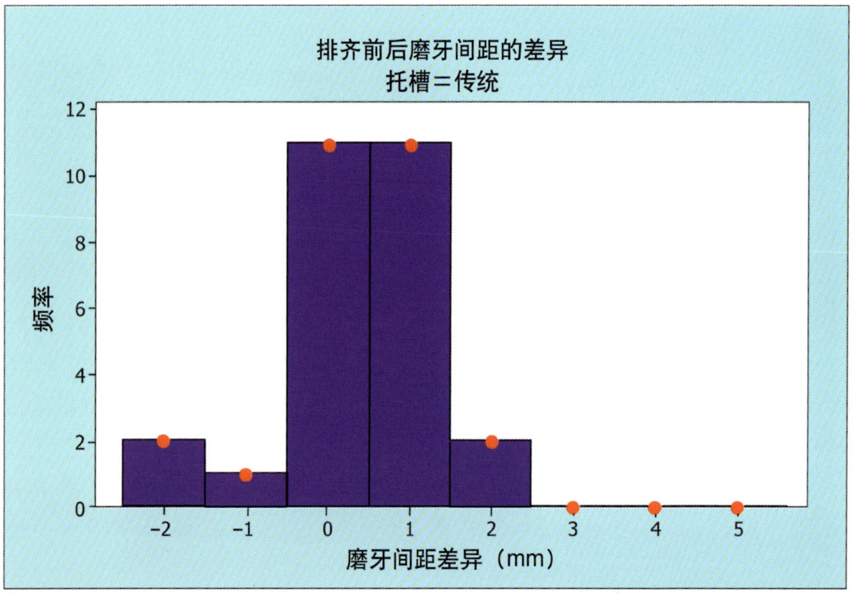

a

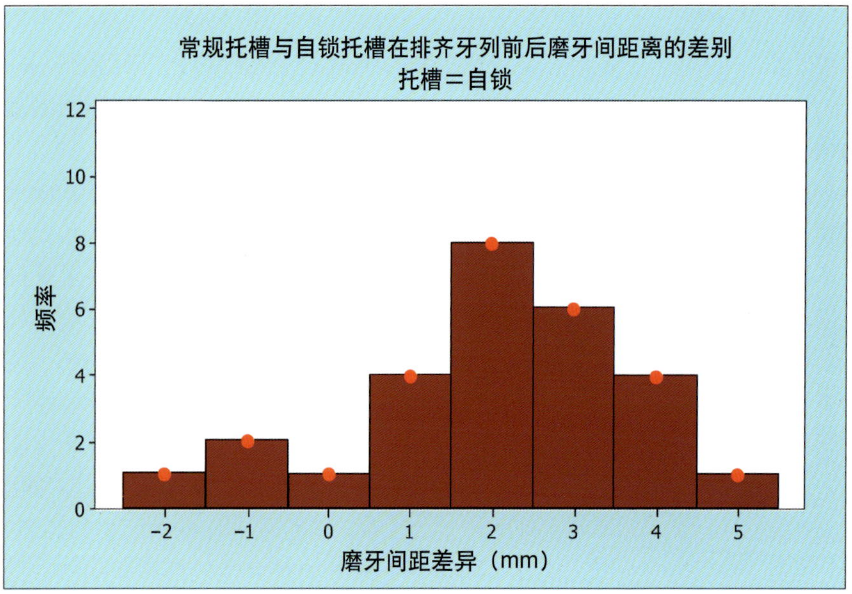

b

图6-4 在使用常规托槽（a）与自锁托槽（b）排齐下颌前部牙列之后磨牙间距离的扩大的矩形图（数据来自Pandis等[19]）

就可能解释伴随牙弓长度的减小和远中移动尖牙至下颌骨更宽的部分。

Fleming等[25]比较这两种预调节矫治器经过30周的最短时期在下切牙角度改变和下牙弓横向改变的作用。这一预期随机控制临床试验有66位连续患者参与。这些患者被分配到SmartClip自锁托槽系统组或者传统预调整Victory方丝托槽组。两组接受治疗时均配置以下弓丝使用顺序：0.016"圆丝；0.017"×0.025"方丝；0.019"×0.025"马氏体活性镍钛方丝和0.019"×0.025"不锈钢弓丝。最终，在30周的最短时期后收集记录数据，60例患者完成了该研究。作者发现托槽类型对于切牙的倾斜或者拉尖牙，拉第一前磨牙和拉第二前磨牙范围的作用很小。然而，自锁矫治器在磨牙区产生略多的扩张。虽然这个差别很小（0.9mm）。磨牙区扩张时1 ～ 2mm这样小的变化将会导致牙弓周长额外增加0.27 ～ 0.58mm，也不具有临床意义[29]。在开始阶段就被倾斜的唇部不大可能会出现过分倾斜可能，并且较宽的弓形在平整和排齐阶段不可能出现扩大。研究阶段切牙更大的倾斜和前移作用导致拥挤的进一步解除。

综上所述，从有限的相关回顾性研究来看，似乎没有证据支持自锁托槽矫治牙列与传统矫治器相比有区别这一主张。需强调的是，文献认为自锁托槽使用受限，一些托槽系统在文献中没有涉及，说明各种托槽系统有待将来的比较评估。

转矩表达

有关正畸治疗结果质量的另一有趣的领域，就是转矩的表达及上颌前部牙列的最终位置。在正畸治疗中，前牙和后牙恰当的颊舌倾向对建立适当的咬合关系及提供牙齿的稳固是必不可少的。上颌切牙的转矩对美学实践建立恰当的前部引导和完整的一类咬合关系起到特别的决定性作用。因为前牙较少的转矩可防止上颌前部牙列远中移动。切牙不恰当的倾斜使得牙弓间隙丧失；已证明前牙每倾斜5° 便会产生1mm的牙弓长度[30]。另一方面，后牙段少量的转矩对上颌牙弓有限制作用，因为后牙的转矩使上下颌牙齿不能形成恰当的尖窝关系。尽管在适当的转矩问题上有大量的实验依据和研究数据，在各种重视前牙弓转矩价值的规定中存在显著的易变性。因此，预调节矫治器中上颌中切牙转矩的范围从Roth规定的12° 到生物改革规定的22°，这种差异的建立评估几乎达到100%[31]。同样的，转矩评估体系如此的缺乏，部分原因可解释为个人对牙齿位置的偏爱，或者治疗哲学适当的差别。并且，这种过分的高度变动可能暗示按照审美学观察的要求来调整切牙的倾斜是不合适的，机制上由牙列指导托槽槽沟的方向。

转矩的表达和控制与若干因素有关，例如弓丝型号、性质、材料生产者，报道的与实际弓丝的易变性及槽沟大小，结扎是否完全，力量的减小及摩擦力。此外，槽沟与弓丝边缘被旋转，方丝成形时的偏差或者特定的尺寸大小（槽沟稍大且弓丝稍小）都利于增加摇动，因此降低所用生物力学配置的转矩表达能力[32]。尽管许多实验依据及轶事证据的提出，并没有文件证据证明制造者对于自锁托槽在关闭间隙和转矩控制的有效性上的主张。特别有趣的是因为矛盾的要求复杂机械疗法的建立，这些病例中滑行机械装置来关闭间隙需要低摩擦力，然而转矩控制又迫使弓丝与槽沟壁之间由摩擦产生的力量的增加。

通过微量的增加弓丝的交叉部分来填充托槽槽沟已经是治疗学草案基本机械治疗方法的结果。其他替代的治疗计划，例如正畸学中易变的弹性模量[33]，提倡治疗最初阶段槽沟的填充，应用低弹性模量的合金弓丝，以及改良增加公司的硬度来替代其尺寸。然而，在临床条件下，弓丝末端的交叉部分几乎不能达到槽沟的实际尺寸，由于患者伴随的不适症状以及在槽沟放入很粗的方丝时很困难。这就不可避免由托槽产生的微量的转矩仍是未表达的，增加了槽沟与弓丝的作用或第三序列间隔[34]。这一间隔因素的作用，在矫治器发展早期就已形成[35]，从理论上判断其范围高达10°。然而，理论上转矩丧失的结果并不代表槽沟与弓丝间的实际作用[36 ~ 38]。

评估和测量中转矩损耗的明显差异来自托槽和弓丝的制造过程。托槽槽沟的制造采用包括金属微粒、槽沟构造以及可能妨碍弓丝在槽沟壁完全入槽的条纹、擦痕[39]。虽然已被证明报道的转矩与现行的转矩区别约为5% ～ 10%，这表示粗略为1° ～ 1.5°，最终的有效转矩可能比预期的更低。托槽的各种制造工序包括：喷射铸造，铸造或磨轧齿边也可能会影响转矩评价规定的精确性。铸造时材料膨胀收缩，磨轧又可能得到粗糙的表面。近期一项研究表明槽沟形状有很高的变数，这就违反矩形的交叉部分，也违反矫治器报道的转矩与实际的转矩[32]。

通常，自锁托槽有关转矩传达功效的可获得证据是从实验室研究得来的，其显示出被动自锁托槽很大的转矩损耗，主动自锁托槽转矩较少丧失[40]。第二项研究推论出主动的自锁托槽在转矩表达上比被动自锁托槽更加有效。有趣地注意到为了达到最低的临床有效转矩的表达，主动自锁托槽弓丝要求扭转15°，被动托槽弓丝要求扭转22.5°，如果有人认为上述的转矩评估超出了几乎所有的通用的托槽转矩规定，这将是一个非常重要的发现[41]。Pandis等[42]在活体内评估在拔牙与非拔牙病例中使用常规和Damon2托槽时上颌切牙的最终位置。作者推论在拔牙与非拔牙病例中，自锁托槽相对于传统托槽看上去对上颌切牙转矩的表达同样有效。反驳的证据可在临床矫治器的基础上被阐明，如临床矫治器的材料以及临床利用转矩阶段的影响因素的介入。患者的治疗包括弓丝后倾弯的运用，这一作用在实验室建模时并未考虑。而且临床医师有加大弓丝转矩的权利，这一因素在间接体内实验配置中不能够被标准化。完全粘结牙列的力量和应用于牙齿的瞬间，与实验时建立的简化形式相比可能会不同，因为第二序列弯曲同时存在[43]。

容许将0.019"×0.025"不锈钢弓丝作为最终弓丝放入0.022"槽沟的病例中，其配置呈现出几乎14°的自由作用[38]。由于转矩作用，选择大交叉部分镍钛弓丝，除了自由作用的问题外，还伴随在托槽规定的转矩范围完全表达的另一不利因素：与不锈钢合金弓丝相比，弓丝硬度减小[44]。报道的镍钛弓丝硬度的不足用来证明弓丝转矩需要超过25°以降低不活化应力点[37]。由于如此大的转矩数值在任何规定中都找不到，这就要求如果没有弓丝扭曲的结合低弹性模量弓丝转矩表达的临床有效性是不可靠的，如：可适用于β-钛丝。换言之，Spee曲线向后弯曲的结构可抵消由于镍钛弓丝较差的扭转硬度这一不利因素，提高弓丝作用；这被运用到治疗当中。重要的是注意到一个疑问，Damon2托槽，特别是拔牙病例中，能够释放与常规结扎托槽病例中没有运用后倾弯的弓丝相当的转矩。摩擦力的缺失和被动自锁托槽中被弓丝-槽沟相互作用限制的自由作用的增加，都将引起上切牙向后移动，临床所见经常存在于拔牙病例中。Damon系统有低转矩（7°）、标准转矩（10°）和高转矩（17°）以适应不同的病例，然而，目前还没有关于各种规格的转矩表达的临床评估。作者相信，几乎所有的病例，最好使用高转矩规则以抵消和减少被动自锁托槽的转矩损耗的不利影响。

最后，Pandis等[45]评估使用两种主动自锁托槽（In-Ovation R与SPEED）之后结扎锁片机械性能的改变；这一问题的分析详见第三章。结果发现与SPEED托槽相比，In-Ovation R托槽的锁片硬度明显降低。以上的发现可能会在治疗最后阶段，无意中影响粗弓丝使用对力/转矩的表达。两组测试结果中观察到的变量能够反映这两种托槽的成分及制造过程的不同，其对托槽-弓丝间咬合的影响需要长期的探索。

间隙关闭

此书出版之时唯一一例可获得的在间隙关闭方面的研究，即Miles[46]评估在被动自锁Smart Clip托槽与用不锈钢丝结扎传统双翼托槽系统中，利用滑动力学来直立内收牙齿的速率。13例患者的14个弓形使用0.018"托槽槽沟来完成这一预期试验，所有患者均拔除第一前磨牙，在一侧拔牙位置远中的第二前磨牙和第一磨牙粘结SmartClip托槽，另一侧粘结传统的双翼托槽，每一个连续患者交替进行。在0.016"×0.022"不锈钢丝上利用镍钛螺旋弹簧来开拓6～9mm间隙，从而完成间隙的关闭。牙齿移动过程中的速率两组相似，使用Smart Clip托槽的一侧每个月1.1mm，常规双翼托槽的一侧每个月1.2mm。论据可以解释为弓丝不能向自由滑动的自锁托槽一侧滑动，使得在间隙关闭中产生更慢的一侧速度限制因素，使用在侧切牙中快速关闭弓丝以阻止前牙部弓丝的滑动。在此项研究中，6个前牙被连扎，从尖牙到尖牙，因此弓丝沿托槽槽沟的任何滑动完全按照拔牙间隙远中的托槽移动。这项研究中，如果关闭间隙的速率不同，有三种可能的假设：①拔牙位置远中的牙齿向近中移动更快；②中线/牙弓形不对称，偏向的一侧移动更快；③两种情况的存在。在所有的情况中，此项口腔分区实验研究设计会发现不同。由于没有间隙关闭速率的不同，并且没有中线偏斜的报道，这就提出生理学是牙齿移动速率的主要决定因素；或者，如果摩擦力是一个因素，则在利用钢丝结扎和用被动自锁托槽并无明显的不同。

在0.018"槽沟的常规双翼托槽使用0.016"×0.016"不锈钢丝，Bokas和Woods[47]评估口裂设计中间隙的关闭。他们或者连扎或者用螺旋弹簧从第一磨牙通过结扎丝将其结扎在尖牙托槽的远中翼，使螺旋弹簧被激发释放约200g的力。他们报道称使用镍钛弹簧将尖牙后移的速率是每个月1.9mm，用连扎则每个月1.7mm。Deguchi等[48]也利用一个口裂设计来评价尖牙的内收。通过将0.016"不锈钢丝在0.018"塑料托槽的金属槽沟嵌入。一侧的牙齿用被动锁片结扎，另一侧用不锈钢丝结扎。10个病例为一组作为一个小样本来对比三个不同大小的弹力（50g、100g、150g），他们发现利用锁片方式结扎的实验组其尖牙内收速率快约1.5倍。使用100g弹簧力锁片结扎的内收速率为每个月1.8mm，与Bokas报道的结果相一致。但用钢结扎丝双翼结扎的一侧仅每个月1.2mm。该研究中用钢结扎丝将弓丝双翼结扎与Bokas和Woods的研究中使用单翼结扎相比，更可能影响尖牙的内收。由于利用锁片机械装置内收尖牙时50g的低力值也仍然非常有效，而Bokas和Woods所用的更高水平的力值可能会增加拔牙位置远中牙齿的支抗负载，而导致更大的支抗丧失。然而，正如Southard等[49]所详述的，尖牙处施加一摩擦力肯定会压缩尖牙与磨牙间的弓丝，导致磨牙远中受一个力值大小相等，方向相反的力。摩擦力降低，尖牙内收的阻力的同时必然同样降低拔牙位远中的牙齿伸长的力。因此，自锁托槽将不会对支抗负载产生影响。

总之，有限的现行证据不能支持自锁系统更快地关闭间隙这一观点，同时，低摩擦力和更快的牙齿移动在试验中不能必要地转化为牙齿的更快移动。在随机临床试验领域中，更进一步的研究是必须的。

利用成效

很多研究对自锁托槽更换弓丝的有效性进行探查。Shivapuja和Berger[50]评估Activa（加利福尼亚州，圣地亚哥，Johnson& Johnson，“A”公司），Edgelok（加利福尼亚州，格兰道尔，Ormco）和SPEED自锁托槽系统。他们概括说与传统托槽相比弓丝放入和取出耗费的时间明显减少。相反，Harradine[19]发现Activa自锁托槽与传统方丝弓托槽在弓丝更换上并无明显的节省时间。在2000年，Berger和Byloff[10]统计了一份正畸医师的电子邮件调查表，从回复中概括出：用不锈钢丝结扎单颌需要6～7分钟，用弹力结扎圈结扎单颌需要将近2分钟，而打开和关闭单颌每4个自锁托槽结构的总时间小于1分钟。其中使用SPEED系统所用的平均时间最短，Damon系统时间最长。所有的自锁托槽打开和关闭的时间在上下颌相似，除了双锁系统（Ormco）。Turnbull和Birnie[51]评估更换弓丝的相对速度，对比Damon2自锁托槽和传统的弹力结扎圈方式，进而评估由不同弓丝粗细和类型代表的正畸治疗阶段相关的更换弓丝的相对速度。他们发现Damon2自锁托槽与传统的弹力结扎圈系统相比，在安放和去除弓丝时都可以明显缩短时间；自锁系统节省结扎时间2倍以上。Damon2与传统的小型双翼托槽在结扎时间上的不同在治疗后期阶段使用更粗弓丝时区别更加引人注意。非常要注意的是反复强调自锁托槽的研究和发展，结构的改进将会更好地充分运用这些矫治器的特性。

不适

不舒适感是正畸治疗固定矫治的一个潜在作用，会影响治疗结果以及患者接受治疗的渴望[52-56]。一个潜在的重要因素是正畸弓丝作用于牙列的力值大小，早期组织学研究提出轻度的正畸力值更加有效且损伤性更小[57]，因此，加大力值的运用，相关潜在的更大程度的拥挤，会预计出伴随不舒适程度的增加。已证明在最初弓丝安放后24小时左右痛觉达到顶峰，在其后的几周里痛觉逐渐降低。然而，力的运用与痛觉之间的直接相关关系仍未被清楚地解释[58-62]。

Miles等[21]评估传统托槽与Damon2自锁托槽在弓丝放入的前几天和第一次更换弓丝后的前几天不舒适程度的区别。唇舒适度，较好的美观性，以及托槽粘结失败率都被记录。标准托槽在最初的弓丝阶段更不舒适（$P=0.04$）。然而，10周时，实际上更多的患者称当弓丝与Damon2托槽咬合时更不舒适（$P=0.004$）。他的结论为最初Damon2托槽疼痛更少，但当放入第二根弓丝时实际上更加疼痛，可能是由于更大的不规则变化。换言之，当弓丝放入后立即评估第二根弓丝引起的不适，所以评估的过程和操作者安放弓丝的经验也会影响这一结果。以上发现与作者在实验室的研究相一致，作者研究当0.014"×0.025"铜镍钛弓丝咬合，Damon2托槽与传统托槽及In-Ovation R托槽相比，产生更大的疼痛[63]。这一现象的解释基于以下事实，为了关闭Damon托槽系统的槽沟，弓丝需要完全进入托槽槽沟，然而，在另两种托槽中，弹性橡皮圈和镍钛锁片允许某些情况下弓丝暂不入槽。

Fleming等[64]评估SmartClip自锁托槽与传统Victory矫治器在安放和去除正畸弓丝时疼痛体验的不同。安放矫治器后，0.016"镍钛弓丝咬合疼痛体验在4小时、24小时、72小时和7天时，以真空的相似R度（VAS）调查记录。在随后的随访中，参与者证明在取出和放入0.019"×0.025"弓丝时疼痛感觉在VAS调查表上显示为100mm。他们发现在放置0.016"镍钛弓丝之前的所有时间里托槽类型对疼痛体验并无影响。然而，在SmartClip矫治器放入和取出0.019"弓丝时会出现明显的不适。最近SmartClip托槽的锁片被简化以降低咬合所需的水平。另外，圆角弓丝也推荐使用，因为其被认为更加舒适，虽然对转矩的控制可能会受到影响。

Scott等[65]对比了使用Damon3自锁系统和Synthesis传统结扎预调节托槽系统在正畸牙移动最初时期的不舒适程度。一个双中心的研究包括62例病例，均为下颌切牙拥挤度在5 ~ 12mm的患者经过拔除第一前磨牙治疗。在放入0.014"铜镍钛弓丝之后，被测者在第1周用一个特制的日记本来记录不舒适程度，按照VAS在不同的时间间隔来记录。研究者发现，没有证据表明Damon3自锁托槽比传统预调节托槽在最初牙齿排齐整平阶段舒适性更好。在此需强调的是，仅使用了0.014"镍钛圆丝来进行比较。

最后，Pringle等[66]利用0.014"铜镍钛丝，比较粘结传统托槽和粘结Damon 3自锁托槽的患者在治疗第1周的疼痛强度水平。虽然有个别变异，Damon组的患者其临床结果显示更低水平的平均疼痛程度。然而，Damon3组的平均疼痛强度明显低于传统组。关于此项研究的一些重点如下：

- 治疗由7名操作者施行，由此可能会引入一个混淆的变量
- 样本包括成人和青年，在不同的年龄组之间可能会引入疼痛感觉不同这一变量
- 仅用0.014"铜镍钛丝来评估疼痛水平，然而，Miles等[21]也仅在放入镍钛方丝之后评估疼痛程度

一项体外研究[67]对比在常规托槽，Damon2系统和In-Ovation R系统分别放入0.014"铜镍钛丝之后最初产生的力值水平，要点如下：

- 三种托槽间力值水平变化的测量是一个复杂的方式，由多种因素影响，例如结扎的机械装置、托槽宽度、弓丝成形以及牙齿的位置，变量影响的作用都取决于弓丝和结扎丝的特殊特性
- 力值水平随着牙齿的移动而发生变化，在不同的托槽类型中表现不一致，因此需注意到的不可靠表现是：被动自锁托槽的自由作用就自然意味着比常规托槽-弓丝-弹性结扎系统的力值水平更低

再次重申，并没有确实的证据来支持在常规与自锁托槽间疼痛水平有明显的区别。

参考文献

1. Harradine NW. Self-ligating brackets: where are we now? J Orthod 2003; 30: 262–273
2. Berger JL. The SPEED System: an overview of design and clinical performance. Semin Orthod 2008; 14: 54–63
3. Khambay B, Millett D, McHugh S. Evaluation of methods of archwire ligation on frictional resistance. Eur J Orthod 2004; 26: 327–332
4. Cacciafesta V, Sfondrini MF, Ricciardi A, Scribante A, Klersy C, Auricchio F. Evaluation of friction of stainless steel and esthetic self-ligating brackets in various bracket-archwire combinations. Am J Orthod Dentofac Orthop 2003; 124: 395–402
5. Griffiths HS, Sherriff M, Ireland AJ. Resistance to sliding with 3 types of elastomeric modules. Am J Orthod Dentofac Orthop 2005; 127: 670–675
6. Thomas S, Sherriff M, Birnie D. A comparative in vitro study of the frictional characteristics of two types of self-ligating brackets and two types of pre-adjusted edgewise brackets tied with elastomeric ligatures. Eur J Orthod 1998; 20: 589–596
7. Hain M, Dhopatkar A, Rock P. The effect of ligation method on friction in sliding mechanics. Am J Orthod Dentofac Orthop 2003; 123: 416–422
8. Pizzoni L, Ravnholt G, Melsen B. Frictional forces related to self-ligating brackets. Eur J Orthod 1998; 20: 283–291
9. Shivapuja PK, Berger J. A comparative study of conventional ligation and self-ligation bracket systems. Am J Orthod Dentofac Orthop 1994; 106: 472–480
10. Berger JL, Byloff FK. The clinical efficiency of self-ligated brackets. J Clin Orthod 2001; 35: 304–308
11. Sims AP, Waters NE, Birnie DJ, Pethybridge RJ. A comparison of the forces required to produce tooth movement in vitro using two self-ligating brackets and a pre-adjusted bracket employing two types of ligation. Eur J Orthod 1993; 15: 377–385
12. Eliades T, Brantley WA, Eliades G. Orthodontic brackets. In: Brantley WA, Eliades T (eds) Orthodontic Materials: Scientific and Clinical Aspects. Stuttgart: Thieme, 2001: 143–172
13. Blake M, Woodside DG, Pharoah MJ. A radiographic comparison of apical root resorption after orthodontic treatment with the edgewise and SPEED appliances. Am J Orthod Dentofac Orthop 1995; 108: 76–84
14. Kula K, Phillips C, Gibilaro A, Profit WR. Effect of ion implantation of TMA archwires on the rate of orthodontic sliding space closure. Am J Orthod Dentofac Orthop 1998; 114: 577–580
15. Kusy RP, Whitley JQ. Effects of sliding velocity on the coefficients of friction in a model orthodontic system. Dent Mater 1989; 5: 235–240
16. Eliades T, Eliades G, Athanasiou AE, Bradley TG. Surface characterization of retrieved NiTi orthodontic archwires. Eur J Orthod 2000; 22: 317–326
17. Eberting JJ, Straja SR, Tuncay OC. Treatment time, outcome, and patient satisfaction comparisons of Damon and conventional brackets. Clin Orthod Res 2001; 4: 228–234

18. Harradine NW. Self-ligating brackets and treatment efficiency. Clin Orthod Res 2001; 4: 220–227
19. Pandis N, Polychronopoulou A, Eliades T. Self-ligating vs conventional brackets in the treatment of mandibular crowding: a prospective clinical trial of treatment duration and dental effects. Am J Orthod Dentofac Orthop 2007; 132: 208–215
20. Scott P, T DiBiase A, Sherriff M, Cobourne M. Alignment efficiency of Damon3 self-ligating and conventional orthodontic bracket systems: a randomized clinical trial. Am J Orthod Dentofac Orthop 2008; 134: 470.e1–8
21. Miles PG, Weyant RJ, Rustveld L. A clinical trial of Damon2 versus conventional twin brackets during initial alignment. Angle Orthod 2006; 6: 480–485
22. Miles PG. Smartclip versus conventional twin brackets for initial alignment: is there a difference? Aust Orthod J 2005; 21: 123–127
23. Henao S, Kusy R. Frictional evaluations of dental typodont models using four self-ligating designs and a conventional design. Angle Orthod 2004; 75: 75–85
24. Berger, JL, Waram T. Force levels of nickel titanium initial archwires. J Clin Orthod 2007; 41: 286–292
25. Fleming P, DiBiase AT, Sarri G, Lee RT. A comparison of the efficiency of mandibular arch alignment with two preadjusted edgewise appliances. Am J Orthod Dentofac Orthop (in press)
26. Kuhn TS. The Structure of Scientific Revolutions. Chicago: University of Chicago Press, 1962
27. Sandstrom RA, Klapper L, Papaconstantinou S. Expansion of the lower arch concurrent with rapid maxillary expansion. Am J Orthod Dentofac Orthop 1988; 94: 296–302
28. Franchi L, Baccetti T, Camporesi M, Lupoli M. Maxillary arch changes during leveling and aligning with fixed appliances and low-friction ligatures. Am J Orthod Dentofac Orthop 2006; 130: 88–91
29. Germane N, Lindauer SJ, Rubenstein LK, Revere JH, Isaacson RJ. Increase in arch perimeter due to orthodontic expansion. Am J Orthod Dentofac Orthop 1991; 100: 421–427
30. Proffit W, Fields HW. Contemporary Orthodontics. St Louis, MO: Mosby, 1986; 441–445
31. O'Higgins EA, Kirschen RH, Lee RT. The influence of maxillary incisor inclination on arch length. Br J Orthod 1999; 26: 97–102
32. Cash AC, Good SA, Curtis RV, McDonald F. An evaluation of slot size in orthodontic brackets—are standards as expected? Angle Orthod 2004; 74: 450–453
33. Burstone CJ. Variable modulus orthodontics. Am J Orthod 1981; 80: 1–16
34. Meling TR, Odegaard J. The effect of cross-sectional dimensional variations of square and rectangular chrome-cobalt archwires on torsion. Angle Orthod 1998; 68: 239–248
35. Lang RL, Sandrik JL, Klapper L. Rotation of rectangular wire in rectangular molar tubes. Part II. Pretorqued molar tubes. Am J Orthod 1982; 81: 22–31
36. Meling TR, Odegaard J, Meling EO. On mechanical properties of square and rectangular stainless steel wires tested in torsion. Am J Orthod Dentofac Orthop 1997; 111: 310–320
37. Eliades T, Eliades G, Brantley WA. Orthodontic brackets. In: Brantley WA, Eliades T (eds) Orthodontic Materials: Scientific and Clinical Aspects. Stuttgart: Thieme, 2001: 143–173
38. Sebanc J, Brantley WA, Pincsak JJ, Conover JP. Variability of effective root torque as a function of edge bevel on orthodontic arch wires. Am J Orthod 1984; 86: 43–51
39. Gioka C, Eliades T. Materials-induced variation in the torque expression of preadjusted appliances. Am J Orthod Dentofac Orthop 2004; 125: 323–328
40. Morina E., Eliades T, Pandis N, Jäger A, Bourauel C. Torque expression of self ligating brackets compared to conventional metallic, ceramic and plastic brackets. Eur J Orthod 2008; 30: 233–238
41. Badawi H, Toogood RW, Carey JPR, Heo G, Major PW. Torque delivery of self-ligating brackets. Am J Orthod Dentofac Orthop 2008; 133: 721–728
42. Pandis N, Strigou S, Eliades T. Maxillary incisor torque with conventional and self-ligating brackets: a prospective clinical trial. Orthod Craniofac Res 2006; 9: 193–198
43. Meling TR, Odegaard J. The effect of second-order couple on the application of torque. Am J Orthod Dentofac Orthop 1998; 113: 256–262
44. Kusy RP. On the use of nomograms to determine the elastic property ratios of orthodontic arch wires. Am J Orthod Dentofac Orthop 1983; 83: 374–381
45. Pandis N, Bourauel C, Eliades T. Changes in the stiffness of ligating mechanism in retrieved active self ligating brackets. Am J Orthod Dentofac Orthop 2007; 132: 834–837
46. Miles PG. Self-ligating vs conventional twin brackets during en-masse space closure with sliding mechanics. Am J Orthod Dentofac Orthop 2007; 132: 223–235
47. Bokas J, Woods M. A clinical comparison between nickel titanium springs and elastomeric chains. Aust Orth J 2006; 22: 39–46
48. Deguchi T, Imai M, Sugawara Y, Ando R, Kushima K, Takano-Yamamoto T. Clinical evaluation of a low-friction attachment device during canine retraction. Angle Orthod 2007; 77: 968–972
49. Southard TE, Marshall SD, Grosland NM. Friction does not increase anchorage loading. Am J Orthod Dentofac Orthop 2007; 131: 412–414

50. Shivapuja PK, Berger J. A comparative study of conventional ligation and self-ligation bracket systems. Am J Orthod Dentofac Orthop 1994; 106: 472–480
51. Turnbull NR, Birnie DJ.Treatment efficiency of conventional vs self-ligating brackets: effects of archwire size and material. Am J Orthod Dentofac Orthop 2007; 131: 395–399
52. Kvam E, Bondevik O, Gjerdet NR. Traumatic ulcers and pain in adults during orthodontic treatment. Comm Dent Oral Epidemiol 1989; 17: 154–157
53. Scheurer PA, Firestone AR, Bürgin WB. Perception of pain as a result of orthodontic treatment with fixed appliances. Eur J Orthod 1996; 18: 349–357
54. Oliver RG, Knapman YM. Attitudes to orthodontic treatment. Br J Orthod 1985; 12: 179–188
55. Sergl HG, Klages U, Zentner A. Functional and social discomfort during orthodontic treatment – effects on compliance and prediction of patients' adaptation by personality variables. Eur J Orthod 2000; 22: 307–315
56. Patel V. Non-completion of active orthodontic treatment. Br J Orthod 1992; 19: 47–54
57. Reitan K. Selecting forces in orthodontics. Transaction of the European Orthodontic Society 1956; 108–125
58. Ngan P, Kess B, Wilson S. Perception of discomfort by patients undergoing orthodontic treatment. Am J Orthod Dentofac Orthop 1989; 96: 47–53
59. Ertan Erdinç AM, Dinçer B. Perception of pain during orthodontic treatment with fixed appliances. Eur J Orthod 2004; 26: 79–85
60. Jones M, Chan C. The pain and discomfort experienced during orthodontic treatment: a randomized controlled clinical trial of two initial aligning arch wires. Am J Orthod Dentofac Orthop 1992; 102: 373–381
61. Jones ML. An investigation into the initial discomfort caused by placement of an archwire. Eur J Orthod 1984; 6: 48–54
62. Bergius M, Kiliaridis S, Berggren U. Pain in orthodontics. A review and discussion of the literature. J Orofac Orthop 2000; 61: 125–137
63. Pandis N, Eliades E, Partowi S, Bourauel C. Assessment of moments generated during simulated rotational correction with self-ligating and conventional brackets. Angle Orthod 2008; 78: 1030–1034
64. Fleming PS, DiBiase AT, Sarri G, Lee RT. Pain experience during initial alignment with a self-ligating and a conventional fixed orthodontic appliance system: a randomized controlled clinical trial. Angle Orthod 2009; 79: 46–50
65. Scott P, Sherriff M, Dibiase AT, Cobourne MT. Perception of discomfort during initial orthodontic tooth alignment using a self-ligating or conventional bracket system: a randomized clinical trial. Eur J Orthod 2008; 30: 227–232
66. Pringle AM, Petrie A, Cunningham SJ, McKnight M. A prospective randomized clinical trial to compare pain levels associated with two orthodontic fixed bracket systems. Am J Orthod Dentofac Orthop (in press)
67. Pandis N, Eliades E, Bourauel C. Forces and moments exerted by conventional and self-ligating brackets during simulated levelling and aligning. Eur J Orthod (in press)

7 口腔正畸学中的牙根再吸收

M. Ali Darendeliler and Lam L. Cheng

引言

对牙根再吸收的研究持续了一个多世纪。这是一个生理学或病理学的过程，其结果是矿化的牙骨质和牙本质的丢失[1, 2]。口腔正畸学中的外部的牙根再吸收（ERR）是一个病理过程，似乎与玻璃样变组织摘除时发生的局部牙周韧带损伤有关[3, 4]。矛盾的是，牙根再吸收是一个炎症过程，而这个炎症过程是牙齿移动所需要的。因此，牙根再吸收一般被认为是正畸治疗的一个不可避免的副作用。即使激活此过程的力被终止后，玻璃样变组织中的牙根吸收仍在继续[5]。当正畸力中断或减低到某个水平以下时，牙周组织中的修补过程即开始[6, 7]。这个修补过程可以早在正畸治疗停止的第1周即开始，并随着时间而加强[8～10]。生物和机械因子影响正畸诱导的炎症性牙根吸收（OIIRR）的严重程度。临床医师能够通过控制机械诱因来减小牙根吸收的副作用并启动修复。大多数对牙根再吸收的研究是通过X线片[11]、光学显微镜[12]、电子扫描显微镜（SEM）[8]和电子透射显微镜（TEM）[13]获得的二维资料。包括立体电子扫描显微镜成像和显微X线断层术（XMT）在内的三维（3D）方法，是进行牙根再吸收研究的更加精确、品质更值得信赖的检测方法[14～16]。

OIIRR的历史

Bates在1856年提出源于牙周膜创伤的“吸收”，这是首次提到恒牙的再吸收[17]。1914年，Ottolengui[18]鉴定了由正畸治疗引起的牙根再吸收。稍后，Ketcham[19]通过X线照相技术的研究，提出牙根变短可能是阻生或正畸治疗引起的解剖学变异。Ketcham[20]还提出，激素失衡和饮食的缺乏是引起牙根再吸收的可能原因。在那个时代，吸收和再吸收的概念均被用来描述牙根尖物质的丢失。直到1932年，Becks和Marshall[21]建议用再吸收这个名词代替吸收，因为在所有组织被破坏并被血液或淋巴代替的情况下，医学或牙科学中只能用再吸收这个词。

OIIRR的发病率

大多数接受正畸治疗的个体都会发生牙根再吸收。Lupi等[22]用X线照相技术调查了88名不同种族的成年人，发现15%的人在正畸治疗前就已经发生牙齿的再吸收。正畸治疗后12个月，OIIRR的发生率增加到73%。在一个超过868例的大型研究中，25%的正畸治疗患者中出现了超过2mm的外部牙根尖再吸收（EARR）[23]。幸运的是，只有5%的人出现严重的牙根再吸收（牙根丢失＞5mm）[24～26]。

OIIRR的定位

牙根再吸收的分布受不同类型的牙齿移动所产生的压力区域的指引。Stencik和Mjor[27]发现60%牙齿的牙骨质和牙本质再吸收，在牙的周边和牙尖部分的分布是一致的。然而，OIIRR优先倾向于发生在牙尖区域，因为大多数牙齿移动的支轴通常在咬合面的牙根尖端部分（图7-1）[28]。另外，根尖部分牙周纤维的走向不同，它增加局部区域的压力[29]，再加上尖端1/3的牙根被易碎的非细胞的牙骨质所覆盖[28～30]。

OIIRR的严重程度

Brezniak和Wasserstein[31]阐述了OIIRR的严重程度的三个水平：

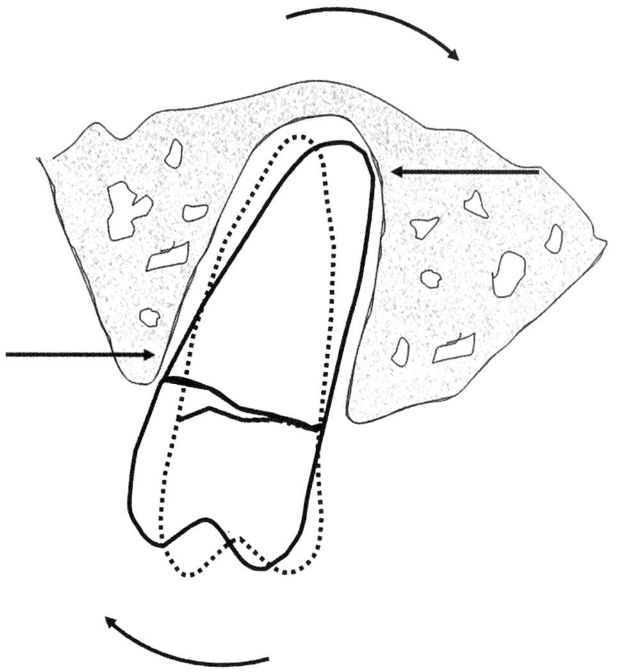

图7-1 牙周韧带的压力区和张力区取决于牙齿移动的时间和类型。图示为向颊侧的牙尖移动时的压力区域

- 伴随骨重建的牙骨质或表面的再吸收。这个类型的OIIRR类似于骨小梁重建，其中再吸收的牙骨质层充分地再生或重建
- 伴随修补的牙本质再吸收。再吸收的牙骨质和外层的牙本质被牙骨质物质所修补，但是它有可能会，也有可能不会将牙根修复到原来的大小和形状
- 周围的牙根尖端再吸收。显著的牙根尖端再吸收造成牙根缩短并缺乏再生。但是，随时间再吸收缺损面的锐利边缘会变平。表面的修复仅发生在牙骨质层

OIIRR的诊断

X线片被广泛用作临床诊断OIIRR的手段。牙曲面X线断层术（DPT）能反映出牙列的全貌，并且比全口的口腔内系列X线摄片的放射剂量低[32]。但是，因为局部牙槽的狭窄，切牙区的顶点和腭侧的结构不能成像在焦点上。因此，需要用根尖周的X线片或咬合面X线片来补充DPT。根尖周X线片的并联技术更可取，因为它提供了精确的几何图像，同时用胶片架和瞄准装置，X线片能够在两个不同的时间点被标准化。X线片的二维性质限制它的精确性，探测不到颊侧和舌侧的牙根缺陷[34]。计算机DSA体层摄影数字减影血管造影扫描比传统的X线片在探测牙根吸收及其定量上有着显著的优势。但是，它昂贵的价格和患者的高放射暴露限制了它主要用于体外探测。

OIIRR的发病机制

OIIRR与牙周韧带的局部压力过高有关，它造成无菌的固缩坏死过程，如玻璃样变。牙骨质的再吸收与玻璃样变组织的去除同时发生[6, 36~38]。它开始发生在玻璃样变的牙周膜周围[4, 39]，接着发生周围牙根和骨表面的再吸收及对血管的入侵[12]。 再吸收的过程会持续到没有玻璃样变组织的出现和（或）力水平的消失。再吸收的缺损面扩散到牙根表面并因此间接地减低应用外力所形成的压力。减压引发了相反的牙骨质修复过程。牙根表面的再吸收区域或许是同时被激活的再吸收和修复过程的象征[8, 27]。

OIIRR的光学显微镜观察

Brudvik和Rygh[4, 12]通过光学显微镜和TEM进行了大量关于磨牙牙根吸收及修复的组织学系列研究。这些研究显示出牙周器官内的细胞活动随时间和位置的不同而变化。OIIRR的过程被描述为在两个不同位置（牙周和主要的玻璃样变区域）的三个系列事件：

- 酒石酸盐拮抗剂酸性磷酸酶（TRAP）——阴性的，单核成纤维细胞样细胞从主要的玻璃样变区域的周边，引起牙根的再吸收，这个玻璃样变区域紧靠有充足血供的活性细胞。
- TRAP阳性的多核细胞参与移除主要玻璃样变组织，并参与邻近牙根结构的再吸收。这个过程仅发生在牙槽骨和牙根表面之间的大量玻璃样变组织的消失之后，甚至持续到最初的牙根再吸收过程停止以后。参与这个再吸收阶段的细胞来自于邻近的骨髓腔
- 玻璃样变组织中激活的牙根吸收过程会一直持续到正畸力停止后。修补过程开始于再吸收缺损区的周边部位，并向中心部分延伸

OIIRR的扫描电子显微镜观察

通过SEM可以获得对OIIRR增强的视觉及透视图像（图7-2）。SEM也可以通过使用表面积标尺，对再吸收缺损区进行二维的测量。Chan等[40]比较了对超过28天的再吸收缺损区分别用二维和三维方法进行测量，结果显示两者之间并无显著差异，即使二维测量是在弯曲的牙根表面进行的（图7-3）。但是，治

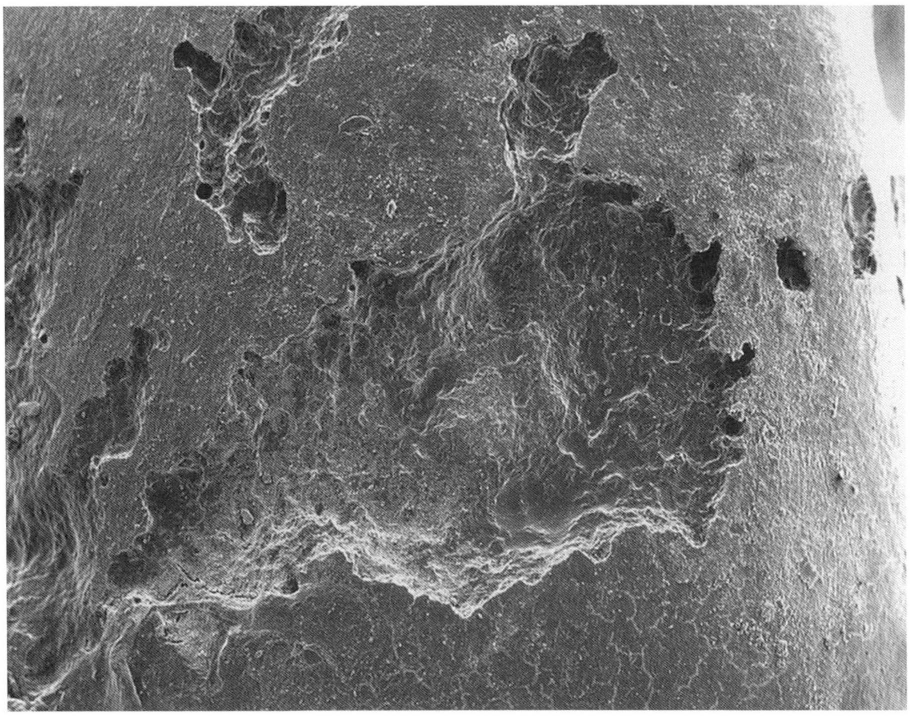

图7-2　牙根再吸收缺损的扫描电子显微镜图

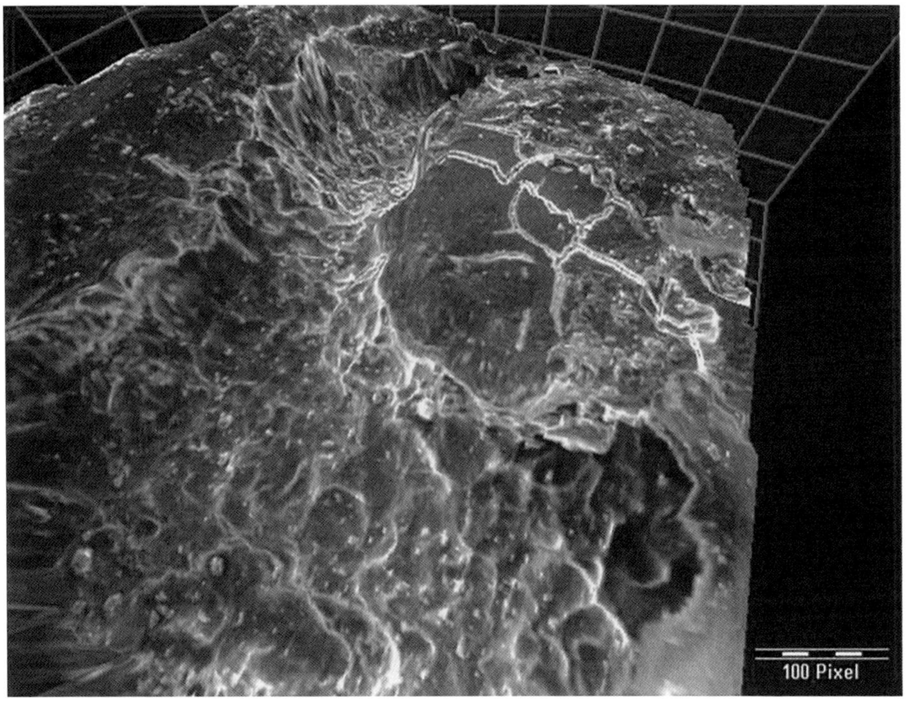

图7-3　用SEM立体成像技术得到的牙根再吸收缺损的三维模拟图像

疗时间再长一些，因为再吸收缺损深度的增加，二维和三维方法的差异就显现出来了。

Kvam[37]是最早应用SEM描绘并测量牙根再吸收缺损的研究者之一。边缘的牙根再吸收开始于第10天，牙根再吸收缺损开始为直径6μm的小洞。随着再吸收的进行，小的圆形薄壁的洞数目增加，并融合为宽而浅的缺损面。网络状纤维出现在活化的再吸收位点表面，提示无机矿物质的吸收先于牙本质和牙骨质的胶原成分。Harry和Sims[41]发现力作用在前磨牙后70天，牙根尖部再吸收伴随着区域性的牙骨质细胞修补。Barber和Sims[8]检测了当人牙齿被快速张开上颌骨（RME）的器械移动时牙根再吸收缺损的局部解剖。活动的再吸收表面外观上平坦而多腔，被描绘为边缘比较陡峭的被侵蚀的牙骨质。再吸收的牙本质很容易和再吸收的牙骨质区分开来，因为表面的微孔划分先前被成牙本质细胞突起占据的位点。

Chan等[44]用立体SEM成像同时在应用轻和重的正畸力后4周，定量检测牙根再吸收的量（图7-4）。应用重力组的平均牙根吸收体积是应用轻力组的3倍。

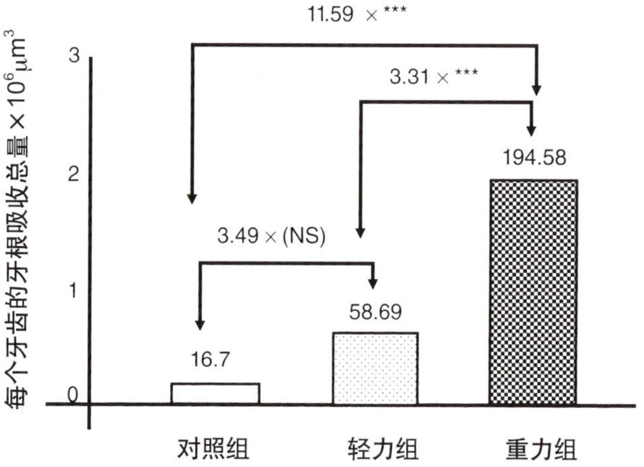

图7-4 分别应用轻（25g）和重（225g）的颊向正畸力后4周，牙根的再吸收量

OIIRR相关的生化和分子生物学

机械或化学刺激牙周韧带细胞引起的再吸收行为，以前列腺素E_2合成伴环磷酸腺苷的增高为特征[45]。这个过程由激素调节（甲状旁腺素[45, 46]和降钙素[46, 47]），神经传导物质（P物质[48]、血管作用肠肽[49]和降钙素基因相关肽[50]）以及细胞因子或单核因子[白介素-1α[46, 50]、白介素-1β（IL-1β）[51, 52]、白介素-2、肿瘤坏死因子（TNF）[46, 53]和干扰素γ][54]。成骨细胞通过很多种途径调控破骨细胞。

最近的研究发现骨保护素（OPG）和核因子κB配体的受体激活剂（RANKL）在破骨细胞起源中的作用[55]，以及它们在牙根再吸收中的可能扮演的角色[56]。在人类脱落牙齿中的牙根生理再吸收时，RANKL增加，而OPG的表达水平减低。Low[57]等研究了OPG和RANKL在人工诱导的鼠模型牙根吸收中的作用。重力诱导牙齿移动时，在邻近再吸收区的位点OPG和RANKL水平均升高，对照牙齿不发生再吸收。近来，Yamaguchi等[58]研究了压力对OPG和RANKL产生的影响。发现在严重的牙根再吸收组，RANKL增加，而OPG减低。Kojima等[59]的研究显示，P物质刺激前列腺素E_2（PGE_2）和RANKL的生成，可能是OIIRR的成因。

正畸引起的炎症性牙本质牙根再吸收的物理特性

牙骨质在牙颈部和牙根的中1/3更加坚硬，弹性系数也比牙根靠近牙尖1/3部分大（图7-5）[60, 61]。这是因为由细胞和非细胞成分构成的牙骨质其矿物质组成不同。Chutimanutskul[62]研究了正畸力的大小与人牙骨质物理特性之间的联系。研究揭示了应用轻正畸力组的平均牙骨质硬度和弹性系数都比重正畸力组大。在先前的研究中观察到牙骨质的平均硬度和弹性系数从牙颈部到牙尖逐渐减低[60, 61]。从这个研究中可以看出，牙骨质的平均硬度和弹性系数均受正畸力的影响。

Rex等[63]研究了应用正畸力后，人前磨牙的矿物质构成（钙、磷、氟化物）。研究结果显示，应用轻的正畸力后，牙骨质的矿物质构成的改变是有限的。钙和磷的浓度在不同的牙周韧带压力区表现出增加的趋势。重的正畸力引起某些牙周韧带张力区的牙骨质钙浓度明显下降。正畸力看起来并不影响牙骨质中的氟化物浓度。

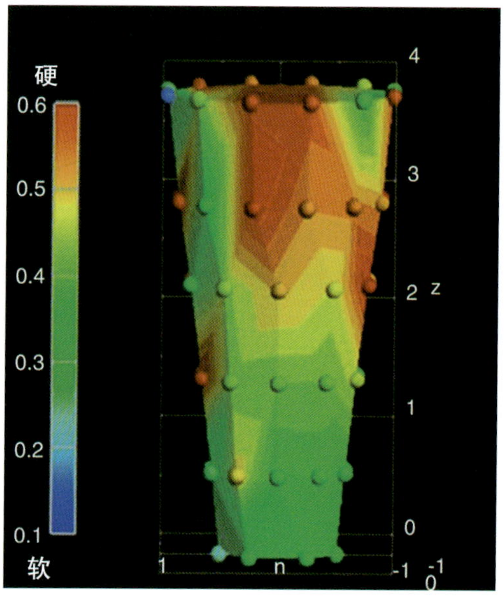

图7-5 牙根部牙骨质硬度的彩色编码图

OIIRR的影响因素

OIIRR广泛地受到一系列的生物和（或）机械因素的影响。生物因素包括那些直接与患者有关，但是临床医师难以掌控的因素。这些因素中有一些受患者控制，说明它们是环境或遗传因素。机械因素归因于正畸装置的性质，并且同时受医师及患者的控制。

生物因素

遗传因素

牙根再吸收也发生在未接受正畸治疗的正常个体，说明牙根再吸收的个体易患性[29]。实际上，牙根再吸收与个体的组织应答及代谢活动相关。代谢因素（如激素、体型和代谢率）影响成骨细胞和破骨细胞活动之间的联系，调节细胞代谢、个体对疾病、外伤及衰老的反应模式[6]。牙根再吸收在不同个体，甚至同一个体的不同时期都可能不同。

遗传对牙根再吸收易患性的影响仍然存在争议。Harris等[65]研究了双胞胎中遗传因素对EARR（除根尖再吸收）的影响，并报道了上颌切牙和近中及远中的下颌第一磨牙的牙根再吸收有70%的遗传度。这解释了约一半的表型变异。意味着同胞兄弟/姐妹正畸治疗后，发生EARR的几率是相似的。最近的一项研究也显示与OIIRR相似的关联性[66]。

Al-Qawasmi等[67]明确了IL-1β基因多态性在接受正畸治疗个体发生EARR中所起的重要遗传影响作用。携带IL-1β（+3953）等位基因1的纯合子个体发生超过2mm的EARR的几率是未携带IL-1β等位基因1的纯合子个体的5.6倍。IL-1β等位基因多态性可以解释约15%的上中切牙EARR的变异。另外一个与EARR相关的基因是TNFRSF11A，它编码核因子κB受体激活剂，是形成和激活成骨细胞必须的信号分子[69]。

评估OIIRR的遗传因素时，很难将遗传因素和环境因素（如正畸治疗）分开[70]。Ngan等[70]通过对16例同卵双胞胎和10例异卵双胞胎分别进行正畸治疗前后的研究，评估OIIRR的遗传因素。每对双胞胎都是相同的咬合不正，接受同一位医师的治疗，使用相同的正畸装置。使用DPT牙根检测进行EARR定量及定性的一致性评估。同卵双胞胎的牙根再吸收一致性评估中，定性检测为44.9%，定量检测为49.2%。异卵双胞胎的牙根再吸收一致性评估中，定性检测为24.7%，定量检测为28.3%。作者因此肯定了遗传因素参与OIIRR的发生。但是有人提出，研究与变异有关的遗传模式时需要选取更大的样本量[70]。

种族也会影响OIIRR的易患性。Sameshima和Sinclair[23]发现高加索人和西班牙人比亚洲人更容易发生OIIRR。

环境因素

哮喘和过敏

慢性哮喘的患者其OIIRR的发生率增加，尤其是钝化的上颌磨牙[71, 72]。这种牙根变化的近似性可以归因于这些患者上颌窦的炎症和（或）炎症介质的作用。McNab等[71]报道了哮喘组的EARR发生率升高，但是哮喘患者和无哮喘的患者发生轻度和重度牙根再吸收的数量却是相似的。这提示EARR发生率的升高限于牙根钝化的增加。因此，哮喘患者后面的牙齿发生EARR的危险度较低，不会给后面牙齿的长度和功能带来负面的影响。

过敏可能会增加OIIRR的风险[72, 73]。Nishioka等[74]研究了日本正畸患者的过度牙根吸收与免疫系统因子的关联。研究结果显示,牙根再吸收组的过敏、哮喘和牙根形态异常的发生率显著升高。

皮质激素常被用来治疗过敏、哮喘、皮炎、湿疹。应用皮质激素时的正畸治疗，对牙根再吸收的影响仍然存在争议。这可能是由于应用皮质激素的剂量不同，研究选取的动物模型也不同的缘故[79]。最近，Verna等[79]研究了长期和短期皮质激素治疗OIIRR的效果。研究结果显示，皮质激素短期治疗组的近中牙冠水平的牙根再吸收程度比皮质激素长期治疗组和对照组明显。皮质激素长期治疗组的再吸收较轻可能是因为骨重建的加快，透明样变较轻，牙根组织的重建较轻所致。

内分泌和激素失衡

内分泌系统与骨的活动及代谢联系紧密。缘于甲状腺功能减退、垂体功能减退、垂体功能亢进、甲状旁腺功能亢进[80]、Paget病[81]的内分泌系统失衡被假定与OIIRR的发生有关[80, 83, 84]。甲状腺激素增多可以增加骨循环，对鼠模型正常换牙时的研究发现，甲状腺激素升高可以减轻牙根再吸收[85]。但是，在没有正畸负荷的情况下，甲状腺功能减退与牙根再吸收的增加有关[86]。

降钙素能抑制破牙细胞的活动[87]。降钙素对破骨细胞的作用发生在破骨细胞发育的后期，它抑制前破骨细胞融合为成熟多核细胞。

饮酒

循环中的乙醇抑制肝脏中维生素D_3羟基化，从而阻止钙离子稳定，结果造成甲状旁腺激素（PTH）升高。PTH反过来增强矿化组织的再吸收，包括牙根组织。因此可以推测，正畸治疗期间长期饮酒会增加发生严重OIIRR的风险。

营养

禁食钙和维生素D的动物出现牙根再吸收[80, 84]。Engstrom等[80]发现食物中缺乏钙和维生素D的鼠实验组与正常喂养的对照组相比，血钙低、碱性磷酸酶活性升高、循环PTH升高。实验组正牙引起的骨再吸收更加明显，发生更快，OIIRR更加严重。研究显示，实验组牙周韧带组织中的破骨细胞数目增多，源于升高的PTH水平。

其他学者提出，营养缺乏并不是OIIRR的主要病因[88]。Goldie和King[88]喂养哺乳鼠时去掉食物中的钙和磷，并与正常喂养的对照组做比较。结果发现，尽管营养缺乏组的牙齿移动和骨密度丢失更加明显，但是其OIIRR的缺损却更小。

药物

非甾体类抗炎药（NSAIDs）抑制环丙烷-氧化酶及前列腺素的生成，对减少牙槽骨和牙根再吸收有一定作用。Villa等[89]研究了一种非甾体类抗炎药——萘丁美酮对侵入性的正畸治疗引起牙齿移动的作用效果，发现接受萘丁美酮治疗的患者牙根再吸收较轻，但是它并不能阻止牙齿移动。Kameyama[90]的研究支持了这一结果，在应用阿司匹林的鼠中，机械损伤引起的牙根再吸收被抑制。

二磷磷酸盐化合物直接或间接导致破骨细胞凋亡，从而抑制牙骨再吸收[91]。Liu等[92]研究了氯磷酸盐——一种不含氮的二碳磷酸盐化合物对鼠正畸牙齿移动及牙根再吸收的作用，研究发现牙齿移动减轻，破骨细胞数目减少，牙根再吸收的面积减小。氯磷酸盐既可以抑制破骨细胞的补充，又能够促使破骨细胞的凋亡[93]。氯磷酸盐还可以抑制巨噬细胞和（或）成骨细胞前-炎症分子的生成和释放[94～98]。

实足年龄

衰老的过程导致牙槽的软组织及硬组织的改变。随着年龄的增长，牙周膜变得不完整、狭窄、供血血管减少。骨密度增高、血管缺如、形成不全，牙骨质厚度增加[7]。早先接受的牙正畸治疗及接受牙髓治疗和受损伤的牙齿引起的炎症，使成年人易患OIIRR[99, 100]。

Mirabella和Artun[26]评估了大量的成人患者关于他们的上颌前牙对OIIRR的易患性及患OIIRR的严重程度，发现40%的成年人有1～2颗牙齿的牙根再吸收超过2.5mm。这说明成人组严重牙根再吸收的比例高于青年人对照组的16.5%[99]。但是，Harris和Baker[101]报道，61%的成年人在牙正畸治疗后会发生某种程度的牙根再吸收，这与相同研究中青年患者58%发生牙根再吸收的比例没有明显差异。Linge等[99]发现，在11岁以前接受正畸治疗的患者发生牙根再吸收的较少。他们提出，如果在牙根尚未完全发育之前，也就是11.5岁以前完成正畸牙齿移动，就可以避免牙根再吸收。但是，许多患者是无法在这个年纪进行治疗的。

齿龄

在牙正畸治疗期间，部分形成的牙根发育正常，提示有开放牙根尖的牙齿更不容易发生ERR[99, 102～104]。Mavragani等[105]研究了牙正畸治疗过程中的牙根生长情况与患者年龄、牙根所处发育阶段及预期生长之间的关系。研究结果显示年轻的牙齿更具有治疗后生长的优势。

性别

某些研究发现，接受牙正畸治疗的女性OIIRR发生率比男性高[64, 106～108]。Newman[64]发现女性与男性对OIIRR的易患性比例为3.7 ∶ 1。Dougherty[109]指出，这个研究结果可能缘于男性与女性在牙齿移动发生时的牙齿成熟度不一。几乎没有研究发现相反的结果，即男性的OIIRR发生率高于女性[30, 110]。然而，绝大多数的研究发现性别与OIIRR的程度无关[23, 28, 65, 111～114]。

局部因素

习惯

据报道，某些习惯导致OIIRR发生危险率升高。7岁后吸吮手指被认为是危险因素之一[99]。咬指甲[115]、向前的舌压力及牵拉力[64, 99]也与OIIRR有关。有些研究[116, 117]显示咬指甲的患者在正畸治疗之前牙根再吸收发生率就明显升高，但是，其他人[104]的研究却发现咬指甲的患者牙根再吸收的发生率并不升高。长期矫形引起的舌拉伸力导致前咬合面的开放会促发牙根再吸收[118]，尤其是用垂直弹力去关闭与舌头相关的开放咬合时。

创伤史

严重创伤的牙齿发生正畸牙齿移动时牙根再吸收增加[99, 104, 119～121]。Linge等[104]发现先前受过创伤的牙齿在正畸治疗后牙根平均丢失1.07mm，没有受过创伤的牙齿则只有0.64mm。但是，Kjaer[107]提出轻度或中度受伤的牙齿与没有受伤的牙齿相比，其发生OIIRR的几率并不增加。Malmgren等[120]建议在牙齿创伤后先等1年再进行牙齿正畸治疗。

牙槽骨的密度及周转

OIIRR在致密牙槽骨中比在密度较低的牙槽骨中严重，尤其是当骨髓腔增大引起再吸收细胞的数目增加时[7, 38]。Reitan[38]提出强力持续作用在低密度牙槽骨上与较弱力作用在高密度牙槽骨上引起的OIIRR量相等。

Verna等[124]研究了鼠的骨周转率对牙齿移动量及OIIRR发生率的影响。高骨周转率状态比正常或低的骨周转率状态的牙齿移动得多。低骨周转率组的未治疗侧牙齿牙根再吸收量更大，提示在临床治疗状态下牙槽骨的周转延迟，牙根表面在基础条件下已经受到牙根再吸收的影响。

上颌骨及下颌骨

一项新近的比较研究显示，12个星期的颊向正畸力引起上颌第一前磨牙的牙根边缘再吸收比下颌第一前磨牙更多[125]。这可能是因为上颌窦附近的炎症细胞聚集更多。

错位咬合的类型

一些研究发现OIIRR与错位咬合有关[23, 65, 99, 118]。严重的错位咬合要求更多的牙齿移动，例如，明显的上牙突出要求更多的回缩，深覆䡓需要更多的内突[65, 111]；因此，在这些情况下牙根再吸收量更大。

Kaley和Phillips[122]报道，牙根再吸收严重的Ⅲ类患者，其牙根尖靠近腭皮质板。他们提出在正畸过程中，上颌切牙尖部前倾以弥补Ⅲ类䡓关系，这使牙根逆着腭皮质板方向。Ⅲ类外科治疗患者上颌和下颌切牙的长度分别缩短了1.6%和20.8%[122]。正颌外科手术改变牙周组织的供血和营养从而导致OIIRR[128]。

功能减退的牙周组织

功能减退的牙周组织造成狭窄的牙周空间及功能纤维的紊乱，这会减低牙周韧带的正常缓冲作用[129]，从而导致力的高度集中。通过激活局部细胞分泌炎症介质引起的炎症反应造成牙齿和骨的破坏[130]。Sringkarnboriboon等[131]分别比较了具有正常及功能减退的牙周组织的鼠，在持续重力引起的实验性牙齿移动时的牙根再吸收量。结果显示，牙周组织功能减退组的牙根再吸收量明显高于牙周组织功能正常组。

咬合损伤

不当咬合造成的损伤干扰牙齿的恢复，修复不足加速牙根再吸收[132, 133]。个别牙齿的功能性损伤引起牙根再吸收，但是，85%的这些区域表现出继发的牙骨质解剖学上的完全修复[134]。

牙齿缺失

多颗牙齿发育不全的患者（牙齿缺失≥4）容易发生OIIRR，尤其是牙根形态不规则及用橡皮圈和方弓丝做拉伸治疗[135]。

确切的牙齿牙根再吸收易患性

更容易受OIIRR影响的牙齿依次为：上颌侧切牙、上颌中切牙、下颌切牙、下颌第一磨牙的远侧牙根、下颌第二前磨牙及上颌第二前磨牙[23, 136~138]。上颌侧切牙因为不正常的牙根形状从而更容易发生牙根再吸收[23]。上颌牙牙根再吸收的发生率高于下颌牙[19, 64, 112, 139, 140]。

牙齿内陷

有人主张牙齿内陷是导致OIIRR的因素之一[107, 141]。但是，牙齿内陷作为正畸治疗引起的牙根再吸收的危险因素尚未得到普遍认同。Mavragani等[143]研究正畸治疗期间牙齿内陷与牙根缩短之间的联系，发现内陷的牙齿往往表现出偏离的牙根形式，这被认为是ERR的危险因素之一。但是，内陷的牙齿发育延迟，未发育成熟的牙根又似乎不容易发生牙根再吸收[105]。他们得出结论，局限于牙冠尚未超出牙骨质-釉质交界的轻微牙齿内陷不是ERR的危险因素。

异常的牙根形态

牙根形态异常的牙齿更容易发生OIIRR[11, 23, 107, 144, 145]。最近，Oyama等[147]应用限定元素模式研究了在不同牙根形态的根尖力分布情况。他们发现，短的、弯曲的及管状的牙根形态导致在应用正畸力时牙根力负荷比正常形态牙根增大，提示牙根变异会促使牙根再吸收。

正畸治疗前的牙根再吸收

事先存在牙根再吸收的患者接受治疗时有进一步发生更严重OIIRR的风险[116, 118]。

先前的牙髓治疗

关于接受牙髓治疗的无活力牙齿对OIIRR的易患性，大家的看法不一致。有一组研究发现接受牙髓治疗的牙齿OIIRR的发生率高，但是研究结论偏向归因于牙髓治疗引起的损伤[148]。Spurrier等[110]发现有活力的切牙再吸收的程度大于接受牙髓治疗的切牙。其他很多的作者认为，接受牙髓治疗的牙齿更不容易发生牙根再吸收，因为其牙本质硬度及密度的增加[7, 110, 139, 145]。

正畸的牙齿移动本身产生炎症应答，这会加速已经存在的再吸收过程。成功接受牙髓治疗的牙齿具有健康的牙周支持，不发生炎症，不会比正常的牙齿更容易发生再吸收。先进的电脑体层摄影术（CT）图像在不久的将来会使根管诊断及治疗变得更加容易（图7-6）。

机械因素

治疗持续时间

大多数的研究认同OIIRR的严重性与正畸治疗的持续时间直接有关[111, 114, 126, 136, 144, 151~154]。只有很少的研究不同意这个观点[127, 140]。

Artun等[155]评估了1467例患者上颌切牙的根尖

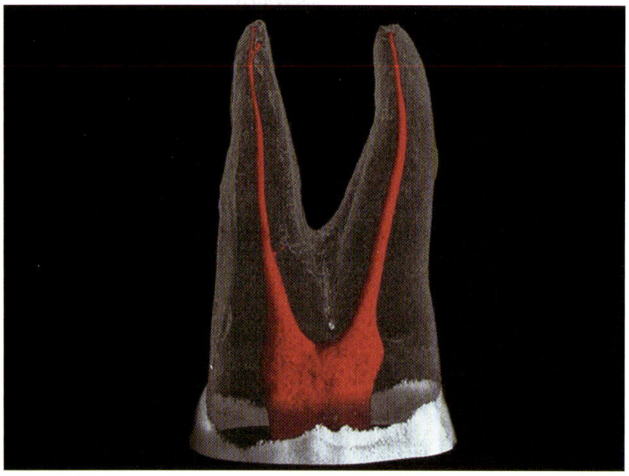

图7-6 上颌第一前磨牙的微观CT图像

周治疗前（T1）和放置托槽后6（T2）及12个月（T3）后的X线照片。T2至T3组一个或多个牙齿发生超过1mm再吸收的风险为T1至T2组的3.8倍。

Paetyangkul等[156]评估了上颌及下颌第一前磨牙分别应用向颊的轻力（25g）和重力（225g）后4、8及12周OIIRR的严重程度，结果OIIRR的数量随着治疗时间明显增加（图7-7）。

牙齿移动的距离

如前所讨论，移动距离大的牙齿更容易发生再吸收。因此，OIIRR的严重程度被认为与牙齿移动距离呈正相关[127，153，157～159]。上切牙普遍移动距离大，最容易发生OIIRR[153，157，158，160，161]。

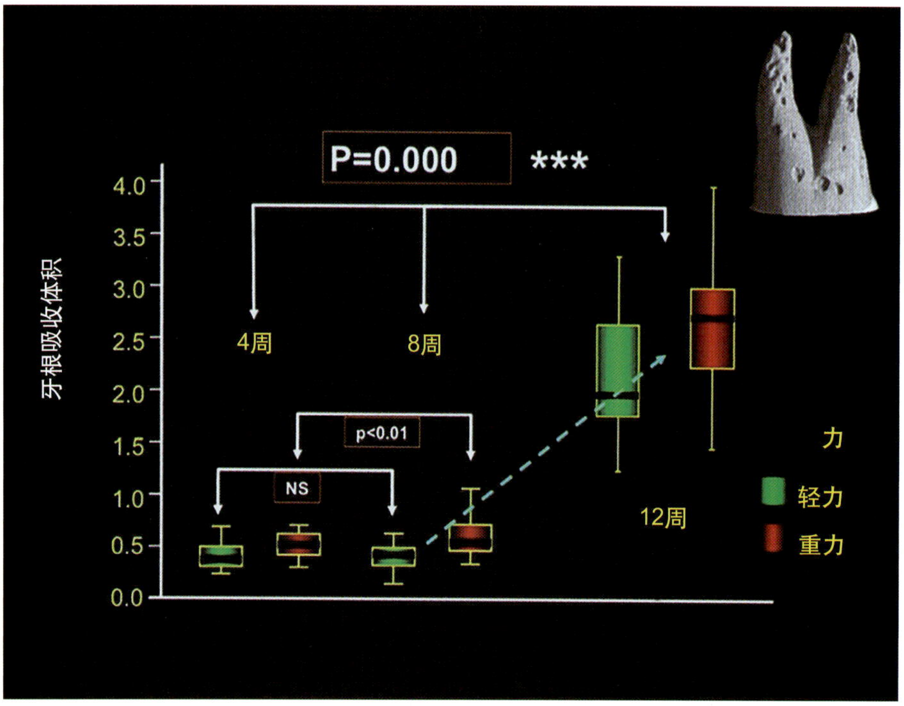

图7-7 应用向颊的轻力（25g）和重力（225g）后4、8及12周的牙根再吸收量

应用力的大小

许多动物研究[162，164]及人类研究[13，40，165，167]均认同力的大小与OIIRR的严重程度是直接相对应的。重力导致过度玻璃样变并干扰再吸收缺损的修复过程[6，27，38，41，163，168]。最近有学者应用SEM及微观CT研究了人类上颌第一前磨牙分别应用25g和225g的向颊力以及向内的力，发现OIIRR的量随着力水平的增加而加大[14，16]。

不同的装置及治疗技术

很多研究比较了应用不同类型的正畸装置时牙根再吸收的程度。McNab等[171]发现使用Begg装置治疗的患者比那些使用方丝弓矫治器装置的患者发生ERR要多。扭转力在Begg装置的Ⅲ阶段末引起的上切牙过度向舌可以解释ERR的高发生率。Blake[112]等比较了使用边缘装置及SPEED（一种自锁装置）进行正畸治疗后，牙根尖再吸收量的X线表现。应用两种装置引起的牙根再吸收之间没有统计学差异。最近的一项X线研究显示，左下中切牙在使用SPEED装置治疗后比使用边缘尖的装置及MBT直丝装置治疗后的牙长度缩短，这可能与下切牙的前倾及其DPT图像有关[172]。

一项放射线研究显示固定的装置比可移动装置对上切牙的牙根损害更大[104]。Barbagallo等[174]比较了使用传统的正畸装置及使用透明的塑料矫治器引起的牙根再吸收之间的差异，发现受轻正畸力（25g）的牙齿其牙根再吸收程度与使用透明的塑料矫治器所引起的再吸收量相同。

使用颌间弹性装置由于摇晃力的存在增加了OIIRR的量[104]，但是其他学者的研究发现两者间没有联系[153]。

力的方向

牙齿移动的类型和方向对OIIRR起着重要的作用。据推测，内倾及扭矩在单位面积上的力强度较大，由此引起更多的组织坏死及OIIRR[7]。有的作者提出由于压力分布的不同，牙体移动引起的牙根再吸收比根尖移动引起的牙根再吸收量少[7, 175]。牙齿内突引起的牙根再吸收量是牙齿外突引起再吸收量的4倍[176]。Weekes和Wong[177]观察了应用外向正畸力后牙根邻近牙颈近端第三部分的牙根再吸收，结果显示向外的正畸力也有引起牙根再吸收的风险。Harris等[16]比较了应用向内的轻力（25g）和重力（225g）时的牙根再吸收情况，结果发现牙根再吸收缺损的体积与向内力的大小有着显著的直接关联（图7-8）。Costopoulos和Nanda[178]研究了向内的力对上切牙ERR的影响，结论是低水平向内的力可以有效地减少覆聆，并且引起的ERR量可以忽略。

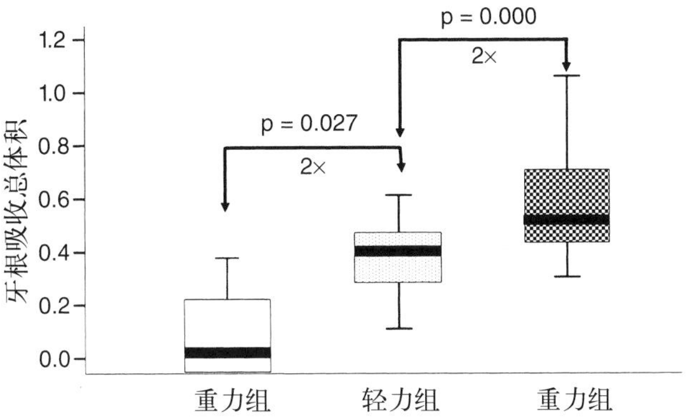

图7-8 使用轻（25g）及重（225g）的正畸力后4周，牙根的再吸收量

应用力的时间

对于持续的力与间断的力引起的OIIRR量之间是否存在差异的报道间存在分歧。应用力的持续时间不同，中断的频率不同，导致的结果也不同。

Levander等[180]评估了用固定装置治疗6个月出现EARR后中断治疗2 ~ 3个月的牙齿X线表现。发现间断治疗的患者其牙根再吸收量明显少于那些持续治疗的患者。应用力的中断有助于已破坏牙周组织的重建并减少牙根的缩短。Weiland[182]比较了应用持续与消减的力后牙根的再吸收量。持续的力由使用12周超弹性丝提供，消减力则由每4周活动一次的不锈钢丝提供。研究结果显示，受到持续力作用的牙齿其再吸收缺损是使用消减力组牙齿的1.4倍。Ballard等[183]对使用间断力治疗（每周治疗4天）的牙齿的牙根再吸收缺损进行了微观CT体积定量研究，发现其再吸收量显著低于持续治疗的牙齿。

拔牙与非拔牙治疗方案

曾有学者研究了拔除牙齿治疗与OIIRR量之间的联系[114, 153, 171]。拔除严重拥挤的牙齿与为了减少上牙突出采取的拔牙对上切牙移动的影响不一致。

OIIRR的修复

当正畸力中断或减低到某个水平以下时，牙根再吸收缺损开始被修复[6, 7]。Schwarz[185]认为当正畸力减低到最适水平（20 ~ 26g/cm^2）以下时，牙根再吸收停止。许多研究显示，再吸收缺损通过新的牙骨质的沉积及新的PDL的建立而被修复[8, 9, 38, 186 ~ 188]。

Brudvik和Rygh[5, 189]证实OIIRR的修复过程类似于牙齿发育过程中的牙骨质形成，开始于再吸收缺损的周围。牙根再吸收甚至发生于作用力停止后。这可以归因于破碎细胞对刺激变化的适应缓慢[190]，坏死组织残留在PDL增强的牙根再吸收位点，牙齿阻滞在新的位置延长PDL中的被动压力。当PDL中的全部坏死组织被吸收时，破骨活动停止。多核TRAP染色阳性细胞聚集在牙周膜透明样组织的残余物与牙根再吸收缺损腔之间。TRAP染色阴性单核成纤维细胞样细胞靠近新建的牙骨质。当修复过程开始时，牙根表面及牙周膜上的TRAP阳性细胞数量减少。当透明样组织被完全移除后，出现新的PDL细胞、纤维及血管。

修复分为两种类型：解剖学修复与功能修复[29]。解剖学修复以牙根表面恢复至其原有外形为特征，当暴露的牙本质被一薄层修复的牙骨质覆盖时，即开始发生功能修复，造成牙根轮廓的不全。在两种类型的修复中PDL都恢复到原来的宽度。

Vardimon等[191]描述了牙根再吸收修复的阶段。初始期（14天）是一个从没有沉积的停滞期到修复牙骨质活跃沉积期的过渡阶段。停滞状态的程度能够用残留力的消失[192]与母细胞代替破碎细胞来说明[27, 38]。在停滞期后面的高峰期（14 ~ 28天）中基质生成达高峰。高峰期以初期的外部纤维与内部牙骨质基质结合为特征，标志着向功能修复发展。然后是混合纤维牙骨质稳定沉积期（42 ~ 56天），它由于维持装置的移走而中断。

牙根再吸收修复的量随着时间而增长[8 ~ 10, 169]。Owman-Moll和Kurol[193]证明牙齿固位6 ~ 7周后修复牙骨质沉积在再吸收缺损中的量大于固位后2 ~ 3周。在固位最初的4周修复增加，5 ~ 6周后修复过程减慢并进入稳定期[10]。修复过程持续时间很长。

不同的修复空间模式可分为从再吸收缺损的周围开始的修复[5, 13, 189, 194]与从再吸收缺损中心向外的修复[8]。观点的差异可能源于组织学分区的方向。

最近的一项微观CT研究显示当正畸力停止后4周牙根再吸收仍在继续[195]。修复过程随应用力的不同水平而不同。修复速度在4周的被动固位后，接着应用4周的轻力时达到稳定水平，修复过程主要发生在4周的被动固位后应用4周的重力时（图7-9）。

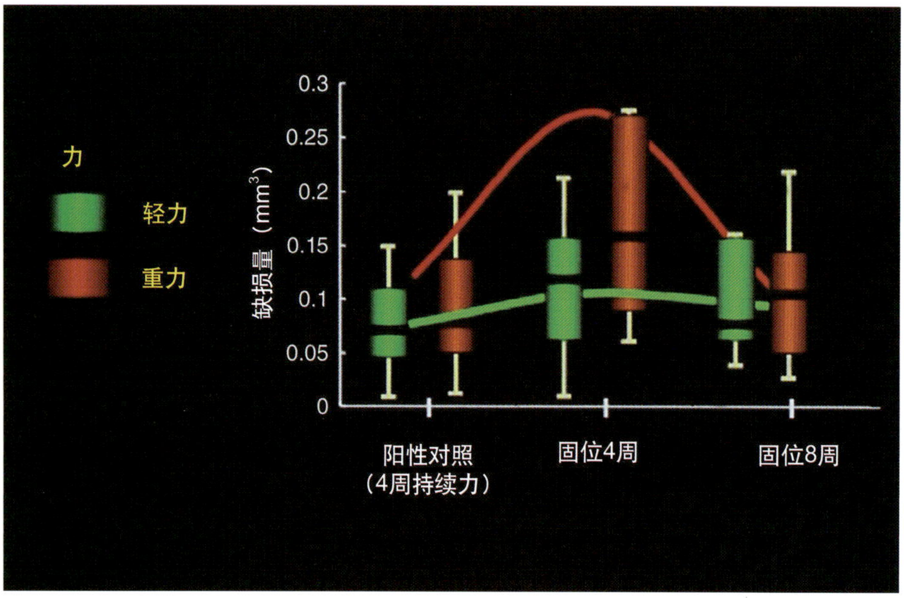

图7-9 应用轻力（25g）与重力（225g）正畸4周后，发生修复4周与8周时的牙根再吸收缺损的量

OIIRR和正畸后复发

当起作用的正畸装置被移走，治疗期最初的压力侧转变为回复期间的张力侧[191]。Langford和Sims[9]证实回复力可以在RME后3个月引起显著的牙根再吸收。Zimring和Issacson[196]发现作用在扩张装置上的残留负荷在停滞期5 ~ 7周内消散。另外，牙齿扩张后处于过度矫治位置，结果造成不正常的咬合关系。咬合力足以引起少量正在进行的再吸收长期持续。

OIIRR的临床结果

一项长期对正畸治疗后牙根再吸收进行放射线评估的研究显示了进展性的牙根表面重建[139]。锯齿状的再吸收边缘变得平滑，尖锐的牙根末端也随着时间变得圆滑。但是，最初的牙根轮廓和长度不会发生重建。发生严重再吸收的牙齿以一种合理的方式发挥功能。在100名研究对象中只观察到2名患者出现过度移动的最坏结果[139]。

牙根缩短源于牙根尖部分的再吸收，认为其有害性小于牙槽骨腔中附属结构的等量丢失，尤其是在ERR ≤ 3mm的情况[22]。Kalkwart等[197]借助电脑图像系统的帮助，发现牙根长度与牙周附属结构的百分比之间呈近似的线性关系。结果显示4mm的牙根再吸收相当于牙周附属结构丢失20%；3mm的牙根尖丢失相当于1mm的牙槽嵴丢失。最初的2mm根尖丢失后，每额外丢失2mm牙根等于只有1mm的牙槽嵴丢失。因此，容易患边缘性牙周疾病的患者将会有过早丢失发生严重再吸收牙齿的高风险。这就强调牙周疾病控制对发生严重再吸收牙齿患者的重要性。另外，牙根异常短及牙周附属结构丢失将不适合进行桥基牙治疗。

OIIRR的预防与治疗

Vlaskalic[154]和Ghafari[128]等归纳了几种减轻OIIRR的临床方法。包括缩短治疗时间[27, 144]，间断应用较轻的力[6, 27, 38, 41]，避免使用晃动支撑颌间的弹性装置[99]，限制易患OIIRR牙齿的移动，如内突及转矩[113]、习惯控制[115]及对家族趋向和治疗史的全面评估[24, 64, 114, 198]。

Vlaskalic等[154]还建议针对严重错位咬合，在9岁以前，当大多数切牙根尖还处于开放状态时进行温和治疗。他们推荐这个方案是因为牙根的不完全形成与OIIRR的程度较轻有着显著的关联[102～104]。

强烈推荐每年至少进行一次根尖周的放射线检查以明确牙根再吸收情况[128]。据最后一次放射检查6～9个月后出现较小的再吸收或牙根轮廓不规则提示发生进一步牙根再吸收的风险[144]。原先的治疗目标必须用探测到的牙根再吸收程度，应该减轻的力水平，被动应用弓丝后应有2～3个月的治疗间歇等来进行再评估[180]。对有风险的患者，应每3个月额外进行一次X线片检查以监测牙根再吸收进程[11, 128]。固定装置被移走时必须进行一次X线片检查[34]。对于有严重OIIRR的牙齿，建议进行后续的X线片检查直到探测不到额外的牙根丢失发生[199]。

很多动物实验研究了通过使用药物调节成骨细胞、破骨细胞及破牙细胞的活动来减低OIIRR风险的可能性。含精氨酸-甘氨酸-天门冬氨酸的肽通过靶向作用于破牙细胞表达的整联蛋白受体，抑制隔离破碎细胞的再吸收活动，对减轻牙齿移动时的牙根再吸收有效[200]。在鼠中低剂量全身应用多西环素通过减少牙根表面的破牙细胞、破骨细胞、单核细胞及TRAP阳性细胞起到抑制OIIRR的作用[201]。低剂量的甲状腺激素也在牙根表面起到抑制OIIRR的作用[202]。类固醇治疗的鼠，其压力侧的牙根再吸收明显减少，同侧PDL空隙内的TRAP阳性细胞也减少[78]。但是，很多这样的药物同时改变牙槽骨中的成骨细胞及破骨细胞的活动，从而干扰牙齿移动率。另一方面，PGE_2促使正畸治疗牙齿移动同时也增加牙根再吸收的量[3, 203]。

Foo等[15]进行动物实验，评价摄入氟化物对正畸引起的牙根再吸收的作用，研究发现了氟化物平均减少的再吸收缺损的大小。即使它有可以减少牙根再吸收体积的趋势，但其治疗效果不同并且没有统计学差异（图7-10）。

最近的研究焦点是确定龈沟液（GCF）中的生物标记物，并阐明这些标记物与OIIRR风险之间的联系。如果研究获得成功，这项技术就能够很容易地被用来在正畸治疗前确定有发生OIIRR风险的患者，并能相应地做出治疗计划的调整。Mah和Prasad[204]发现再吸收初期牙齿及正在正畸治疗的牙齿与没有治疗的恒牙相比，其GCF中牙本质磷蛋白水平升高。另外，Balducci等[205]确定发生严重牙根再吸收组的GCF中牙本质磷蛋白及唾液蛋白的水平升高。因此，牙本质磷蛋白及唾液蛋白可以作为适合的生物标记物来确定有风险的患者并在正畸治疗中监测牙根再吸收情况。

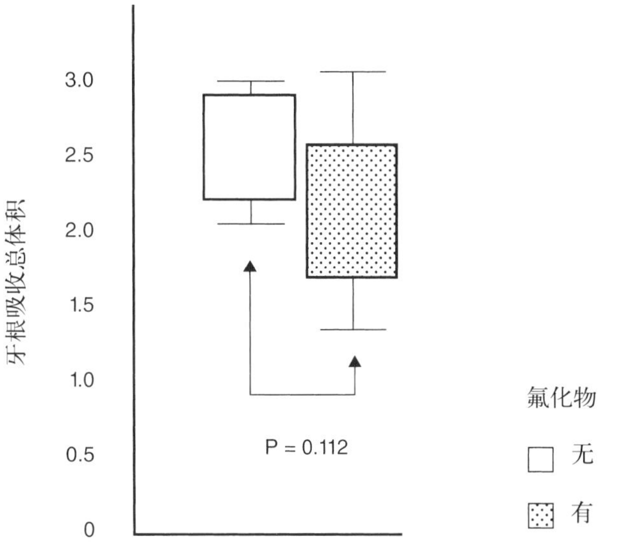

图7-10 鼠全身应用氟化物对正畸治疗引起的牙根再吸收量的改变

参考文献

1. Cohen S, Burns RC. Pathways of the Pulp. St Louis: Mosby, 1998
2. Brudvik P, Rygh P. Non-clast cells start orthodontic root resorption in the periphery of hyalinized zones. Eur J Orthod 1993; 15: 467–480
3. Brudvik P, Rygh P. Root resorption after local injection of prostaglandin E_2 during experimental tooth movement. Eur J Orthod 1991; 13: 255–263
4. Brudvik P, Rygh P. Root resorption beneath the main hyalinized zone. Eur J Orthod 1994; 16: 249–263
5. Brudvik P, Rygh P. Transition and determinants of orthodontic root resorption–repair sequence. Eur J Orthod 1995; 17: 177–188
6. Rygh P. Orthodontic root resorption studied by electron microscopy. Angle Orthod 1977; 47: 1–16
7. Reitan K. Biomechanical principles and reactions. In: Graber TM, Swain BF (eds) Orthodontics. Current principles and techniques. St Louis: CV Mosby Company, 1985; 101–192
8. Barber AF, Sims MR. Rapid maxillary expansion and external root resorption in man: a scanning electron microscope study. Am J Orthod 1981; 79: 630–652
9. Langford SR, Sims MR. Root surface resorption, repair, and periodontal attachment following rapid maxillary expansion in man. Am J Orthod 1982; 81: 108–115
10. Owman Moll P, Kurol J, Lundgren D. Repair of orthodontically induced root resorption in adolescents. Angle Orthod 1995; 65: 403–408
11. Levander E, Bajka R, Malmgren O. Early radiographic diagnosis of apical root resorption during

orthodontic treatment: a study of maxillary incisors. Eur J Orthod 1998; 20: 57–63
12. Brudvik P, Rygh P. The initial phase of orthodontic root resorption incident to local compression of the periodontal ligament. Eur J Orthod 1993; 15: 249–263
13. Faltin RM, Faltin K, Sander FG, Arana-Chavez VE. Ultrastructure of cementum and periodontal ligament after continuous intrusion in humans: a transmission electron microscopy study. Eur J Orthod 2001; 23: 35–49
14. Chan EK, Darendeliler MA, Petocz P, Jones AS. A new method for volumetric measurement of orthodontically induced root resorption craters. Eur J Oral Sci 2004; 112: 134–139
15. Foo M, Jones A, Darendeliler MA. Physical properties of root cementum: part 9. Effect of systemic fluoride intake on root resorption in rats. Am J Orthod Dentofac Orthop 2007; 131: 34–43
16. Harris DA, Jones AS, Darendeliler MA. Physical properties of root cementum: part 8. Volumetric analysis of root resorption craters after application of controlled intrusive light and heavy orthodontic forces: a microcomputed tomography scan study. Am J Orthod Dentofac Orthop 2006; 130: 639–647
17. Bates S. Absorption. Br J Dent Sci 1856; 1: 256
18. Ottolengui R. The physiological and pathological resorption of tooth roots. Item of Interest 1914; 36: 332–362
19. Ketcham AH. A preliminary report of an investigation of apical root resorption of permanent teeth. Int J Orthod 1927; 13: 97–127
20. Ketcham AH. A progress report of an investigation of apical root resorption of vital permanent teeth. Int J Orthod 1929; 15: 310–328
21. Becks H, Marshall JA. Resorption or absorption? J Am Dent Assoc 1932: 1528–1537
22. Lupi JE, Handelman CS, Sadowsky C. Prevalence and severity of apical root resorption and alveolar bone loss in orthodontically treated adults. Am J Orthod Dentofac Orthop 1996; 109: 28–37
23. Sameshima GT, Sinclair PM. Predicting and preventing root resorption: part I. Diagnostic factors. Am J Orthod Dentofac Orthop 2001; 119: 505–510
24. Smale I, Artun J, Behbehani F, Doppel D, van't Hof M, Kuijpers-Jagtman AM. Apical root resorption 6 months after initiation of fixed orthodontic appliance therapy. Am J Orthod Dentofac Orthop 2005; 128: 57–67
25. Killiany DM. Root resorption caused by orthodontic treatment: an evidence-based review of literature. Semin Orthod 1999; 5: 128–133
26. Mirabella AD, Artun J. Prevalence and severity of apical root resorption of maxillary anterior teeth in adult orthodontic patients. Eur J Orthod 1995; 17: 93–99
27. Stenvik A, Mjor IA. Pulp and dentine reactions to experimental tooth intrusion. A histologic study of the initial changes. Am J Orthod 1970; 57: 370–385
28. Harris EF, Boggan BW, Wheeler DA. Apical root resorption in patients treated with comprehensive orthodontics. J Tenn Dent Assoc 2001; 81: 30–33
29. Henry JL, Weinmann JP. The pattern of resorption and repair of human cementum. J Am Dent Assoc 1951; 42: 270–290
30. Baumrind S, Korn EL, Boyd RL. Apical root resorption in orthodontically treated adults. Am J Orthod Dentofacial Orthop 1996; 110: 311–320
31. Brezniak N, Wasserstein A. Orthodontically induced inflammatory root resorption. Part I: The basic science aspects. Angle Orthod 2002; 72: 175–179
32. Leach HA, Ireland AJ, Whaites EJ. Radiographic diagnosis of root resorption in relation to orthodontics. Br Dent J 2001; 190: 16–22
33. Sameshima GT, Asgarifar KO. Assessment of root resorption and root shape: periapical vs panoramic films. Angle Orthod 2001; 71: 185–189
34. Brezniak N, Wasserstein A. Orthodontically induced inflammatory root resorption. Part II: The clinical aspects. Angle Orthod 2002; 72: 180–184
35. Heimisdottir K, Bosshardt D, Ruf S. Can the severity of root resorption be accurately judged by means of radiographs? A case report with histology. Am J Orthod Dentofac Orthop 2005; 128: 106–109
36. Stuteville OE. Injuries to the teeth and supporting structures caused by various orthodontic appliances and methods of preventing these injuries. J Am Dent Assoc 1938; 24: 1494–1507
37. Kvam E. Scanning electron microscopy of human premolars following experimental tooth movement. Trans Eur Orthod Soc 1972: 381–391
38. Reitan K. Initial tissue behavior during apical root resorption. Angle Orthod 1974; 44: 68–82
39. Brudvik P, Rygh P. Multi-nucleated cells remove the main hyalinized tissue and start resorption of adjacent root surfaces. Eur J Orthod 1994; 16: 265–273
40. Chan EK, Petocz P, Darendeliler MA. Validation of two-dimensional measurements of root resorption craters on human premolars after 28 days of force application. Eur J Orthod 2005; 27: 390–395
41. Harry MR, Sims MR. Root resorption in bicuspid intrusion. A scanning electron microscope study. Angle Orthod 1982; 52: 235–258
42. Timms DJ, Moss JP. A histological investigation into the effects of rapid maxillary expansion on the teeth and their supporting tissues. Trans Eur Orthod Soc 1971: 263–271
43. Mavragani M, Amundsen OC, Selliseth NJ, Brudvik P, Selvig KA. Early root alterations after orthodontic force application studied by light and scanning electron microscopy. Eur J Orthod 2004; 26: 119–128

44. Chan E, Darendeliler MA. Physical properties of root cementum: Part 5. Volumetric analysis of root resorption craters after application of light and heavy orthodontic forces. Am J Orthod Dentofac Orthop 2005; 127: 186–195
45. Ngan PW, Crock B, Varghese J, Lanese R, Shanfeld J, Davidovitch Z. Immunohistochemical assessment of the effect of chemical and mechanical stimuli on cAMP and prostaglandin E levels in human gingival fibroblasts in vitro. Arch Oral Biol 1988; 33: 163–174
46. Takahashi N, Kukita T, MacDonald BR, Bird A, Mundy GR, McManus LM, Miller M, Boyde A, Jones SJ, Roodman GJ. Osteoclast-like cells form in long-term human bone marrow but not in peripheral blood cultures. J Clin Invest 1989; 83: 543–550
47. Kess B, Rifkin B, Kleckner A, Auszmann J, Vernillo A, Shanfeld J. Immunocytochemical characterization of cAMP accumulation in avian osteoclasts. J Dent Res 1988; 67: 322, abst. 1676
48. Nicolay O, Marvec J, Shanfeld J, Davidovitch Z. SP immunoreactivity in dental pulp and periodontium during tooth movement. J Dent Res 1988; 67: 301, abst. 957
49. Patrone P, Nicolay O, Shanfeld J, Davidovitch Z. VIP immunoreactivity in cat dental and peridontal tissues. J Dent Res 1989; 68: 340, abst.1822
50. Davidovitch Z, Lynch P, Lehky L, Shanfeld J. Interleukin 1 in dental root ankylosis. J Dent Res 1988; 67: 297, abst. 1476
51. Ngan P, Zadeh Y, Shanfeld J, Davidovitch Z. The effect of interleukin 1B and parathyroid hormone on cyclic nucleotide and prostaglandin levels in human periodontal ligament fibroblasts in vitro. In: Davidovitch Z. (ed) Biological Mechanisms of Tooth Eruption and Root Resorption. Farmington, 1988; 261–267
52. Lynch P, Davidovitch Z, Shanfeld J. Interleukin-1a at bone resorption sites: localization during tooth movement in vitro. J Dent Res 1988; 67: 297, abst. 1474
53. Davidovitch Z, Lynch P, Shanfeld J. Interleukin 2 localization in the mechanically stressed periodontal ligament. J Dent Res 1989; 68: 333, abst. 1209
54. Ngan P, Saito S, Saito M, Shanfeld J, Davidovitch Z. Bone resorption activity and PGE produced by PDL cells. J Dent Res 1990; 69: 206, abst. 783
55. Kong YY, Yoshida H, Sarosi I, Tan HL, Timms E, Capparelli C, Morony S, Oliveira-dos-Santos AJ, Van G, Itie A, Khoo W, Wakeham A, Dunstan CR, Lacey DL, Mak TW, Boyle WJ, Penninger JM. OPGL is a key regulator of osteoclastogenesis, lymphocyte development and lymph-node organogenesis. Nature 1999; 397: 315–323
56. Fukushima H, Kajiya H, Takada K, Okamoto F, Okabe K. Expression and role of RANKL in periodontal ligament cells during physiological root-resorption in human deciduous teeth. Eur J Oral Sci 2003; 111: 346–352
57. Low E, Zoellner H, Kharbanda OP, Darendeliler MA. Expression of mRNA for osteoprotegerin and receptor activator of nuclear factor kappa beta ligand (RANKL) during root resorption induced by the application of heavy orthodontic forces on rat molars. Am J Orthod Dentofac Orthop 2005; 128: 497–503
58. Yamaguchi M, Aihara N, Kojima T, Kasai K. RANKL increase in compressed periodontal ligament cells from root resorption. J Dent Res 2006; 85: 751–756
59. Kojima T, Yamaguchi M, Kasai K. Substance P stimulates release of RANKL via COX-2 expression in human dental pulp cells. Inflamm Res 2006; 55: 78–84
60. Malek S, Darendeliler MA, Swain MV. Physical properties of root cementum: Part I. A new method for 3-dimensional evaluation. Am J Orthod Dentofacial Orthop 2001; 120: 198–208
61. Poolthong S. Determination of the mechanical properties of enamel, dentine and cementum by an ultra micro-indentation system. Dept of Orthodontics. Sydney, Australia: University of Sydney, 1998
62. Chutimanutskul W, Darendeliler AM, Shen G, Petocz P, Swain M. Changes in the physical properties of human premolar cementum after application of 4 weeks of controlled orthodontic forces. Eur J Orthod 2006; 28: 313–318
63. Rex T, Kharbanda OP, Petocz P, Darendeliler MA. Physical properties of root cementum: part 6. A comparative quantitative analysis of the mineral composition of human premolar cementum after the application of orthodontic forces. Am J Orthod Dentofac Orthop 2006; 129: 358–367
64. Newman WG. Possible etiologic factors in external root resorption. Am J Orthod 1975; 67: 522–539
65. Harris EF, Kineret SE, Tolley EA. A heritable component for external apical root resorption in patients treated orthodontically. Am J Orthod Dentofac Orthop 1997; 111: 301–309
66. Bednar JR, Wise RJ. A practical clinical approach to the treatment and management of patients experiencing root resorption during and after orthodontic therapy. In: Davidovitch Z, Mah J (eds) Biological Mechanisms of Tooth Eruption, Resorption and Replacement by Implants. Boston, MA: Harvard Society for the Advancement of Orthodontics, 1998; 425–437
67. Al-Qawasmi RA, Hartsfield JK, Jr, Everett ET, Flury L, Liu L, Foroud TM, Macri JV, Roberts WE. Genetic predisposition to external apical root resorption. Am J Orthod Dentofac Orthop 2003; 123: 242–252

68. Hartsfield JK, Jr, Everett ET, Al-Qawasmi RA. Genetic factors in external apical root resorption and orthodontic treatment. Crit Rev Oral Biol Med 2004; 15: 115–122
69. Al-Qawasmi RA, Hartsfield JK, Jr, Everett ET, Flury L, Liu L, Foroud TM, Macri JV, Roberts WE. Genetic predisposition to external apical root resorption in orthodontic patients: linkage of chromosome-18 marker. J Dent Res 2003; 82: 356–360
70. Ngan DC, Kharbanda OP, Byloff FK, Darendeliler MA. The genetic contribution to orthodontic root resorption: a retrospective twin study. Aust Orthod J 2004; 20: 1–9
71. McNab S, Battistutta D, Taverne A, Symons AL. External apical root resorption of posterior teeth in asthmatics after orthodontic treatment. Am J Orthod Dentofac Orthop 1999; 116: 545–551
72. Davidovitch Z. The etiology of root resorption. In: McNamara JA, Trotman CA (eds) Orthodontic Treatment: Management of Unfavorable Sequelae. Monograph No 31, Craniofacial growth series. Ann Arbor: Centre for Human Growth and Development, University of Michigan, 1995; 93–117
73. Davidovitch Z. Etiologic factors in force-induced root resorption. In: Davidovitch Z, Mah J (eds) Biological Mechanisms of Tooth Eruption, Resorption and Replacement by Implants. Boston, MA: Harvard Society for the Advancement of Orthodontics, 1998; 349–355
74. Nishioka M, Ioi H, Nakata S, Nakasima A, Counts A. Root resorption and immune system factors in the Japanese. Angle Orthod 2006; 76: 103–108
75. Yamane A, Fukui T, Chiba M. In vitro measurement of orthodontic tooth movement in rats given beta-aminopropionitrile or hydrocortisone using a time-lapse videotape recorder. Eur J Orthod 1997; 19: 21–28
76. Kalia S, Melsen B, Verna C. Tissue reaction to orthodontic tooth movement in acute and chronic corticosteroid treatment. Orthod Craniofac Res 2004; 7: 26–34
77. Ashcraft MB, Southard KA, Tolley EA. The effect of corticosteroid-induced osteoporosis on orthodontic tooth movement. Am J Orthod Dentofac Orthop 1992; 102: 310–319
78. Ong CK, Walsh LJ, Harbrow D, Taverne AA, Symons AL. Orthodontic tooth movement in the prednisolone-treated rat. Angle Orthod 2000; 70: 118–125
79. Verna C, Hartig LE, Kalia S, Melsen B. Influence of steroid drugs on orthodontically induced root resorption. Orthod Craniofac Res 2006; 9: 57–62
80. Engstrom C, Granstrom G, Thilander B. Effect of orthodontic force on periodontal tissue metabolism. A histologic and biochemical study in normal and hypocalcemic young rats. Am J Orthod Dentofac Orthop 1988; 93: 486–495
81. Smith NHH. Monostotic Paget's disease of the mandible, presenting with progressive resorption of the teeth. Oral Surg Oral Med Oral Pathol 1978; 46: 246–253
82. Tangney NJ. Hypophosphotasia: a case report and literature review. J Irish Med Assoc 1979; 72: 530–531
83. Goultschin J, Nitzan D, Azaz B. Root resorption. Review and discussion. Oral Surg Oral Med Oral Pathol 1982; 54: 586–590
84. Becks H. Root resorptions and their relation to pathological bone formation. Part 1: statistical data and roentgenographic aspects. Int J Orthodont Oral Surg 1936; 22: 445–482
85. Melsen F, Mosekilde L. Morphometric and dynamic studies of bone changes in hyperthyroidism. Acta Pathol Microbiol Scand 1977; 85A: 141–150
86. Becks H, Cowden R. Root resorptions and their relationship to pathologic bone formation. Part II. Am J Orthod Oral Surg 1942; 28: 513–526
87. Wiebkin OW, Cardaci SC, Heithersay GS, Pierce AM. Therapeutic delivery of calcitonin to inhibit external inflammatory root resorption. I. Diffusion kinetics of calcitonin through the dental root. Endod Dent Traumatol 1996; 12: 265–271
88. Goldie RS, King GJ. Root resorption and tooth movement in orthodontically treated, calcium-deficient, and lactating rats. Am J Orthod 1984; 85: 424–430
89. Villa PA, Oberti G, Moncada CA, Vasseur O, Jaramillo A, Tobon D, Agudelo J. Pulp–dentine complex changes and root resorption during intrusive orthodontic tooth movement in patients prescribed nabumetone. J Endod 2005; 31: 61–66
90. Kameyama Y, Nakane S, Maeda H, Fujita K, Takesue M, Sato E. Inhibitory effect of aspirin on root resorption induced by mechanical injury of the soft periodontal tissues in rats. J Periodontal Res 1994; 29: 113–117
91. Reszka AA, Halasy-Nagy JM, Masarachia PJ, Rodan GA. Bisphosphonates act directly on the osteoclast to induce caspase cleavage of mst1 kinase during apoptosis. A link between inhibition of the mevalonate pathway and regulation of an apoptosis-promoting kinase. J Biol Chem 1999; 274: 34967–34973
92. Liu L, Igarashi K, Haruyama N, Saeki S, Shinoda H, Mitani H. Effects of local administration of clodronate on orthodontic tooth movement and root resorption in rats. Eur J Orthod 2004; 26: 469–473
93. Rogers MJ, Gordon S, Benford HL, Coxon FP, Luckman SP, Monkkonen J, Frith JC. Cellular and molecular mechanisms of action of bisphosphonates. Cancer 2000; 88: 2961–2978

94. Felix R, Bettex JD, Fleisch H. Effect of diphosphonates on the synthesis of prostaglandins in cultured calvaria cells. Calcif Tissue Int 1981; 33: 549–552
95. Pennanen N, Lapinjoki S, Urtti A, Monkkonen J. Effect of liposomal and free bisphosphonates on the IL-1 beta, IL-6 and TNF alpha secretion from RAW 264 cells in vitro. Pharm Res 1995; 12: 916–922
96. Makkonen N, Salminen A, Rogers MJ, Frith JC, Urtti A, Azhayeva E, Monkkonen J. Contrasting effects of alendronate and clodronate on RAW 264 macrophages: the role of a bisphosphonate metabolite. Eur J Pharm Sci 1999; 8: 109–118
97. Monkkonen J, Pennanen N, Lapinjoki S, Urtti A. Clodronate (dichloromethylene bisphosphonate) inhibits LPS-stimulated IL-6 and TNF production by RAW 264 cells. Life Sci 1994; 54: PL229–234
98. Igarashi K, Hirafuji M, Adachi H, Shinoda H, Mitani H. Effects of bisphosphonates on alkaline phosphatase activity, mineralization, and prostaglandin E2 synthesis in the clonal osteoblast-like cell line MC3T3-E1. Prostaglandins Leukot Essent Fatty Acids 1997; 56: 121–125
99. Linge L, Linge BO. Patient characteristics and treatment variables associated with apical root resorption during orthodontic treatment. Am J Orthod Dentofac Orthop 1991; 99: 35–43
100. Aguilar PE, Aguilar AP, Rolleri MF, Ubios AM. Root resorption in elderly patients. Acta Odontol Latinoam 2001; 14: 3–8
101. Harris EF, Baker WC. Loss of root length and crestal bone height before and during treatment in adolescent and adult orthodontic patients. Am J Orthod Dentofac Orthop 1990; 98: 463–469
102. Rosenberg HN. An evaluation of the incidence and amount of apical root resorption and dilaceration occurring in orthodontically treated teeth having incompletely formed roots at the beginning of Begg treatment. Am J Orthod 1972; 61: 524–525
103. Rudolph CE. An evaluation of root resorption occuring during orthodontic treatment. J Dent Res 1940; 19: 367
104. Linge BO, Linge L. Apical root resorption in upper anterior teeth. Eur J Orthod 1983; 5: 173–183
105. Mavragani M, Boe OE, Wisth PJ, Selvig KA. Changes in root length during orthodontic treatment: advantages for immature teeth. Eur J Orthod 2002; 24: 91–97
106. Massler M, Perreault JG. Root resorption in the permanent teeth of young adults. J Dent Child 1954; 21: 158–164
107. Kjaer I. Morphological characteristics of dentitions developing excessive root resorption during orthodontic treatment. Eur J Orthod 1995; 17: 25–34
108. Horiuchi A, Hotokezaka H, Kobayashi K. Correlation between cortical plate proximity and apical root resorption. Am J Orthod Dentofac Orthop 1998; 114: 311–318
109. Dougherty HL. The effect of mechanical forces upon the mandibular buccal segments during orthodontic treatment. Am J Orthod 1968; 54: 83–103
110. Spurrier SW, Hall SH, Joondeph DR, Shapiro PA, Riedel RA. A comparison of apical root resorption during orthodontic treatment in endodontically treated and vital teeth. Am J Orthod Dentofac Orthop 1990; 97: 130–134
111. Beck BW, Harris EF. Apical root resorption in orthodontically treated subjects: analysis of edgewise and light wire mechanics. Am J Orthod Dentofac Orthop 1994; 105: 350–361
112. Blake M, Woodside DG, Pharoah MJ. A radiographic comparison of apical root resorption after orthodontic treatment with the edgewise and Speed appliances. Am J Orthod Dentofac Orthop 1995; 108: 76–84
113. Parker RJ, Harris EF. Directions of orthodontic tooth movements associated with external apical root resorption of the maxillary central incisor. Am J Orthod Dentofac Orthop 1998; 114: 677–683
114. McFadden WM, Engstrom C, Engstrom H, Anholm JM. A study of the relationship between incisor intrusion and root shortening. Am J Orthod Dentofac Orthop 1989; 96: 390–396
115. Odenrick L, Brattstrom V. Nailbiting: frequency and association with root resorption during orthodontic treatment. Br J Orthod 1985; 12: 78–81
116. Massler M, Malone AJ. Root resorption in human permanent teeth; a roentgenographic study. Am J Orthod 1954; 40: 619–633
117. Odenrick L, Brattstrom V. The effect of nailbiting on root resorption during orthodontic treatment. Eur J Orthod 1983; 5: 185–188
118. Harris EF, Butler ML. Patterns of incisor root resorption before and after orthodontic correction in cases with anterior open bites. Am J Orthod Dentofac Orthop 1992; 101: 112–119
119. Andreasen JO. External root resorption: its implication in dental traumatology, paedodontics, periodontics, orthodontics and endodontics. Int Endod J 1985; 18: 109–118
120. Malmgren O, Goldson L, Hill C, Orwin A, Petrini L, Lundberg M. Root resorption after orthodontic treatment of traumatized teeth. Am J Orthod 1982; 82: 487–491
121. Hines FB, Jr. A radiographic evaluation of the response of previously avulsed teeth and partially avulsed teeth to orthodontic movement. Am J Orthod 1979; 75: 1–19
122. Kaley J, Phillips C. Factors related to root resorption in edgewise practice. Angle Orthod 1991; 61: 125–132
123. Otis LL, Hong JS, Tuncay OC. Bone structure effect on root resorption. Orthod Craniofac Res 2004; 7: 165–177
124. Verna C, Dalstra M, Melsen B. Bone turnover rate

in rats does not influence root resorption induced by orthodontic treatment. Eur J Orthod 2003; 25: 359–363
125. Paetyangkul A. The extent of root resorption after the application of continuous and controlled orthodontic forces for 12 weeks: a micro-CT scan study. University of Sydney, Department of Orthodontics, 2007.
126. Taner T, Ciger S, Sencift Y. Evaluation of apical root resorption following extraction therapy in subjects with Class I and Class II malocclusions. Eur J Orthod 1999; 21: 491–496
127. VonderAhe G. Postretention status of maxillary incisors with root-end resorption. Angle Orthod 1973; 43: 247–255
128. Ghafari JG. Root resorption associated with combined orthodontic treatment and orthognathic surgery: modified definitions of the resorptive process sugested. In: Davidovitch Z. (ed) Biological Mechanisms of Tooth Eruption, Resorption and Replacement by Implants. Birmingham: EBSCO Media, 1994; 545–556
129. Selliseth NJ, Selvig KA. The vasculature of the periodontal ligament: a scanning electron microscopic study using corrosion casts in the rat. J Periodontol 1994; 65: 1079–1087
130. Cooper SM, Sims MR. Evidence of acute inflammation in the periodontal ligament subsequent to orthodontic tooth movement in rats. Aust Orthod J 1989; 11: 107–109
131. Sringkarnboriboon S, Matsumoto Y, Soma K. Root resorption related to hypofunctional periodontium in experimental tooth movement. J Dent Res 2003; 82: 486–490
132. Ruben MP, Goldman HM, Schulman SM. Diseases of the periodontium. In: Thoma KH, Goldman HM, Gorlin RJ (eds) Thoma's Oral Pathology. St Louis: CV Mosby, 1970; 394–444
133. Ramfjord SP, Ash MM. Occlusion. Philadelphia: Saunders, 1971.
134. Brown WA. Resorption of permanent teeth. Br J Orthod 1982; 9: 212–220
135. Levander E, Malmgren O, Stenback K. Apical root resorption during orthodontic treatment of patients with multiple aplasia: a study of maxillary incisors. Eur J Orthod 1998; 20: 427–434
136. Brezniak N, Wasserstein A. Root resorption after orthodontic treatment: Part 2. Literature review. Am J Orthod Dentofac Orthop 1993; 103: 138–146
137. Brin I, Tulloch JF, Koroluk L, Philips C. External apical root resorption in Class II malocclusion: a retrospective review of 1- versus 2-phase treatment. Am J Orthod Dentofac Orthop 2003; 124: 151–156
138. Alexander SA. Levels of root resorption associated with continuous arch and sectional arch mechanics. Am J Orthod Dentofac Orthop 1996; 110: 321–324
139. Remington DN, Joondeph DR, Artun J, Riedel RA, Chapko MK. Long-term evaluation of root resorption occurring during orthodontic treatment. Am J Orthod Dentofac Orthop 1989; 96: 43–46
140. Phillips JR. Apical root resorption under orthodontic therapy. Angle Orthod 1955; 25: 1–12
141. Thongudomporn U, Freer TJ. Anomalous dental morphology and root resorption during orthodontic treatment: a pilot study. Aust Orthod J 1998; 15: 162–167
142. Lee RY, Artun J, Alonzo TA. Are dental anomalies risk factors for apical root resorption in orthodontic patients? Am J Orthod Dentofac Orthop 1999; 116: 187–195
143. Mavragani M, Apisariyakul J, Brudvik P, Selvig KA. Is mild dental invagination a risk factor for apical root resorption in orthodontic patients? Eur J Orthod 2006; 28: 307–312
144. Levander E, Malmgren O. Evaluation of the risk of root resorption during orthodontic treatment: a study of upper incisors. Eur J Orthod 1988; 10: 30–38
145. Mirabella AD, Artun J. Risk factors for apical root resorption of maxillary anterior teeth in adult orthodontic patients. Am J Orthod Dentofac Orthop 1995; 108: 48–55
146. Taithongchai R, Sookkorn K, Killiany DM. Facial and dentoalveolar structure and the prediction of apical root shortening. Am J Orthod Dentofac Orthop 1996; 110: 296–302
147. Oyama K, Motoyoshi M, Hirabayashi M, Hosoi K, Shimizu N. Effects of root morphology on stress distribution at the root apex. Eur J Orthod 2007; 29: 113–117
148. Wickwire NA, Mc Neil MH, Norton LA, Duell RC. The effects of tooth movement upon endodontically treated teeth. Angle Orthod 1974; 44: 235–242
149. Huettner RJ, Young RW. The movability of vital and devitalized teeth in the Macacus rhesus monkey. Oral Surg Oral Med Oral Pathol 1955; 8: 189–197
150. Mattison GD, Delivanis HP, Delivanis PD, Johns PI. Orthodontic root resorption of vital and endodontically treated teeth. J Endod 1984; 10: 354–358
151. Brezniak N, Wasserstein A. Root resorption after orthodontic treatment: Part 1. Literature review. Am J Orthod Dentofac Orthop 1993; 103: 62–66
152. Goldin B. Labial root torque: effect on the maxilla and incisor root apex. Am J Orthod Dentofac Orthop 1989; 95: 208–219
153. Sameshima GT, Sinclair PM. Predicting and preventing root resorption: Part II. Treatment factors. Am J Orthod Dentofac Orthop 2001; 119: 511–515
154. Vlaskalic V, Boyd RL, Baumrind S. Etiology and sequelae of root resorption. Semin Orthod 1998; 4: 124–131

155. Artun J, Smale I, Behbehani F, Doppel D, Van't Hof M, Kuijpers-Jagtman AM. Apical root resorption six and 12 months after initiation of fixed orthodontic appliance therapy. Angle Orthod 2005; 75: 919–926
156. Paetyangkul A, Turk T, Elekdag-Turk S, Jones A, Petocz P, Darendeliler MA. Comparison of the amount of root resorption and the characteristics of resorption craters after the application of light and heavy continuous and controlled orthodontic forces during 4 versus 8 versus 12 weeks. Sydney: University of Sydney, 2007.
157. Hollender L, Ronnerman A, Thilander B. Root resorption, marginal bone support and clinical crown length in orthodontically treated patients. Eur J Orthod 1980; 2: 197–205
158. Sharpe W, Reed B, Subtelny JD, Polson A. Orthodontic relapse, apical root resorption, and crestal alveolar bone levels. Am J Orthod Dentofacial Orthop 1987; 91: 252–258
159. Dermaut LR, De Munck A. Apical root resorption of upper incisors caused by intrusive tooth movement: a radiographic study. Am J Orthod Dentofac Orthop 1986; 90: 321–326
160. DeShields RW. A study of root resorption in treated class II, division I malocclusions. Angle Orthod 1969; 39: 231–245
161. Goldson L, Henrikson CO. Root resorption during Begg treatment; a longitudinal roentgenologic study. Am J Orthod 1975; 68: 55–66
162. Dellinger EL. A histologic and cephalometric investigation of premolar intrusion in the Macaca speciosa monkey. Am J Orthod 1967; 53: 325–355
163. King GJ, Fischlschweiger W. The effect of force magnitude on extractable bone resorptive activity and cemental cratering in orthodontic tooth movement. J Dent Res 1982; 61: 775–779
164. Vardimon AD, Graber TM, Voss LR, Lenke J. Determinants controlling iatrogenic external root resorption and repair during and after palatal expansion. Angle Orthod 1991; 61: 113–122; discussion 123–114
165. Casa MA, Faltin RM, Faltin K, Sander FG, Arana-Chavez VE. Root resorptions in upper first premolars after application of continuous torque moment. Intra-individual study. J Orofac Orthop 2001; 62: 285–295
166. Darendeliler MA, Kharbanda OP, Chan EK, Srivicharnkul P, Rex T, Swain MV, Jones AS, Petocz P. Root resorption and its association with alterations in physical properties, mineral contents and resorption craters in human premolars following application of light and heavy controlled orthodontic forces. Orthod Craniofac Res 2004; 7: 79–97
167. Faltin RM, Arana-Chavez VE, Faltin K, Sander FG, Wichelhaus A. Root resorptions in upper first premolars after application of continuous intrusive forces. Intra-individual study. J Orofac Orthop 1998; 59: 208–219
168. Bondevik O. Tissue changes in the rat molar periodontium following application of intrusive forces. Eur J Orthod 1980; 2: 41–49
169. Owman Moll P, Kurol J, Lundgren D. The effects of a four-fold increased orthodontic force magnitude on tooth movement and root resorptions. An intraindividual study in adolescents. Eur J Orthod 1996; 18: 287–294
170. Owman Moll P, Kurol J, Lundgren D. Effects of a doubled orthodontic force magnitude on tooth movement and root resorptions. An inter-individual study in adolescents. Eur J Orthod 1996; 18: 141–150
171. McNab S, Battistutta D, Taverne A, Symons AL. External apical root resorption following orthodontic treatment. Angle Orthod 2000; 70: 227–232
172. Armstrong D, Kharbanda OP, Petocz P, Darendeliler MA. Root resorption after orthodontic treatment. Aust Orthod J 2006; 22: 153–160
173. Janson GR, De Luca Canto G, Martins DR, Henriques JF, De Freitas MR. A radiographic comparison of apical root resorption after orthodontic treatment with 3 different fixed appliance techniques. Am J Orthod Dentofac Orthop 2000; 118: 262–273
174. Barbagallo LJ, Jones AS, Petocz P, Darendeliler MA. Physical properties of root cementum: Part 10. Comparison of the effects of invisible removable thermoplastic appliances with light and heavy orthodontic forces on premolar cementum. A microcomputed-tomography study. Am J Orthod Dentofac Orthop 2008; 133: 218–227
175. Reitan K. Effects of force magnitude and direction of tooth movement on different alveolar bone types. Angle Orthod 1964; 34: 244–255
176. Han G, Huang S, Von den Hoff JW, Zeng X, Kuijpers-Jagtman AM. Root resorption after orthodontic intrusion and extrusion: an intraindividual study. Angle Orthod 2005; 75: 912–918
177. Weekes WT, Wong PD. Extrusion of root-filled incisors in beagles–a light microscope and scanning electron microscope investigation. Aust Dent J 1995; 40: 115–120
178. Costopoulos G, Nanda R. An evaluation of root resorption incident to orthodontic intrusion. Am J Orthod Dentofac Orthop 1996; 109: 543–548
179. Jimenez-Pellegrin C, Arana-Chavez VE. Root resorption in human mandibular first premolars after rotation as detected by scanning electron microscopy. Am J Orthod Dentofac Orthop 2004; 126: 178–184; discussion 184–195
180. Levander E, Malmgren O, Eliasson S. Evaluation of root resorption in relation to two orthodontic treatment regimes. A clinical experimental study. Eur J

Orthod 1994; 16: 223–228
181. Acar A, Canyurek U, Kocaaga M, Erverdi N. Continuous vs discontinuous force application and root resorption. Angle Orthod 1999; 69: 159–163; discussion 163–174
182. Weiland F. Constant versus dissipating forces in orthodontics: the effect on initial tooth movement and root resorption. Eur J Orthod 2003; 25: 335–342
183. Ballard D, Jones AS, Petocz P, Darendeliler MA. Physical properties of root cementum: Part 11. Comparison of the effects of continuous versus intermittent controlled orthodontic forces on the amount of root resorption using micro-CT scan. University of Sydney: Department of Orthodontics Sydney, 2006
184. Owman Moll P, Kurol J, Lundgren D. Continuous versus interrupted continuous orthodontic force related to early tooth movement and root resorption. Angle Orthod 1995; 65: 395–401
185. Schwartz AM. Tissue changes incidental to tooth movement. Int J Orthod 1932; 18: 331–352
186. Listgarten MA. Electron microscopic study of the junction between surgically denuded root surfaces and regenerated periodontal tissues. J Periodontal Res 1972; 7: 68–90
187. Andreasen JO. Cementum repair after apicoectomy in humans. Acta Odontol Scand 1973; 31: 211–221
188. Brice GL, Sampson WJ, Sims MR. An ultrastructural evaluation of the relationship between epithelial rests of Malassez and orthodontic root resorption and repair in man. Aust Orthod J 1991; 12: 90–94
189. Brudvik P, Rygh P. The repair of orthodontic root resorption: an ultrastructural study. Eur J Orthod 1995; 17: 189–198
190. Reitan K. Bone formation and resorption during reversed tooth movement. In: Kraus BS, Riedel RA. (eds) Vistas in Orthodontics. Philadelphia: Lee & Febiger, 1962; 69–84
191. Vardimon AD, Graber TM, Pitaru S. Repair process of external root resorption subsequent to palatal expansion treatment. Am J Orthod Dentofac Orthop 1993; 103: 120–130
192. Isaacson RJ, Ingram AH. Forces produced by rapid maxillary expansion. II. Forces present during treatment. Angle Orthod 1964; 34: 261–270
193. Owman Moll P, Kurol J. The early reparative process of orthodontically induced root resorption in adolescents–location and type of tissue. Eur J Orthod 1998; 20: 727–732
194. Lindskog S, Blomlof L, Hammarstrom L. Cellular colonization of denuded root surfaces in vivo: cell morphology in dentin resorption and cemen-tum repair. J Clin Periodontol 1987; 14: 390–395
195. Cheng LL. Repair of root resorption four and eight weeks following the application of continuous light and heavy forces four weeks. University of Sydney: Department of Orthodontics, 2007
196. Zimring JF, Isaacson RJ. Forces produced by rapid maxillary expansion. 3. Forces present during retention. Angle Orthod 1965; 35: 178–186
197. Kalkwarf KL, Krejci RF, Pao YC. Effect of apical root resorption on periodontal support. J Prosthet Dent 1986; 56: 317–319
198. Jacobson O. Clinical significance of root resorption. Am J Orthod 1952; 38: 687–696
199. Levander E, Malmgren O. Long-term follow-up of maxillary incisors with severe apical root resorption. Eur J Orthod 2000; 22: 85–92
200. Talic NF, Evans C, Zaki AM. Inhibition of orthodontically induced root resorption with echistatin, an RGD-containing peptide. Am J Orthod Dentofacial Orthop 2006; 129: 252–260
201. Mavragani M, Brudvik P, Selvig KA. Orthodontically induced root and alveolar bone resorption: inhibitory effect of systemic doxycycline administration in rats. Eur J Orthod 2005; 27: 215–225
202. Vazquez-Landaverde LA, Rojas-Huidobro R, Alonso Gallegos-Corona M, Aceves C. Periodontal 5′-deiodination on forced-induced root resorption – the protective effect of thyroid hormone administration. Eur J Orthod 2002; 24: 363–369
203. Boekenoogen DI, Sinha PK, Nanda RS, Ghosh J, Currier GF, Howes RI. The effects of exogenous prostaglandin E_2 on root resorption in rats. Am J Orthod Dentofacial Orthop 1996; 109: 277–286
204. Mah J, Prasad N. Dentine phosphoproteins in gingival crevicular fluid during root resorption. Eur J Orthod 2004; 26: 25–30
205. Balducci L, Ramachandran A, Hao J, Narayanan K, Evans C, George A. Biological markers for evaluation of root resorption. Arch Oral Biol 2007; 52: 203–208

8 牙根再吸收与自锁托槽

Maria Mavragani，Nikolaos Pandis and Theodore Eliades

引言

虽然自锁托槽已经在正畸学中使用了很长时间，制造厂商也在近些年做了大量关于它的广告，但是已发表的正畸学的相关科学依据却较少。关于使用自锁托槽系统治疗后的牙根再吸收情况，相关的研究信息非常缺乏。

正牙学家努力通过评价几个治疗相关因子来减轻正畸引起的炎症性牙根再吸收（OIIRR）[1]。对治疗时间长短、拔除/非拔除治疗方法、颌间弹性装置的使用、方丝弓、装置类型、治疗技术、牙齿移动的类型及程度、力的类型及大小等因素均进行研究分析[2]。

相关文献

Blake等[3]在自锁装置领域，比较应用SPEED及方丝弓矫治器的OIIRR严重程度。SPEED（加拿大安大略省Strite 有限公司）是一种有效的自锁托槽，通过弹簧夹机械装置产生持续旋转和转矩。用根尖周X线片研究了这种对牙根完整性的持续作用与方丝弓矫治器间断作用的差异。发现在上颌中切牙、侧切牙及下颌中切牙上应用这两种装置引起的OIIRR之间没有统计学的显著差异。下颌侧切牙的差异显著($P<0.05$)（图8-1）。作者指出“虽然SPEED自锁托槽中的弹簧夹机械装置产生持续的力，但是这个力不足以增加正畸治疗后的牙根再吸收”。

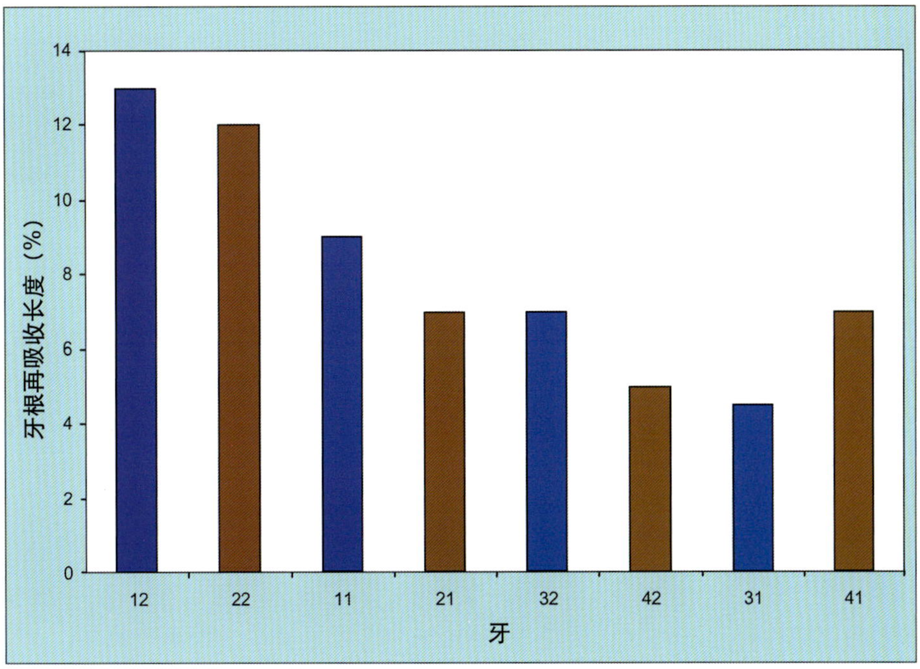

图8-1 应用方丝弓矫治器（蓝色）与SPEED（红色）装置时的牙根再吸收（在Elsevier允许下，改编自Blake等，1995[3]）

最近，Pandis等[4]研究了应用被动自锁及传统托槽治疗后的OIIRR量，两者均有0.022"的狭缝。分别应用Damon2(加利福尼亚州,格伦多拉,ORMCO公司)及Microarch(美国组约波希米亚,GAC公司)自锁装置。治疗前及治疗后曲面断层X线片，用分级牙周探头做大小评估。尽管应用被动自锁装置后OIIRR量趋向增多（P=0.06），但是OIIRR的严重性在被动自锁及传统方丝弓矫治器之间，总的没有统计学差异。

除了上述的两个临床研究，正畸学中再没有出现其他相关的科学报道。但是，制造商声称自锁装置减少牙根再吸收并没有可靠的科学证据。缺少这种研究可能是因为自锁装置在教育机构的正畸诊疗所中应用较晚，而在这些正畸诊疗所中经常开展这样的研究。

影响OIIRR的潜在因素

因为有关科学证据的缺乏，在我们现有的知识基础上，尝试一项与自锁装置治疗与OIIRR重要性相关的评估。这并不是尝试去回答价值百万美元的问题，即“自锁装置与传统装置相比引起更多、更少或同样的OIIRR？”这只是临床医师尝试同化知识，为将来的研究提出一些观点。

力的大小

自锁装置的一个值得提倡的优点是，因为摩擦力低使治疗期间应用轻力成为可能[5]。力的大小被认为是一种OIIRR的危险因素[6, 7]。但是更多最近的研究发现总计200cN的力强度不一定增加牙根再吸收的严重程度。在人类用来向颊移动前磨牙的力，从50增加到100cN 及200cN不会影响牙根再吸收的量[8, 9]。Maitha等[10]在研究小猎犬前磨牙上分别应用10、25、50、100及200 cN的力时得出相同的结论。在另外一项研究中，透明样区域的范围与力的水平无关[11]。根据先前的报道，在应用自锁装置治疗期间应用轻力的可能性并不会对减少OIIRR有好处，即任何治疗中应用的力都不应超过200cN水平。

缩短治疗时间

治疗时间长短是OIIRR的危险因素这一观点已是共识。大多数研究显示，治疗时间越长，牙根越短[10 ~ 14]。自锁装置减少治疗时间4 ~ 6个月，减少4 ~ 7次就诊[15, 16]。但是，一些最近的前瞻性研究却没有显示出应用自锁装置可以缩短最初牙齿校正的时间[17, 18]、下颌牙齿拥挤的矫治[19]、用滑动力学进行空间封闭的所需时间[20]。根据作者的最新文献，在治疗后期节省任何治疗时间都是可能的，或者只在某些类型的患者才会发生，或者根本就没有治疗时间的缩短。现有的对OIIRR的危险因素的认知，在节省时间的同时，人们期待牙根本质的节省。在评估结果时，实际缩短的治疗时间应该被考虑进去，但是，在大多数情况下对OIIRR潜在的缩短时间的效果并不相似。

非拔牙治疗的高频率

据称，某些自锁装置增加了牙科单位治疗病例时更多使用非拔牙治疗的可能性，并维持完整的牙列。数个研究评价了拔牙治疗对OIIRR的影响。除了个别情况外[3, 22]，大多数研究认为拔牙治疗与OIIRR严重程度之间没有关联[12, 23, 24]。如果是这样，使用自锁装置的非拔牙治疗将不会影响牙根的完整性。

持续的力

从生物化学角度看，自锁装置最主要的优点之一是可以应用持续的力，这被认为对牙齿移动有利。然而，关于OIIRR，有些研究得出结论：持续的力比消减的力引起的牙根再吸收量更大。Maltha等[10]在小猎犬中，每天停止装置作用8个小时，结果比持续应用力的情况下减少了40% ~ 70%的牙根再吸收量（图8-2)。在鼠中每天停止作用4 ~ 9小时获得相似的结果[25]（图8-3)。

Owman-Moll等[26]进行了一项临床试验研究，用一种固定正畸装置引起上颌前磨牙的向颊移动，并没有发现相同大小（50cN）的持续用力与间断用力（每4周间断1周）引起的OIIRR严重程度之间有差异。在Acar等[27]的另外一项研究中，对上颌前磨牙尖复位持续使用弹性装置比间断使用弹性带(每天12小时)引起的牙根再吸收量大。这些结果得到了Weiland的肯定[28]。总共27例计划做拔牙治疗患者的84颗前磨牙在一项口腔分区试验设计研究中被向颊移动。每个前磨牙使用一条0.016"不锈钢丝，每4周激活一次，激活后应用力迅速降到零。对侧的前磨牙应用超弹性丝，最初激活后就不再触碰它。12周的试验后，拔除牙齿，评估牙根再吸收缺损。除了再吸收缺损的深度，它们的直径、面积及体积在应用超弹性装置组均比应用不锈钢组的大140%。

在临床条件下，应用固定装置6个月后，临时终止治疗2 ~ 3个月可以明显减少牙根再吸收量，如标准化X线片所示[29]（图8-4)。

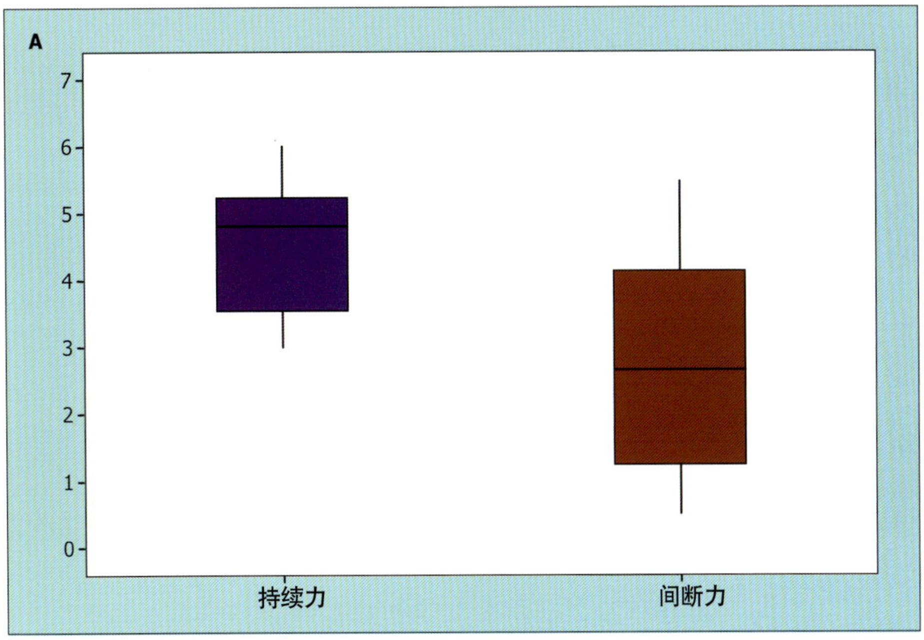

图8-2 应用持续力及间断力的盒状及线状图结果，标示中位数、第5、第25、第75及第95百分数

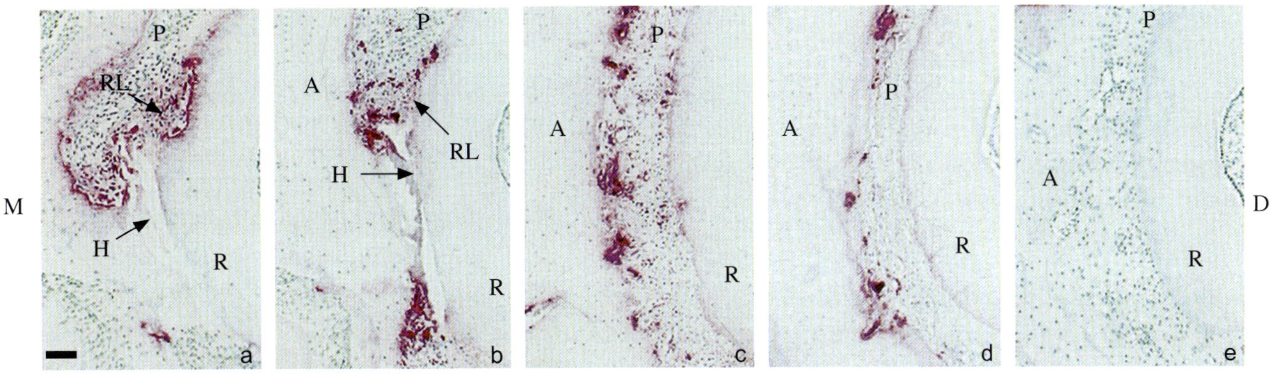

图8-3 第14天5组第一磨牙远中颊牙根的近中压力面

给出的小时数表示装置每天灭活的时间。a. 0小时组；b. 1小时组；c. 4小时组；d. 9小时组；e. 对照组。0小时组及1小时组发现玻璃样变组织及牙根再吸收破坏（a、b）。相反，4小时组及9小时组的玻璃样变组织及牙根再吸收破坏较少（c、d）。在对照组，牙根表面没有可识别的TRAP阳性细胞（e）。（A. 牙槽骨；R. 牙根；P. 牙周韧带；RL. 再吸收缺损；H. 透明样组织；M. 近中的；D. 远中的；TRAP染色；标尺=50μm）（来自Kameyama等，2003[25]）

a
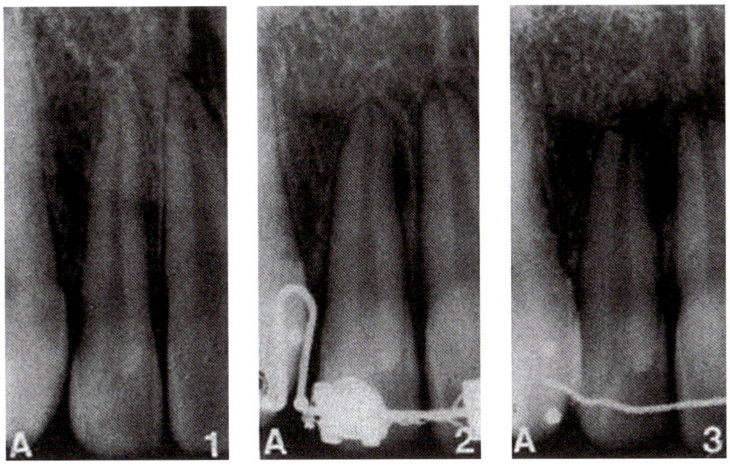

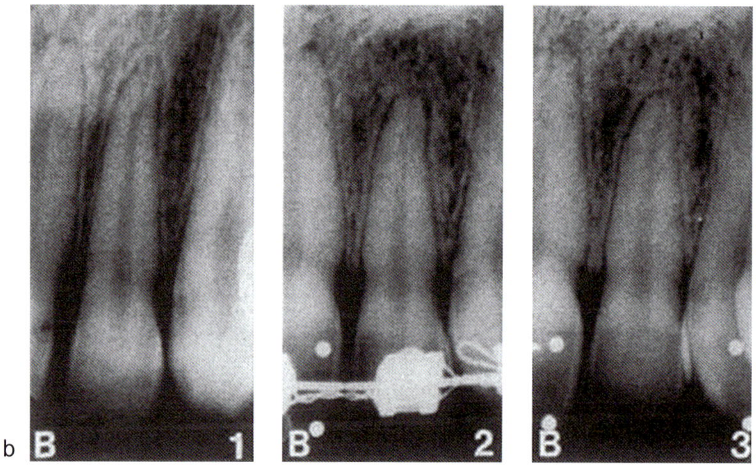

图8-4 牙根再吸收的典型效果
a. 不间断治疗；b. 间断的治疗。(1) 治疗前；(2) 治疗开始后3个月；(3) 治疗后（改编自Levander等1994[29]，得到牛津大学学报批准）

显示持续力引起OIIRR的增加的研究，其理论显示了休息期对于牙根再吸收缺损修复的重要性。Rygh[30]指出“持续应用正畸力时再吸收过程将持续到即使所有的透明样组织消除后。如果正畸力不持续或者降低到某个水平以下，牙根再吸收缺损得到修复”。作者发现，Wistar鼠磨牙应用力停止后21天，在所有鼠中可以看到再吸收缺损发生修复（图8-5）。但是，在残余透明样组织的附近再吸收活动依然明显（图8-6）。牙根表面观察不到抗酒石酸锑钾酸性磷酸酶（TRAP）阳性细胞（图8-7）。Brudvik和Rygh[31]应用传导电子显微术，显示力终止后修复过程近似于在牙齿发育过程中的早期牙骨质发生（图8-8）。另外，机械压力及透明样组织的减少，血管结构与功能的恢复，细胞因子生成减少及随后的破牙细胞形成，被认为是力消减引起的保护机制[25]。在持续向内的力作用于人类牙骨质及牙周韧带得出的研究结果基础上，Faltin等[32]建议理想的持续力水平应该低于间断力，以保持组织的完整性。

Weiland[33]指出“足够大而引起牙周韧带坏死及持续时间足以阻止牙根表面缺损修复的力是危险而不建议使用的”。在大多数临床治疗中正畸力是持续的，但在激活间期是衰减的。治疗间期的长短没有在文献中具体给出，但是估计在1～2周[10]。

自锁装置据报道产生持续的正畸力。由于上述治疗中止的优点没有体现，使用自锁托槽治疗时的牙根完整性依赖于它们消除再吸收过程启动的能力。据推测情况就是这样，因为应用轻力自锁装置可能保持血管的完整性，预防坏死组织的形成[21]。这对我们努力达到正畸群体的生物学有利的牙齿移动非常重要，但是仍需开展进一步的研究在组织学水平加以证明。

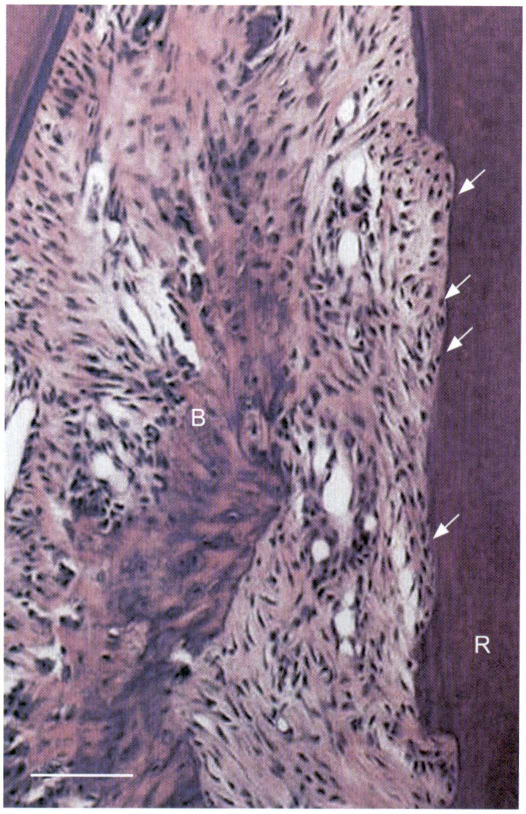

图8-5 过渡到修复期（21天），牙根表面（箭头所示）的单核细胞（R，牙根；B，牙槽骨；标尺=100μm）

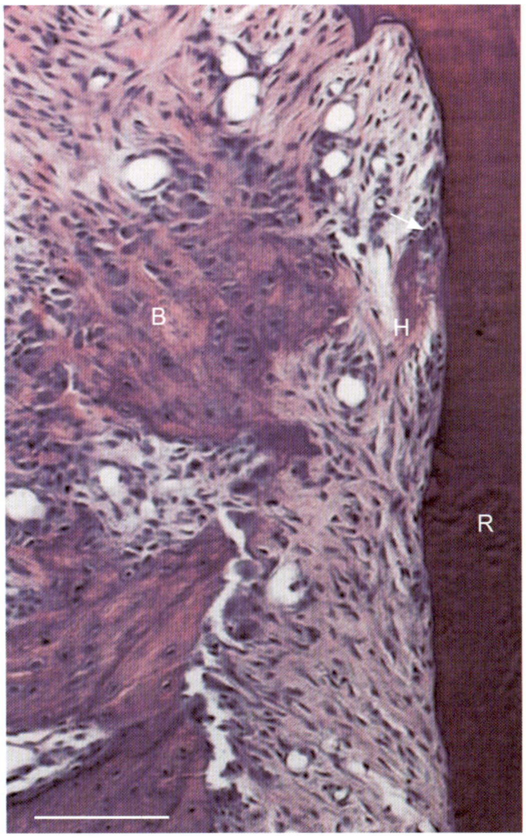

图8-6 21天。早期再吸收缺损的修复。多核细胞(箭头所示）靠近透明样组织（H）(R，牙根；B，牙槽骨；标尺=100μm)

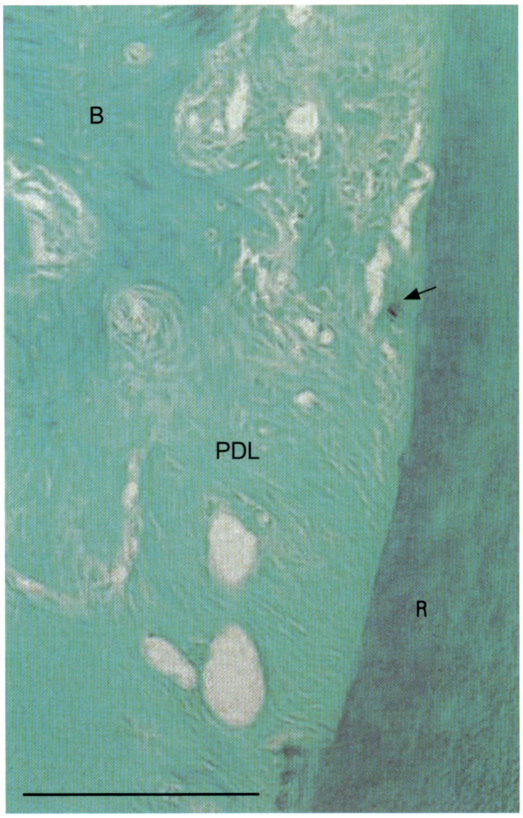

图8-7 21天，牙根表面没有TRAP阳性细胞。牙周韧带的坏死组织残留物中的TRAP淡染细胞（R，牙根；B，牙槽骨；标尺=100μm)

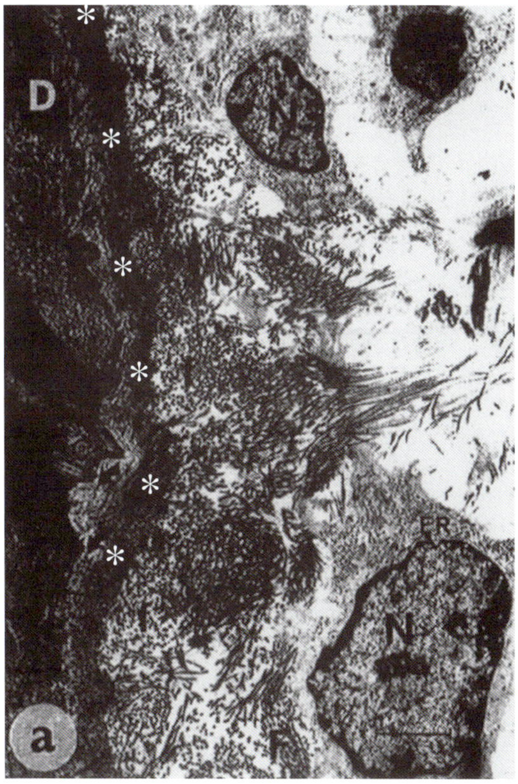

图8-8 牙齿移动后力应用终止21天的再吸收缺损修复。亮区将一层新的电子致密物质（星号所示）及再吸收牙本质（D）分离。胶原纤维层（F）在致密区与牙周韧带细胞区（N）之间（ER，内质网；标尺=2μm)（改编自Brudvik和Rygh，1995[31]，得到牛津大学学报的批准）

但是，我们不应该认为牙根再吸收过程是只有正畸治疗才有的特征。外部的牙根再吸收也可以出现在未进行治疗的牙齿上[7, 34]（图8-9)。再吸收活动在我们给患者使用我们认为是“最好的最先进的装置”前就可能已经存在。在这种情况下，我们无法察觉到不引起再吸收缺损形成的装置对OIIRR的抵抗作用。牙根再吸收的原因及机制是多因素的，正畸治疗只是其中的一部分。患者相关因素非常重要，同时也很难控制。

尽管问题很复杂，但是我们有责任阐明我们应用在口内组织装置的效果，进行生物学上可预知的治疗，给科学团体提供完整的关于我们治疗模式的证据。自锁装置与三维成像及骨内固定物，被认为是将来正畸学的三大重要领域[35]。当计划未来的研究时，这个领域值得我们特别关注。

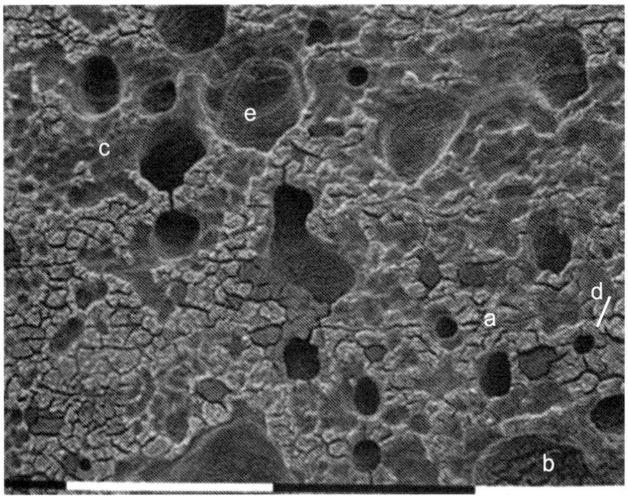

图8-9 未治疗牙根表面牙骨质完整（a），已修复的早期再吸收（b），浅表的再吸收（c），小的孤立缺损（d），有牙本质小管开放的深的再吸收（e）（0天SEM，标尺=100μm）（改编自Mavragani等，1994[34]，得到牛津大学学报的批准）

参考文献

1. Brezniak N, Wasserstein A. Orthodontically induced inflammatory root resorption. Part I: the basic science aspects. Angle Orthod 2002; 72: 175–179
2. Brezniak N, Wasserstein A. Orthodontically induced inflammatory root resorption. Part II: the clinical aspects. Angle Orthod 2002; 72: 180–184
3. Blake M, Woodside DG, Pharoah MJ. A radiographic comparison of apical root resorption after orthodontic treatment with the edgewise and Speed appliances. Am J Orthod Dentofac Orthop 1995; 108: 76–84
4. Pandis N, Eliades T. External apical root resorption in patients treated with conventional and self-ligating brackets. Am J Orthod Dentofac Orthop 2008; 134: 646–651
5. Sims AP, Waters NE, Birnie DJ, Pethybridge RJ. A comparison of the forces required to produce tooth movement in vitro using two self-ligating brackets and a pre-adjusted bracket employing two types of ligation. Eur J Orthod 1993; 15: 377–385
6. Stenvik A, Mjör IA. Pulp and dentine reactions to experimental tooth intrusion. A histologic study of the initial changes. Am J Orthod 1970; 57: 370–385
7. Harry MR, Sims MR. Root resorption in bicuspid intrusion. A scanning electron microscope study. Angle Orthod 1982; 52: 235–258
8. Owman-Moll P, Kurol J, Lundgren D. Effects of a doubled orthodontic force magnitude on tooth movement and root resorptions. An inter-individual study in adolescents. Eur J Orthod 1996; 18: 141–150
9. Owman-Moll P, Kurol J, Lundgren D. The effects of a four-fold increased orthodontic force magnitude on tooth movement and root resorptions. An intra-individual study in adolescents. Eur J Orthod 1996; 18: 287–294
10. Maltha JC, van Leeuwen EJ, Dijkman GE, Kuijpers-Jagtman AM. Incidence and severity of root resorption in orthodontically moved premolars in dogs. Orthod Craniofac Res 2004; 7: 115–121
11. Von Böhl M, Maltha J, Von den Hoff H, Kuijpers-Jagtman AM. Changes in the periodontal ligament after experimental tooth movement using high and low continuous forces in beagle dogs. Angle Orthod 2004; 74: 16–25
12. Zachrisson BU. Cause and prevention of injuries to teeth and supporting structures during orthodontic treatment. Am J Orthod 1976; 69: 285–300
13. McFadden WM, Engström C, Engström H, Anholm JM. A study of the relationship between incisor intrusion and root shortening. Am J Orthod Dentofac Orthop 1989; 96: 390–396
14. Taithongchai R, Sookkorn K, Killiany DM. Facial and dentoalveolar structure and the prediction of apical root shortening. Am J Orthod Dentofac Orthop 1996; 110: 296–302
15. Baumrind S, Korn EL, Boyd RL. Apical root resorption in orthodontically treated adults. Am J Orthod Dentofac Orthop 1996; 110: 311–320
16. Eberting JJ, Straja SR, Tuncay OC. Treatment time, outcome, and patient satisfaction comparisons of Damon and conventional brackets. Clin Orthod Res 2001; 4: 228–234
17. Harradine NW. Self-ligating brackets and treatment efficiency. Clin Orthod Res 2001; 4: 220–227
18. Miles PG. SmartClip versus conventional twin brackets for initial alignment: is there a difference? Aust Orthod J 2005; 21: 123–127
19. Miles PG, Weyant RJ, Rustveld L. A clinical trial of Damon 2 vs conventional twin brackets during initial alignment. Angle Orthod 2006; 76: 480–485
20. Pandis N, Polychronopoulou A, Eliades T. Self-ligating vs conventional brackets in the treatment of mandibular crowding: a prospective clinical trial of treatment duration and dental effects. Am J Orthod Dentofac Orthop 2007; 132: 208–215
21. Miles PG. Self-ligating vs conventional twin brackets during en-masse space closure with sliding mechanics. Am J Orthod Dentofac Orthop 2007; 132: 223–225
22. Damon DH. Treatment of the face with biocompatible orthodontics. In: Graber TM, Vanarsdall RL, Vig KWL (eds) Orthodontics. Current Principles and Techniques, 3rd ed. St Louis: CV Mosby, 2005; 753–831
23. Sameshima GT, Sinclair PM. Predicting and preventing root resorption: Part I. Diagnostic factors. Am J

Orthod Dentofac Orthop 2001; 119: 505–510
24. Kennedy DB, Joondeph DR, Osterberg SK, Little RM. The effect of extraction and orthodontic treatment on dentoalveolar support. Am J Orthod 1983; 84: 183–190
25. Kameyama T, Matsumoto Y, Warita H, Soma K. Inactivated periods of constant orthodontic forces related to desirable tooth movement in rats. J Orthod 2003; 30: 31–37
26. Owman-Moll P. Orthodontic tooth movement and root resorption with special reference to force magnitude and duration. A clinical and histological investigation in adolescents. Swed Dent J Suppl 1995; 105: 1–45
27. Acar A, Canyűrek Ű, Kocaaga M, Erverdi N. Continuous vs discontinuous force application and root resorption. Angle Orthod 1999; 69: 159–164
28. Weiland F. Constant versus dissipating forces in orthodontics: the effect on initial tooth movement and root resorption. Eur J Orthod 2003; 25: 335–342
29. Levander E, Malmgren O, Eliasson S. Evaluation of root resorption in relation to two orthodontic treatment regimes. A clinical experimental study. Eur J Orthod 1994; 16: 223–228
30. Rygh P. Orthodontic root resorption studied by electron microscopy. Angle Orthod 1977; 47: 1–16
31. Brudvik P, Rygh P. The repair of orthodontic root resorption: an ultrastructural study. Eur J Orthod 1995; 17: 189–198
32. Faltin RM, Faltin K, Sander FG, Arana-Chavez VE. Ultrastructure of cementum and periodontal ligament after continuous intrusion in humans: a transmission electron microscopy study. Eur J Orthod 2001; 23: 35–49
33. Weiland F. External root resorptions and orthodontic forces: correlations and clinical consequences. Prog Orthod 2006; 7: 156–163
34. Mavragani M, Amundsen OC, Selliseth NJ, Brudvik P, Selvig KA. Early root alterations after orthodontic force application studied by light and scanning electron microscopy. Eur J Orthod 2004; 26: 119–128
35. Keim RG. Editor's corner: orthodontic megatrends. J Clin Orthod 2005; 39: 345–346

9 牙表面口腔微生物的附着

Daniel J.Smith

引言

牙菌斑是研究最多的，或许也是人类体内最复杂的生物膜。事实上，口腔包含不只是一种，而是几种不同的生物膜，各自有具体的位置和生态环境。牙齿、颊、牙龈和腭上皮、龈沟上皮、舌头和众多的小唾液腺管各有特点，其特征是与其环境相适应的生物膜相匹配的。即使在牙齿表面，生物膜的成分也受以下几方面的影响而不同，即在口腔中的位置、牙齿表面的类型以及在龈上和龈下的位置。牙齿表面的环境将受到多种因素的调节，如温度、宿主或细菌衍生的营养素、pH、氧分压、口腔卫生、先天和适应性的宿主防御以及外源性微生物的考验。此外，口腔生物膜不是静态的，而是随着健康和疾病两者间条件的变化调节而改变。

口腔生物膜混合了一般生物膜形成中所具有的所有特征。Marsh[1]已经描述了一个生物膜联合体形成中的几个阶段。第一阶段是外源性细菌通过覆盖在牙表面的浮游生物或大量水相在宿主生物膜上播散。例如，母源性的微生物群可利用唾液通过亲吻或品尝食物的方式传播给婴儿。水和食物也可作为细菌传播的媒介。此外，作为细菌传播和再定位的媒介，浮游生物还可提供营养素，并清除生物膜形成过程中产生的废物。

生物膜联合体形成的第二个阶段是传播有机物最初的附着和定居。在最早的阶段，对于后天的菌膜对釉质和更早期的寄生细菌，弱静电力提供可逆附着。不可逆的附着通过细菌黏着素的释放随之而来，该物质能与牙表面的蛋白膜中或寄居细菌表面的受体结合。在口腔链球菌属中就包括这些“先锋微生物”。然后这些微生物就增加、聚集、分离到消失或寄居到新的地方。

生物膜通过环境条件的调整，由这些先驱微生物建立。pH的改变、营养素的添加或消除和浮游生物中宿主的抗菌因素能干扰部分有机体的细菌附着，或者通过宿主或细菌成分的溶蛋白性裂解使表位暴露，从而促进其他有机物的寄生。这些变化经常允许额外的细菌种属的寄生，它们的附着和生长可通过生物膜环境中更多的修饰而被增强，同时也产生更多的复杂性。这种所谓的微生物的序列增加物种多样性，直到生物膜成熟为一个在牙齿表面，由许多具有细菌功能的生态位组成的顶级联合体。与发育不成熟的联合体相比，由于发育过程中具有适应性的多级性，这种生物膜更加稳定。Socransky 和Haffajee[2]已经将这种顶级的联合体定义为是“一种自我复制的实体，它能以惊人的精确度再生”。这种顶级联合体能经受显著的变化，尤其明显的是在外界环境持续变化或当宿主抵抗力低下时。

细菌的相互作用导致生物膜的发育成熟

口腔中微生物的发育有许多因素相互作用和内部相关性的参与[3]。宿主与细菌间的相互作用、细菌间和细菌内部的相互交通及附着网络都导致一个顶级联合体的形成。本质上讲，细菌和牙齿间产生的相互作用并不是发生在牙齿自身的表面，而是发生在釉质表面暴露于唾液后立刻形成的唾液薄膜中包含的成分。这些成分（其中一部分将在下面讨论）能与细胞表面或生物膜的基质中细菌的产物结合。比如口腔链球菌，包括致龋的变形链球菌，都有细菌细胞表面配体，其对唾液的凝集素有特异性。事实上，大部分的唾液蛋白能与许多口腔链球菌种类结合，这可解释观察到的现象，即这些有机物都是在婴儿期和清洁的牙齿表面最早结合上去的。在成熟的口腔生物膜中另一个突出的成分是放线菌属，它们的纤毛能结合唾液起源处薄膜结合部富脯氨酸蛋白的表位。龈紫单胞菌，一种龈下的革兰阴性菌属，与牙周病相关，已有报道与纤维蛋白原有相互作用。

细菌间的附着现象有很大的不同。这些附着现象为细菌加入到成熟的生物膜提供了一个途径，以及细菌物质（如DNA，新陈代谢的终产物）交换的环境，以利于当前“定居者”的适应或其生长。这些相互作用能导致血小板中微结构的变化。例如，具核梭杆菌表面有口腔链球菌修饰的种类，是一种革兰阴性厌氧菌。这种结果被描述为“玉米芯”。Kolenbrander等[4]已对这些聚合现象做了广泛的研究。他们的研究结果显示，在普通的口腔生物膜成分的聚合是很特殊的，可导致种特异性的“聚合形态”。一些生物膜的成分，如牙龈卟啉单胞菌几乎没有显示出跨种属的相互作用，同时报道显示，核梭杆菌在口腔细菌种属中有较广泛的相互作用。报道也显示，对于两种不相关的生物膜成分核梭杆菌和洛氏普雷沃菌，口腔链球菌可作为一种桥梁组织。不相关的细菌对聚合有机物同一结构竞争的亲和力不同，也影响顶级联合体的最终组成成分。

在生物膜中营养的相互依赖性对细菌的生存也是重要的。例如，乳酸盐是许多口腔链球菌，包括致骨疽或龋齿链球菌，碳水化合物代谢的产物。韦荣球菌属能将这种乳酸盐应用于它们的代谢作用中，并且已经显示，这个过程能降低一种致酸植物的致龋能力。这种现象可观察到的另一个例子[5]是，需蚁酸盐的直肠肌弯杆菌能将血链球菌碳水化合物代谢的产物用于自己的生长。

在牙表面的成熟生物膜中，细菌存活和生长的其他机制也是重要的[6]。牙生物膜中细菌细胞的密度明显导致水平基因转移的有效数量，这对持续的生长是比较重要的特性。这些属于群体效应的机制已经显示对口腔细菌的生物膜形成是关键的，如格氏链球菌和变形链球菌。这些细菌经历遗传转化的能力与它们对有刺激能力肽类的分泌有关，这些肽类能引发与转变和酸耐受性相关的基因池的转录。细胞密度的增加可活化这个comCDE 系统。相反的，变形链球菌的勒克斯群体效应系统在不同的种属中影响生物膜的形成。其他几种双组分的调节系统在生物膜的形成中也是很重要的。这些其中的群体效应系统，在同样的生态环境中，在系统发育的远距离的细菌中可产生共享基因。

口腔细菌的考验

现代技术已经检测到在人类牙的生物膜中有650多种细菌种属[7]。然而，这些细菌大约有一半不能被培养，因此它们在生物膜形成机制中的稳定作用尚不清楚。细菌成分的多样性确实令人惊奇，因为所有的细菌类群都是有代表的。在一项以口腔健康为主题的研究中，应用基因放大和基因测序技术，显示在一个人的口腔中，有72种不同的种属占优势[8]。口腔内许多的微生物环境（如龈上龈下的牙齿表面、舌头、颊黏膜上皮、硬软腭和扁桃体）常被两种普通的细菌种类，如草绿色链球菌和孪生链球菌寄居，同时也有各个位置独特的细菌种属。受试者明显的特殊多样性也是存在的，甚至于在口腔中的优势菌属中也是同样的。疾病的出现造成多样性的另一标准，因为在口腔中的细菌概况，特别是在健康个体的牙表面，与疾病对象的概况是不一样的。

这些复杂的生物膜的形成开始于生命的较早时期。出生后不久，婴儿的口腔有以下细菌寄居：轻型链球菌、口腔链球菌（ 口腔上皮)、唾液链球菌（在舌头）[9, 10]。这些所谓的生物开拓者自母亲垂直传播，并且常常是长牙前婴儿重要的口腔链球菌。 在这一时期内氏放线菌也是最先寄居的细菌。现代细菌鉴定的DNA 技术已经揭示了在生命的早期，在口腔中有另外的口腔菌丛，虽然在某些方面，它们的寄居可能是短暂的。

出牙提供了新的生态环境。因此，在这样变化的环境中，口腔中细菌种属的数量和复杂性是增加的。在正常的饮食条件下，在一开始的几年，链球菌寄居呈低水平，如血链球菌、格氏链球菌和变异链球菌，虽然母系感染的程度和饮食资源的暴露程度能影响变形链球菌群的流行和寄居水平。其他的放线菌属在出牙后也可检测到。许多的革兰阴性厌氧微生物（如产黑色素普氏菌、核梭杆菌、极小韦荣球菌和月形单胞菌属）在两岁孩子的口内就可观察到，包括与牙周病相关的细菌（如牙龈卟啉单胞菌，福赛斯坦纳菌和集结菌放线杆菌)。但是，观察到牙周病原体的频率，明显低于与健康相关的厌氧菌（如普雷沃菌属和弯曲杆菌属）的频率。此外，直到生命的晚期，这些厌氧菌中的一部分的寄居仍可能是暂时的。Tanner[11]指出，舌头的生物膜对于成熟中的牙生物膜来说，可以作为一种储存池。

基于成人清洁牙面的再生成的研究，生物膜以一种可预期的进展的模式，在龈缘上的表面结合[12]。革兰阳性菌占据最初再生成的联合体。在早期的24 ～ 48小时，链球菌属寄居，并在牙形成的生物膜中占优势。放线菌属在生物膜形成的早期也就出现了，然后数量增加，并保持在较高的百分比，与龈下菌斑形成中的链球菌属相比。到第7天，革兰阴性菌的细菌百分比明显增加。梭杆菌属、韦荣球菌属和噬二氧化碳细胞菌属在这一时期是较突出的，并在健康的龈缘上的顶级联合体中保持重要的数量。

体外营养素的数量和类型的变化能调节从健康人到疾病患者的龈缘上生物膜的成分。例如，蔗糖的利用率导致一些糖解的小生物群进入的流行，特别是变形链球菌属（图 9-1）。这些致龋链球菌属最初是通过细菌细胞表面配体抗原Ⅰ/Ⅱ家族的一种在生物膜中与唾液成分相结合。这种寄居对宿主而言几乎没有影响，除非在浮游生物中有蔗糖。事实上，由于这些链球菌的存在，葡糖转移酶类是减少的，并合成几种来源于二糖的葡聚糖。然后，葡聚糖又能聚集变形链球菌，导致这种产酸菌在生物膜中所占的百分比增加。这个过程可以几种方式改变寄居环境。代谢产生的乳酸可导致生物膜中pH的降低，从而牙齿的结构将处于去矿化的危险中。这种牙齿结构的流失，将形成一种新的寄居环境。另外，某些喜欢酸环境的细菌，如韦荣球菌属，它们的数量就会增加。此外，葡聚糖支配的生物膜基质能改变营养素和代谢终产物在生物膜中的播散途径。

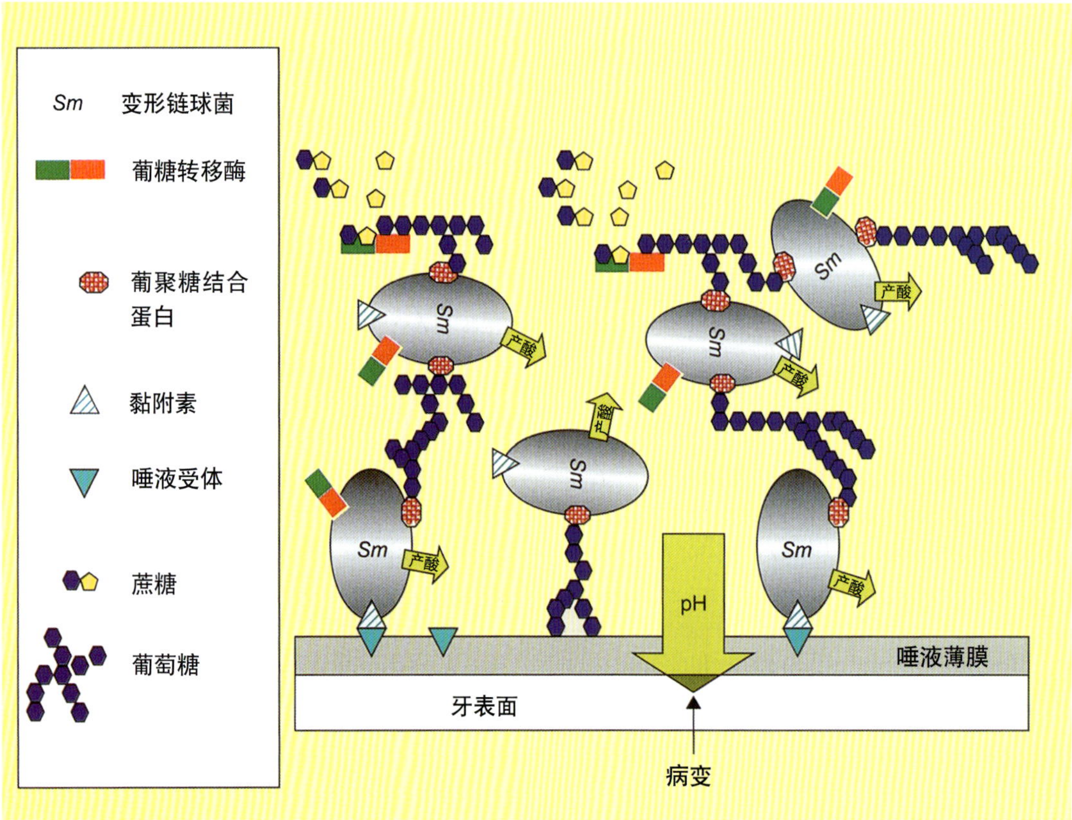

图 9-1 变形链球菌在牙生物膜表面的黏附和集聚

龈下生物膜在两种不同的表面形成，即牙和龈沟上皮。在这些位置，微生物群落的寄居和需要的营养素来源于牙龈沟液，而不是唾液。Paster等[7]已经证实，大约有500种龈下菌属，虽然这些菌属并不是均匀分布的。在健康的个体，大部分菌属的数量在龈下都比龈上少。在健康的浅的龈下位置，内氏放线菌是一种优势菌属。有报道显示，不同种属的联合可出现在健康和疾病的不同龈下生物膜中[2]。在健康个体中，种属的大小和联合在龈上和龈下是非常相似的。放线菌属、链球菌属、噬二氧化碳细胞菌属和韦荣球菌属都是优势菌属。患病的龈下生物膜是以不同细菌的联合为特征[12]。例如，在疾病的个体中，在松软附着的龈下生物膜中，弯杆菌、梭杆菌和某些卟啉菌是经常可以观察到的。大部分与牙周病相关的细菌是所谓红色复合体（龈紫单胞菌、福赛斯坦纳菌和齿垢密螺旋体）的表皮相关微生物。有效营养成分、细菌聚合和蛋白水解力的改变、上皮表面区域和炎症因素都影响健康和疾病个体的寄居环境的变化。

唾液成分与口腔细菌的相互作用

由唾液产生的一系列宿主因素，影响细菌在牙表面的黏附、生存或生长。唾液产生因素对细菌的影响表现在浮游生物状态和包被在牙和支持组织上的生物膜。这种唾液的包衣被称为“唾液薄膜”，出牙后立即在牙上形成。因此，最初细菌与牙的相互作用并不是与它们自身的羟基磷灰石表面，而是与唾液膜中的唾液蛋白和糖蛋白成分相互作用。

大多数的唾液有机组分通过某些途径与细菌相互作用。几种唾液蛋白/糖蛋白通过直接依附于细菌细胞壁上的多肽或细胞外结构起作用。唾液凝集素糖蛋白gp340的相互作用就是这种现象的其中一例。这种糖蛋白能够在几种口腔链球菌中找到，通过黏附细胞壁的Ⅰ/Ⅱ家族抗原发挥作用，这些链球菌存在于龋齿中[13]，这些链球菌中的某些菌种仅表达Ⅰ/Ⅱ家族抗原的一种（例如：变形链球菌），相比之下，假链球菌寄居于口腔上皮中，表达两种不同的Ⅰ/Ⅱ多肽[14]。如果gp340凝集素抗原Ⅰ/Ⅱ的相互作用发生在流动阶段，细菌会被集聚和吞噬，定居能力将会降低。如果该唾液凝集素被隔离在生物膜中并且有适当的营养供细菌生长和繁殖，gp340和抗原Ⅰ/Ⅱ多肽之间的相互作用将能使细菌在生物膜中集聚。有证据指出浮游生物阶段的相互作用不同于发生于生物膜中的结合。这种在浮游生物阶段和生物膜阶段的细菌相互作用的差别，是生物膜生理功能上的一个重要特征。

唾液黏蛋白（MG1和MG2）对于口腔健康至关重要，这些富含碳水化合物的糖蛋白由主腺泡细胞（下颌下腺和舌下腺）及小唾液腺分泌，对口腔起到多种保护和润滑作用。这两种黏蛋白中，MG2主要与细菌的相互作用相关，例如同牙龈下生物膜相联系的革兰阳性口腔链霉菌，革兰阴性菌A.伴放线杆菌和啮蚀艾肯菌有机物能导致牙周疾病。蛋白和碳水化合物可能是相互作用的决定性因素。这些相互作用中的一些似乎需要额外的组分，因为在纯化时连接的丧失[15]。但是，MG2的纯化形式保留结合牙科病原体S.变形链球菌的能力并且表现出抗白色念珠球菌的活性[16]，推测这些结合通过吞噬作用来清除细菌和真菌。

其他的唾液蛋白如富含脯氨酸蛋白（PRPs）和富含酪蛋白在唾液流动的和牙的生物膜影响细菌的能力不同[17]。这些微小酸性的蛋白质能在唾液中钙磷酸盐过饱和时抑制晶体的形成。PRPs和富酪蛋白在薄膜形成时与牙釉质结合。结果，一种表位或者说是几种表位就暴露出来了，能够识别放线菌，这种细菌是口腔内的共生物。当PRPs处于唾液流动阶段时的这种表位是隐藏的，因此被称为“隐藏表位”。由于大多数唾液蛋白在生命早期就开始表达，因此这种相互作用可能是口腔正常菌群选择的一部分。有趣的是，牙周疾病相关菌牙龈卟啉单胞菌的菌毛同样与PRPs和富酪蛋白结合，尽管结合区域有所不同[18]，PRPs由于在体外实验中显示能抑制HIV-Ⅰ的感染因而被报道其具有抗病毒活性，可能通过与HIV-Ⅰ病毒的外衣蛋白gp120结合来发挥作用[19]。

几种唾液蛋白能够影响细菌，可渗入口腔生物膜，主要并不是通过黏附和与表面结构结合。80kDa的乳铁蛋白由唾液腺腺泡和上皮细胞产生，是一种铁合蛋白（2原子/分子）。许多细菌的新陈代谢和生长需要铁。乳铁蛋白能够与细菌争夺铁而限制其生长。有报道指出未与铁结合的乳铁蛋白能够对口腔病原牙龈卟啉单胞菌产生作用[20]。过氧化物酶由唾液上皮细胞产生。在唾液中存在硫氰酸和细菌产生过氧化物的情况下，这些蛋白产生高度活化的硫氰酸盐铁。抑制易感菌生长的是硫氧系代谢酶，它能通过改变口腔内环境使其不适宜有机物生存。溶菌酶，一种14kDa的蛋白质，由唾液上皮产生。该酶能将革兰阳性菌细胞壁中N-乙酰胞壁酸与N-乙酰葡糖胺间的β-1,4键切断，以裂解细胞而达到杀菌目的。其次，这些蛋白产生的杀菌作用包括对细菌的聚合与清除，产生致死羟基自由基，与唾液中SIgA抗体有潜在协同作用。

富含组氨酸的基础肽、组氨酸，是另一组具有抗微生物活性的唾液成分的代表[21]。这些多肽由腮腺和下颌下腺分泌并具有抗真菌作用，特别是24残基翻译后修饰的组氨酸5。对它们抗菌活性的研究多被用于念珠菌和隐球菌。其作用机制被认为和通过与胞膜蛋白结合进而抑制ATP裂解有关，这将进一步引起细菌的死亡[22]，虽然在唾液中组氨酸受到细菌和宿主蛋白酶的降解，但其抗真菌活性仍然被保留下来[23]。再者，体外实验表明组氨酸具有其他影响细菌的作用，包括干扰牙龈卟啉单胞菌-变形链球菌的集聚并抑制酶的活性。

其他宿主产生的多肽也显示含有抗菌成分。这其中的LL-37[24]，hBD1 ～ hBD4由牙龈上皮和唾液腺分泌。相比之下，α-防御素主要由多形白细胞即人中性粒细胞肽产生（HNP1-4），hBDs和HNPs均有3个二硫键、抗菌肽、一种中性粒细胞的产物，含有一个二硫键。hBDs和抗菌肽对变形链球菌、血链球菌、具核梭杆菌、伴放线菌放线杆菌、噬二氧化碳细胞菌属和牙龈卟啉单胞菌表现出很广的抗菌谱。唾液中含有许多肽类和糖蛋白，这些肽类在唾液中存在其他分泌组分的情况下其抗微生物活性得到明显的增强。

口腔的免疫耐受

以上列出的多种唾液蛋白具有天生的免疫功能，是口腔免疫耐受的表现。分泌型免疫球蛋白A（SIgA）抗体是唾液中主要的免疫球蛋白。SIgA产生的免疫应答由黏膜淋巴组织（MALT）产生。在暴露于细菌抗原的情况下，IgA介导的B淋巴细胞进入血液循环并通过选择素（如：黏膜选择素细胞黏附分子1）定居到黏膜组织，包括口腔黏膜。一旦这些淋巴细胞在唾液腺中发育成熟将会分化为IgA抗体分泌细胞。通过分泌途径，IgA二聚抗体与位于唾液上皮细胞表面的受体，多聚免疫球蛋白（多聚-Ig）结合。然后转移至SIgA释放进入唾液腺的区域，并以分泌组分的形式与多聚-Ig共价结合。

大小唾液腺均能分泌SIgA。它是大唾液腺主要分泌的免疫球蛋白。同时小唾液腺（MSG）能够集聚大量的IgM和IgG。由于这些免疫球蛋白家族的作用不同于SIgA，因而MSG的分泌微环境在口腔不同部位会有不同，其免疫表达亦将有所不同。细菌抗原在短而宽的小唾液腺导管中逆行，使得淋巴组织暴露在抗原下。

SIgA抗体分泌进入唾液具有抗菌的多种免疫特异性，是抗原刺激肠相关淋巴组织（GALT）的结果。唾液抗体对口腔定居微生物的作用能在出生后几周即被检测到，随着儿童年龄的增长抗体的特异性将会更加多样且SIgA的集聚增加。在出生后的几年里随着生物膜的成熟，口腔内的寄居菌群将会越来越复杂，这和牙齿萌出以及细菌可获得的养分种类有关。结果口腔生物膜的“成员”到了成人将变得纷繁复杂。抗原的暴露也是唾液IgA抗体特异性放大的结果。

抗体在黏膜表面，特别是在富含微生物的口腔黏膜的作用远比在身体其他无菌的地方要复杂得多。分泌免疫应答可能通过将表位与细菌表面结合而将其在浮游生物阶段清除。口腔内众多微生物的定居会受到细菌的挑战，往往成功定居的很少。口腔内菌群的这种选择性可能是口腔上皮受体和（或）唾液肽类互补的结果。然而，可能暴露于细菌而产生的抗体应答也在其中起到一定作用。抗体特异性和亲和性，同时物理定位（浮游生物或生物膜）都可能通过不同的途径对口腔生物膜的微生物组成产生影响。

牙龈上下的生物膜也暴露在牙龈沟液（GCF）的免疫成分之下。当发生牙周疾病时，牙龈沟液中的成分将会变复杂且液体量增加。该部位的主要抗体是IgG，同时也存在少量的IgA。该液体也含有许多有免疫活性的组分。另外，GCF富含细胞组分，包含固定和调理成分，特别是多核白细胞，暴露在细菌的情况下能产生免疫应答。而且，在细菌的作用下免疫细胞能够向GCF释放酶，例如，髓过氧化物酶就能产生上述作用。这种IgG介导的抗原识别的免疫触发主要发生在牙龈沟，并且不发生在上述组分含量较低的区域。唾液的低张性是免疫细胞能发挥作用的保证。GCF也是牙龈上、下生物膜微生物的营养来源。因此，GCF能够在健康和疾病时起到多种作用。

参考文献

1. Marsh PD. Oral ecology and its impact on oral microbial diversity. In: Kuramitsu HK, Ellen RP (eds) Oral Bacterial Ecology – The Molecular Basis. Norfolk, England: Horizon Scientific Press, 2000; 11–65
2. Socransky SS, Haffajee AD. Periodontal microbial ecology. Periodontol 2000 2005; 38: 135–187
3. Jenkinson HF, Lamont RJ. Oral microbial communities in sickness and in health. Trends Microbiol 2005; 13: 589–595
4. Kolenbrander PE, Palmer RJ Jr, Rickard AH, Jakubovics NS, Chalmers NI, Diaz PI. Bacterial interactions and successions during plaque development. Periodontol 2000 2006; 42: 47–79
5. Ohta H, Kato K, Fukui K, Gottschal JC. Microbial interactions and the development of periodontal disease. J Periodontal Res 1991; 26: 255–257
6. Davey ME, Costerton JW. Molecular genetics analysis of biofilm formation in oral isolates. Periodontol 2000 2006; 42: 13–26
7. Paster BJ, Olsen I, Aas JA, Dewhirst FE. The breadth of bacterial diversity in the human periodontal pocket and other oral sites. Periodontol 2000 2006; 42: 80–87
8. Aas JA, Paster BJ, Stokes LN, Olsen I, Dewhirst FE. Defining the normal bacterial flora of the oral cavity. J Clin Microbiol 2005; 43: 5721–5732
9. Pearce C, Bowden GH, Evans M, Fitzsimmons SP, Johnson J, Sheridan MJ, Wientzen R, Cole MF. Identification of pioneer viridans streptococci in the oral cavity of human neonates. J Med Microbiol 1995; 42: 67–72
10. Smith DJ, Anderson JM, King WF, van Houte J, Taubman MA. Oral streptococcal colonization of infants Oral Microbiol Immunol 1993; 8: 1–4
11. Tanner AC, Milgrom PM, Kent R Jr, Mokeem SA, Page RC, Riedy CA, Weinstein P, Bruss J. The micro-

biota of young children from tooth and tongue samples. J Dent Res 2002; 81: 53–57

12. Socransky SS, Haffajee AD, Cugini MA, Smith C, Kent RL Jr. Microbial complexes in subgingival plaque. J Clin Perio 1998; 25: 134–144
13. Jenkinson HF, Demuth DR. Structure, function and immunogenicity of streptococcal antigen I/II polypeptides Mol Microbiol 1997; 23: 183–190
14. Demuth DR, Duan Y, Brooks W, Holmes AR, McNab R, Jenkinson HF. Tandem genes encode cell-surface polypeptides SspA and SspB which mediate adhesion of the oral bacterium *Streptococcus gordonii* to human and bacterial receptors Mol Microbiol 1996; 20: 403–413
15. Scannapieco FA, Torres GI, Levine MJ. Salivary amylase promotes adhesion of oral streptococci to hydroxyapatite. J Dent Res 1995; 74: 1360–1366
16. Liu B, Rayment SA, Gyurko C, Oppenheim FG, Offner GD, Troxler RF. The recombinant N-terminal region of human salivary mucin MG2 (MUC7) contains a binding domain for oral Streptococci and exhibits candidacidal activity. Biochem J 2000; 345: 557–564
17. Gibbons RJ, Hay DI. Human salivary acidic proline-rich proteins and statherin promote the attachment of *Actinomyces viscosus* LY7 to apatitic surfaces. Infect Immun 1988; 56: 439–445
18. Amano A, Shizukuishi S, Horie H, Kimura S, Morisaki I, Hamada S. Binding of *Porphyromonas gingivalis* fimbriae to proline-rich glycoproteins in parotid saliva via a domain shared by major salivary components. Infect Immun 1998; 66: 2072–2077
19. Robinovitch MR, Ashley RL, Iversen JM, Vigoren EM, Oppenheim FG, Lamkin M. Parotid salivary basic proline-rich proteins inhibit HIV-I infectivity. Oral Dis 2001; 7: 86–93
20. Soukka T, Tenovuo J, Rundegren J. Agglutination of *Streptococcus mutans* serotype C cells but inhibition of *Porphyromonas gingivalis* autoaggregation by human lactoferrin. Arch Oral Biol 1993; 38: 227–232
21. Oppenheim FG, Xu T, McMillian FM, Levitz SM, Diamond RD, Offner GD, Troxler RF. Histatins, a novel family of histidine-rich proteins in human parotid secretion. Isolation, characterization, primary structure, and fungistatic effects on *Candida albicans*. J Biol Chem 1988; 263: 7472–7477
22. Edgerton M, Koshlukova SE. Salivary histatin 5 and its similarities to the other antimicrobial proteins in human saliva. Adv Dent Res 2000; 14: 16–21
23. Helmerhorst EJ, Alagl AS, Siqueira WL, Oppenheim FG. Oral fluid proteolytic effects on histatin 5 structure and function. Arch Oral Biol 2006; 51: 1061–1070
24. Dale BA, Tao R, Kimball JR, Jurevic RJ. Oral antimicrobial peptides and biological control of caries. BMC Oral Health 2006; 15(6Suppl1): S13

10 使用自锁托槽和传统托槽患者唾液中的致龋菌浓度的研究

William Papaioannou，Nikolaos Pandis and Theodore Eliades

引言

正畸治疗目前是口腔常规治疗项目，尤其针对未成年人和年轻人的𬌗问题。治疗一般需要放置托槽，用橡皮圈和不锈钢结扎丝结扎弓丝。虽然自锁托槽几十年以前就已经出现，但第一个商业化的可操作系统SPEED托槽是20世纪80年代早期才出现。后来又陆续出现少量的自锁托槽，但都未被广泛接受。在20世纪90年代晚期是自锁的转折点，直到今天，基本上所有较大的正畸厂家都生产自锁托槽[1]。

龋洞是一个复杂的生态系统，大量的微生物组成这个水生系统中的栖息群。口腔的软硬组织与细菌构成平衡，维持健康。在菌群平衡的状态下，细菌也有可能致病，但当这种情况出现时，菌群往往处于低浓度状态。人类最常见的口腔疾病是龋病和牙周病，虽然都被证实是多因素共同致病，但菌斑绝对是疾病发生、发展过程中最重要的因素。但环境的变化（Marsh[2]称之为生态压力）会打破这个平衡，支持有助于致龋菌和致牙周病菌出现和生长的环境。

固定正畸系统的不同部件有可能会改变口腔的生态平衡。这些年来大量的关注和研究都暗示着正畸材料和牙齿、牙周组织的关联。事实上，托槽和结扎确实与牙龈炎的多发有关，并能增加50%脱钙的风险。而正是牙齿表面的脱矿导致白垩色病损和龋损的形成。一种推崇的自锁托槽优势，是其有益于抑制菌斑的堆积，然而少有数据支持这个观点。

本章节将讨论在固定正畸情况下不同的托槽系统与脱矿、龋损有关的诸多因素。

正畸治疗对口腔致龋菌的作用

学者认为，固定正畸增加菌斑堆积[3]和细菌数量[4, 5]。托槽的表面形态及固位装置如弓丝、结扎、带环和粘结材料可容纳菌斑。同时，考虑到接受正畸治疗的大部分都是年轻人，还有碍于口腔卫生[6]，进一步导致牙龈的肿胀、增生，不利于菌斑的清除。

正畸患者牙菌斑数量的增加与口腔微生物性质的改变有关，导致变形链球菌和乳酸杆菌数量增加，这两种细菌被认为是致龋的主要细菌[5, 7]。没有龋坏接受正畸治疗的孩子，与同样没有龋坏但从未接受正畸治疗的孩子们相比[8]，经报道有更高的变形链球菌定植增多的发生率，表明富含变形链球菌的口腔生物膜的形成（图10-1）[9]。Jordan和Leblanc[10]调查了正畸治疗对变形链球菌数量的影响，发现在大多数检查的病例中，基线和粘结矫治器4个月之间的增长仍然不超过一个概率值的差异。在同样的研究中也发现绝大多数患者均脱离了检查，但仍出现相同的变形链球菌菌群。

大家都很关心如何在正畸治疗时避免龋损形成的一些具体做法，实际上可能与改变口腔的微生物组成有关：①粘结材料以及它的特性；②托槽的材料构成；③托槽的设计和结扎类型。

粘结材料的影响

为了让托槽粘结于牙面就要使用粘结材料，它会使细菌存留、菌斑生长。这可能是由于材料的表面形态及与牙面结合的地方利于细菌的附着，保护未成熟菌斑生物膜[11]。常用的是树脂粘结剂，也有玻璃离子，它们给细菌提供附着的机会[12～14]，不难想象它们与牙齿硬组织白垩色病损甚至龋损的联系。

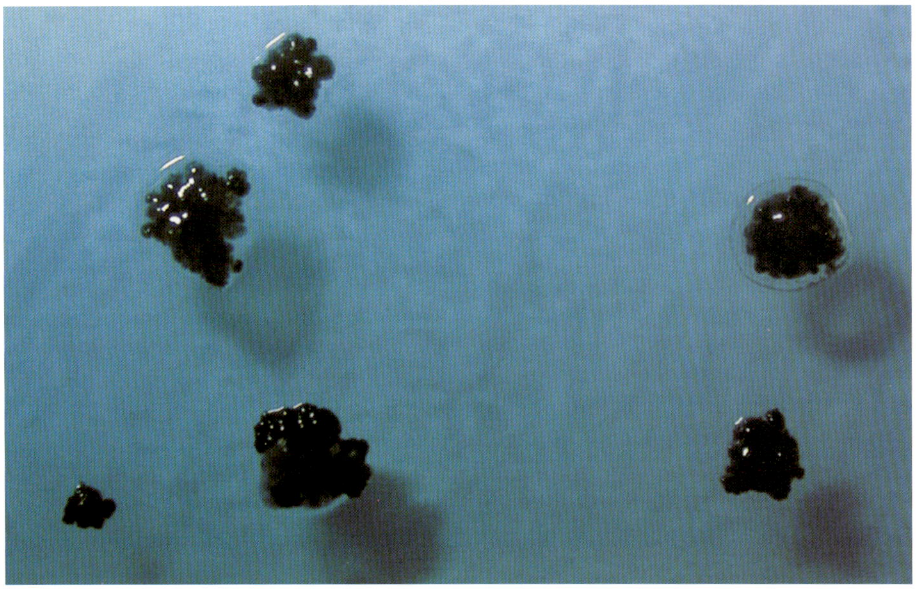

图10-1 变形链球菌的菌群在MSB琼脂中生长。注意清楚的水滴样物质覆盖着菌群，其是细胞外多聚糖，这是该细菌的一种特征

Sukontapatipark等[15]已经在他的电镜扫描研究中证实了这一点，他们发现托槽周围藏匿成熟的菌斑生物膜，在早期，釉质表面就已经有了菌斑。

成熟菌斑的出现使致病菌的出现和堆积变得更容易，甚至是先决条件，在Ortendahl等[16]的研究中，11个固定矫治病例，口腔分区实验设计，无论是树脂还是玻璃离子粘结剂周围都出现变形链球菌。他们还发现，在玻璃离子粘结剂周围的细菌相对较少些，虽然这种区别超出了一个概率值（1.9×10^4 vs 2.4×10^5菌群组成单位，分别位于玻璃离子交联聚合物和树脂周围），但它没有任何的统计学意义。其中的两个病例还发现茸毛链球菌，而这两个病例最先发生龋损。有趣的是他们报道的这些龋损发生在树脂粘结剂周围。

上述发现支持另一个短期研究（治疗后的28天），也是个相似的口腔分区实验设计，使用玻璃离子粘结剂与龋损有相对较小的相关性[17]。体外实验证实玻璃离子的抗菌性，与其他材料相比具有更优越的效能、更长的粘结力。其他的粘结材料也有抗龋性，只是相对弱些[18, 19]。

为了增加粘结剂的抗龋能力，人们尝试加入合成的化学成分；在体外的实验中，加入苯环氧基的氯化物（BAC）与树脂化学性结合确实提高了抗菌剂的性能[20]。在最近更多的研究中发现BAC比氯己定和三氯苯氧氯酚更易于与树脂结合[21]。BAC的商业用途是隐形眼镜的添加剂。

十六氮苯氯是另外一种四分之一氨的合成物，和BAC一样经实验证明其有效的抗菌性，最早用于漱口液[22, 23]，也用于一些非降解性的渗透缓释装置[24]和口香糖[25]。在一个为期196天的体外实验中[26]，正畸材料的抗龋特性与不同浓度的CPC结合，没有发现变形链球菌的出现。只要是粘结剂，就要考虑它的物理性能。回顾性的研究发现，2.5%的CPC恰好可以提供足够的抗龋能力，大于2.5%就会导致材料的张力下降。

看来，在粘结剂中加入抗菌化合物是大有前景的，但可获得的资料相对来说较少，仍然停留在体外实验阶段。应当提倡更加关注临床阶段的研究，这也将会更有意义。

正畸托槽材料的影响

托槽材料同样参与细菌的附着，菌斑的堆积，影响着患龋的风险。细菌对固体表面原始的亲和性大部分是静电力和疏水性的交叉反应，拥有高表面自由能量的表面更易吸附细菌，如变形链球菌[27]。在Eliades等[28]做的一项研究中，不锈钢丝展示了更高的临界张力，被认为更易于藏匿细菌。另外，金属托槽会导致口腔环境的一些特殊变化，如：降低pH，增加菌斑的堆积，促进变形链球菌的聚集。然而，过去关于细菌对金属、陶瓷、塑料托槽亲和力、黏附力的区别的研究，并没有结论[29,30]且常常是相互矛盾的。

最近，Papaioannou等[31]的一项体外研究中，检查出变形链球菌对不同类型托槽（不锈钢、陶瓷、塑料）具有吸附力的不同类型。在第一个实验中，三种托槽上都发现同一种临床类型（图10-2、图10-3）；在第二个实验中，在吸附变形链球菌之前都用唾液处理过；结果，第三个实验，在被唾液覆盖的托槽上，血链球菌比变形链球菌更先附着。很显然，变形链球菌对三种类型的托槽吸附力没有明显区别。通常来说，没有经唾液处理的托槽，只是表面形态决定细菌的附着，说明表面自由能量高的细菌如变形链球菌[32]更易于吸附于表面自由能量高的托槽表面，如不锈钢托槽[28]。但是，已知的研究并不支持这个理论[29~31]。

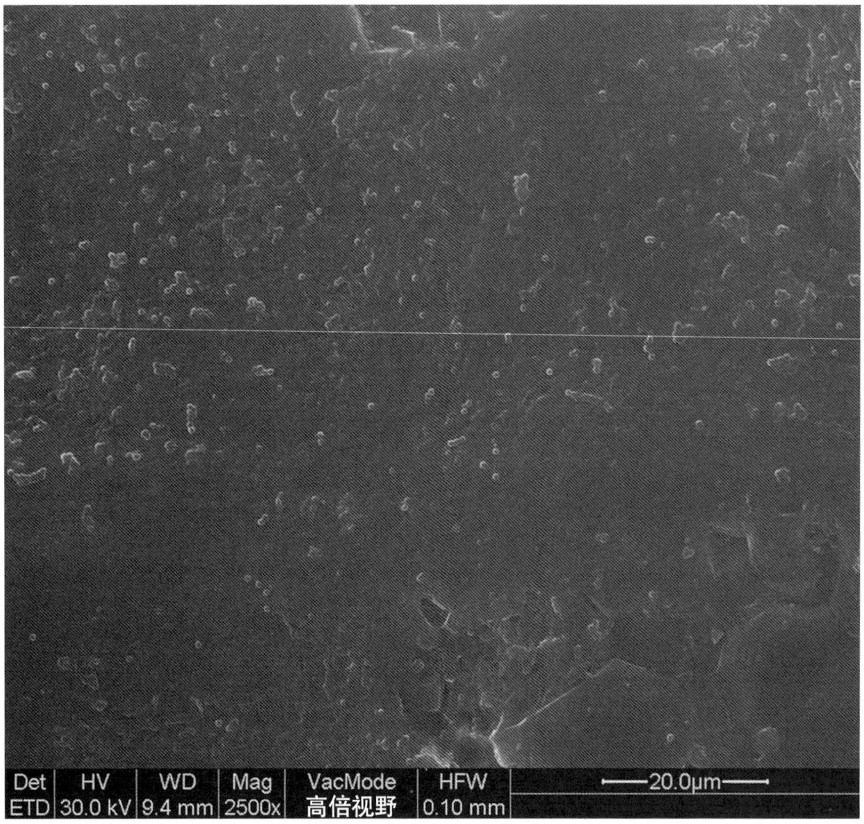

图10-2　电子显微镜下观察变形链球菌细菌菌体黏附于塑料正畸托槽的表面

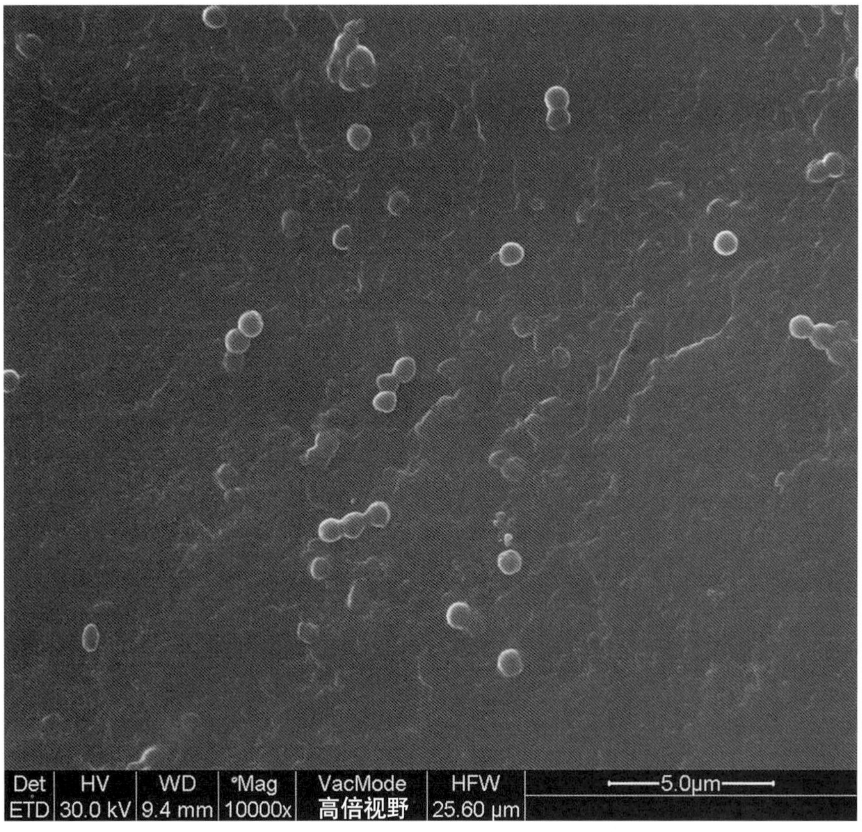

图10-3　电子显微镜高倍视野（1000×）下观察变形链球菌细菌菌体黏附于塑料正畸托槽的表面，注意链球菌短链的形成

由于不同的表面形态可能降低口腔环境的其他一些因素。一个导致微生物在口腔硬组织表面聚集的重要因素是：获得性膜的形成，它不仅可以形成于牙表面，也可以形成于充填体，修复体以及正畸装置上。然而，口腔微生物的吸附于托槽受获得性膜的唾液成分、微生物的特性的相互作用的影响，另外，不同的细菌类型吸附于不同的托槽。早期获得性膜的出现，如在第二个实验中，发现减少了吸附的变形链球菌数量[29～31]，可能的解释是在获得性膜形成的30分钟里，唾液的覆盖降低了材料表面的自由能量[11]。

最后，第三个实验检查了细菌吸附的另一个重要因素，不同的细菌种类在吸附时的相互反应。尤其发现血链球菌，最早在牙面定居的致龋菌之一，进一步减少变形链球菌的吸附，不论是在哪一种托槽表面。看起来，变形链球菌和血链球菌有相互的拮抗作用，较早定居的菌群影响变形链球菌的浓度[33]，进而降低患龋率和患龋易感性[34]。

看起来，细菌的吸附于托槽取决于几种因素。对于变形链球菌来说，获得性膜和其他细菌的出现有重要的意义，减少了数量并且进一步局限不同表面的差异。很难评估是否金属托槽与陶瓷和塑料托槽相比更不易于患龋。甚至，细菌有足够多的时间来吸附，就会使变形链球菌的潜伏期延长[35]，但是事实恰恰相反，细菌的亲和力随着时间的延长而降低[29]。最后，还有一个因素影响细菌的吸附（尤其是在临床上），托槽的不同形状和尺寸提供不同的菌斑滞留的表面。

托槽设计和结扎方式

托槽的表面形态和设计、结扎的方式提供了新的区域来保存和保护菌斑，使其不易去除，便于菌斑的堆积、成熟。自锁托槽推崇的优点之一是其不需要橡皮圈或不锈钢丝结扎，有两个基本益处：没有结扎过程中的放射性污染以及更有利于口腔卫生（患者有机会清洁表面，减少复杂性，相对较少的滞菌点）。

橡皮结扎圈比结扎丝更易于藏匿细菌，在托槽区域的细菌数量比钢丝结扎区更多[7]，电镜扫描研究发现，两种结扎方式所吸附的细菌表面形态没有明显区别[15]。

在最近的研究中，Turkkahraman等[36]实施了一个口腔分区方案，在治疗前、治疗后1周、治疗后5周，检查两种结扎方式下（橡皮圈和结扎丝），特有的致龋菌（变形链球菌和乳酸杆菌）的堆积情况和牙周状况。橡皮筋结扎的细菌总量偏高，但未达到统计学意义，但所有的21个病例都检测到细菌总量的明显增加。而且，由于橡皮筋对菌斑更高的亲和力，橡皮筋结扎导致更多的牙龈出血。鉴于这个原因，学者们认为在口腔卫生得不到保障的情况下，最好不要用橡皮筋结扎。

在最近一项托槽对唾液中变形链球菌浓度影响的研究中[37]（传统托槽与自锁托槽的），选出了32个患者，未成年人（平均年龄13.6岁，年龄从11 ～ 17岁），上下牙均做矫治。后续的患者满足之前提到的标准就登记作为研究对象，随机进行，从到诊所进行正畸开始。平均分成两个组，分别使用传统托槽（美国纽约艾斯利普中部,GAC国际集团,Microarch）和自锁托槽（美国纽约艾斯利普中部，GAC国际集团，In-Ovation），在固定矫治之前对每一个患者都进行了例行的专业口腔卫生指导，并且在检查之前，不做牙齿预防性治疗、刷牙或其他的卫生处理。

每组中每一个孩子都做了如下的临床变化评估：简化菌斑指数，只记录萌出牙齿的六个面有没有菌斑来决定口腔的清洁状况和龋失补牙数；菌斑的暴露状况没有用；每次复诊都记录指标。

每一个孩子的唾液收集都在两个时间点上，矫治之前和粘结上固定矫治器之后2 ～ 3个月。每一次收集，患者都要按要求吐出大约3ml唾液到冷冻的培养皿中，而收集之前不能进行任何的口腔检查和操作，以免干扰口腔菌群。然后10倍稀释唾液样本，接种到为变形链球菌生长挑选的培养基上（图10-1）。培养基为含蔗糖（20% W/V）的琼脂，用杆菌肽素和亚碲酸盐（MSB）处理，37℃，二氧化碳的大气中，培养7天。

在开始矫治的头3个月中，两个组表现相似的口腔卫生状况。但变形链球菌的浓度都有所增加，与之前固定的口腔正畸治疗中显示的相符（图10-4）。在不考虑托槽类型的情况下，这是个总趋势，但也未达到统计学的意义。两个组群稍有差别，使用传统托槽的变形链球菌浓度稍高，但也未达到统计学意义。一个有趣的发现是：治疗前唾液中的变形链球菌浓度明显预示放置正畸矫治器后细菌的浓度，并在此时进行第二次样本采集。

虽然结扎的方式有可能影响菌斑的堆积，增加新的细菌物种，但它对细菌堆积影响的重要性仍然不能完全解释。最简单易行的消除结扎橡皮筋对口腔微生物影响的方法是尽量减少它的使用，而自锁托槽就使不用橡皮圈成为可能。但是，结扎方式对口腔微生物的影响尚不完全清楚，正如上面提到的，与自锁托槽相比使用传统托槽变形链球菌的浓度稍高，但并不明显。局部，如托槽周围的组织，有可能受到影响，托

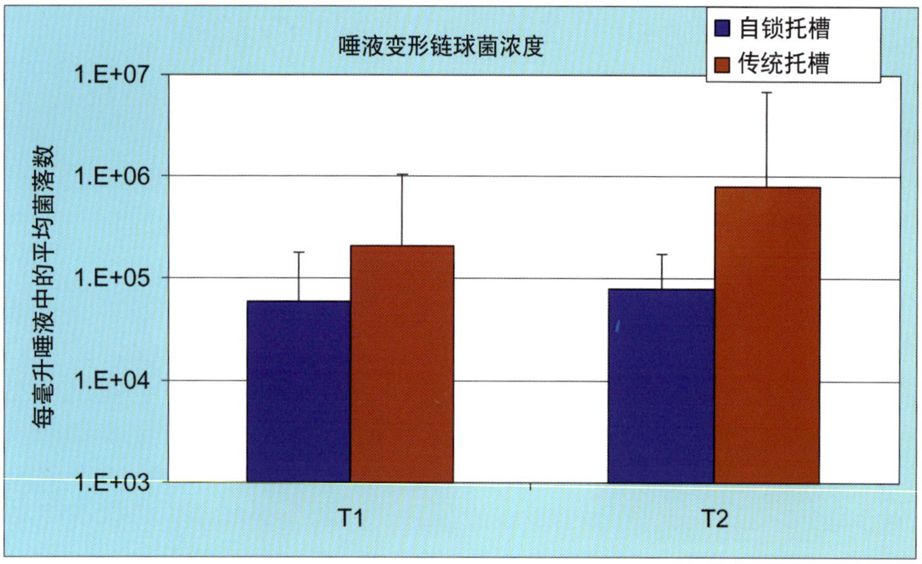

图10-4 接受正畸治疗的两组患者在两个时间点唾液中变形链球菌的浓度。结果用每毫升唾液中总的变形链球菌菌落数量表示

槽类型对牙周组织及微生物的重要影响将在第11章中讨论。

其他一些可行的改变高弹性材料与牙菌斑关系的方法包括使用释放氟的橡皮圈[38～40]。亚锡氟是一种精选的氟化物[41, 42]，有抗菌的特性。在一群固定正畸患者中使用释氟的橡皮圈，发现口腔中唾液里变形链球菌浓度明显减少，但在2周或更长的时间后，就没有明显效果了[38]。在最近的口腔分区交叉实验[40]中发现，橡皮圈滞留口内6周以上，无论是变形链球菌还是生长在培养基的厌氧菌，都没有显著差异。

释氟橡皮圈的应用,确实增加釉质的显微硬度(仅达到20μm的深度)，但却是微不足道的[39]，并且就在原位置的龋齿模型也未发现明显的防龋效果[43]。使用释氟橡皮圈未能检测到抗菌效果和抑制脱矿的特性，这是因为氟的释放时间太短。

固定正畸的主要问题是由于粘结托槽附近的牙珐琅质脱矿导致的白垩色病损，甚而龋损。发生率可达50%～70%[44]。因此，在治疗期间避免脱矿是关键。日常的机械清理菌斑无疑是有效的，但正如上面提到的，正畸装置的复杂表面形态，存留并保护菌斑，不得不更加关注局部和总体的口腔卫生。

看来，细菌黏附于托槽是很复杂的，尤其是在口腔龋洞处的唾液薄膜、众多不同的细菌和托槽表面形态的交叉反应。也许还有很多的其他因素不能在体外容易发现。未来关于配戴各种类型托槽的患者的口腔健康和微生物的临床研究，有助于我们进一步了解不同托槽在菌斑构成和致龋效果上对正畸患者口腔健康临床重要性的差异。但可以肯定的是变形链球菌浓度的升高，并不预示着龋坏，而是增加患龋的风险。

从Pandis等[37]的研究中发现，自锁托槽更有利的假说是不成立的，根据这些发现，口腔龋损的微生物并没有明显的变化。虽然以上形势可能被完全改变，并且可能有一定影响，但是关于自锁托槽的微生物和临床影响的资料相当得少。已经提到仅有的一个可运用的研究，其关注于牙周的因素以及相关的细菌。我们将在第11章中总结Van Gastel等[45]的这个研究，托槽类型的局部影响。事实上，使用SPEED自锁托槽，从托槽周围发生的明显变化看，牙周和微生物的明显改变都更为不利。

现有的研究肯定了正畸治疗给口腔生态施加的生态压力，促使一定数量菌群种类的增加，争论的焦点是，托槽的设计到底有没有影响细菌的聚集。从本章现有的结论来看，它的影响可能可以忽略，只要在一开始矫治时就实施口腔卫生计划。但是变形链球菌浓度的增高，就要考虑一些特殊的患者可能很快发生白垩色病损或是龋坏。因此，重点应该放在个体的预防计划上，包括严格的菌斑控制，可能还要联合应用包含材料如钠氟[46]、铵氟/锡氟[47]的树脂，或是涂氯己定[48～50]。

总而言之，和传统托槽和结扎方式相比，针对菌斑的堆积，不能确定自锁托槽更为优越。重点应放在日常有效的菌斑控制上，研究深入发掘新的方法来保护特殊的患者群体应受到更多的关注。

参考文献

1. Harradine NW. Self-ligating brackets: where are we now? J Orthod 2003; 30: 262–273
2. Marsh PD. Are dental diseases examples of ecological catastrophes? Microbiology 2003; 149: 279–294
3. Balenseifen JW, Madonia JV. Study of dental plaque in orthodontic patients. J Dent Res 1970; 49: 320–324
4. Huser MC, Baehni PC, Lang R. Effects of orthodontic bands on microbiologic and clinical parameters. Am J Orthod Dentofac Orthop 1990; 97: 213–218
5. Rosenbloom RG, Tinanoff N. Salivary streptococcus mutans levels in patients before, during and after orthodontic treatment. Am J Orthod Dentofac Orthop 1991; 100: 35–37
6. Boyd RL. Longitudinal evaluation of a system for self-monitoring plaque control effectiveness in orthodontic patients. J Clin Periodontol 1983; 10: 380–388
7. Forsberg CM, Brattstrom V, Maimberg E, Nord CE. Ligature wires and elastomeric rings: two methods of ligation, and their association with microbial colonization of Streptococcus mutans and lactobacilli. Eur J Orthod 1991; 13: 416–420
8. Batoni G, Pardini M, Giannotti A, Ota F, Giuca MR, Gabriele M, Campa M, Senesi S. Effect of removable orthodontic appliances on oral colonisation by mutans streptococci in children. Eur J Oral Sci 2001; 109: 388–392
9. Sinclair PM, Berry CW, Bennet CL, Israelson H. Changes in gingival and gingival flora with bonding and banding. Angle Orthod 1987; 57: 271–278
10. Jordan C, LeBlanc DJ. Influences of orthodontic appliances on oral populations of mutans streptococci. Oral Microbiol Immunol 2002; 17: 65–71
11. Quirynen M, Bollen CML. The influence of surface roughness and surface-free energy on supra- and subgingival plaque formation in man. A review of the literature. J Clin Periodontol 1995; 22: 1–14
12. Shannon IL. Prevention of decalcification in orthodontic patients. J Clin Orthod 1981; 15: 694–705
13. Øgaard B, Rolla G, Arends J, ten Cate JM. Orthodontic appliances and enamel demineralization. Part 2. Prevention and treatment of lesions. Am J Orthod Dentofac Orthop 1988; 94: 123–128
14. Svanberg M, Mjor IA, Orstavik D. Mutans streptococci in plaque from margins of amalgam, composite and glass ionomer restorations. J Dent Res 1990; 69: 861–864
15. Sukontapatipark W, El-Agroudi MA, Selliseth NJ, Thunold K, Selvig KA. Bacterial colonization associated with fixed orthodontic appliances. A scanning electron microscopy study. Eur J Orthod 2001; 23: 475–484
16. Örtendahl T, Thilander B, Svanberg M. Mutans streptococci and incipient caries adjacent to glass ionomer cement or resin-based composite in orthodontics. Am J Orthod Dentofac Orthop 1997; 1: 271–274
17. Hallgren A, Oliveby A, Twetman S. Caries associated microflora in plaque from orthodontic appliances retained with glasss ionomer cement. Scand J Dent Res 1992; 100: 140–143
18. Matalon S, Slutzky H, Weiss EI. Antibacterial properties of orthodontic cements. Am J Orthod Dentofac Orthop 2005; 127: 56–63
19. Vokus RP, Cisneros GJ, Levi M. Antibacterial properties of current orthodontic cements. Pediatr Dent 1998; 20: 43–48
20. Othman HF, Wu Cd, Evans CA, Drummond JL, Matasa CG. Evaluation of antimicrobial properties of orthodontic composite resins combined with benzalkonium chloride. Am J Orthod Dentofac Orthop 2002; 122: 288–294
21. Sehgal V, Shetty VS, Mogra S, Bhat G, Eipe M, Jacob S, Prabu L. Evaluation of antimicrobial and physical properties of orthodontic composite resin modified by addition of antimicrobial agents – an in vitro study. Am J Orthod Dentofac Orthop 2007; 131: 525–529
22. Rawlinson A, Pollington S, Walsh TF, Lamb DJ, Marlow I, Haywood J, Wright P. Efficacy of two alcohol-free cetylpyridinium chloride mouthwashes – a randomized double-blind crossover study. J Clin Periodontol 2008; 35: 230–235
23. Albert-Kiszely A, Pjetursson BE, Salvi GE, Witt J, Hamilton A, Persson GR, Lang NP. Comparison of the effects of cetylpyridinium chloride with an essential oil mouth rinse on dental plaque and gingivitis – a six-month randomized controlled clinical trial. J Clin Periodontol 2007; 34: 658–667
24. Vandekerckhove BN, Van Steenberghe D, Tricio J, Rosenberg D, Encarnacion M. Efficacy on supragingival plaque control of cetylpyridinium chloride in a slow-release dosage form. J Clin Periodontol 1995; 22: 824–829
25. Faraj JA, Dorati R, Schoubben A, Worthen D, Selmin F, Capan Y, Leung K, DeLuca PP. Development of a peptide-containing chewing gum as a sustained release antiplaque antimicrobial delivery system. AAPS PharmSciTech 2007; 8: Article 26
26. Al-Musallam TA, Evans CA, Drummond JL, Matasa C, Wu CD. Antimicrobial properties of an orthodontic adhesive combined with cetylpyridinium chloride. Am J Orthod Dentofac Orthop 2006; 129: 245–251
27. Van Dijk J, Herkstroter J, Busscher H, Weerkamp AH, Jensen H, Arends J. Surface free energy and bacterial adhesion. An in vivo study in beagle dogs.

J Clin Periodontol 1987; 14: 300–304
28. Eliades T, Eliades G, Brantley WA. Microbial attachment on orthodontic appliances: I. Wettability and early pellicle formation on bracket materials. Am J Orthod Dentofac Orthop 1995; 9: 351–375
29. Fournier A, Payant L, Bouclin R. Adherence of *Streptococcus mutans* to orthodontic brackets. Am J Orthod Dentofac Orthop 1998; 114: 414–417
30. Ahn S-J, Kho H-S, Lee S-W, Nahm D-S. Roles of salivary proteins in the adherence of oral streptococci to various orthodontic brackets. J Dent Res 2002; 81: 411–415
31. Papaioannou W, Gizani S, Nassika M, Kontou E, Nakou M. Adhesion of *Streptococcus mutans* to different types of brackets. Angle Orthod 2007; 77: 1090–1095
32. Weerkamp AH, van der Mei HC, Busscher HJ. The surface free energy of oral streptococci after being coated with saliva and its relation to adhesion in the mouth. J Dent Res 1985; 64: 1204–1210
33. Caufield PW, Dasanayake AP, Li Y, Pan Y, Hsu J, Hardin M. Natural history of *Streptococcus sanguinis* in the oral cavity of infants: evidence for a discrete window of infectivity. Infect Immun 2000; 68: 4018–4023
34. Köhler B, Andreen I, Jonsson B. The earlier the colonization by mutans streptococci, the higher the caries prevalence at 4 years of age. Oral Microbiol Immunol 1988; 3: 14–27
35. Ahn S-J, Lim B-S, Yang H-C, Chang Y-I. Quantitative analysis of the adhesion of cariogenic streptococci to orthodontic metal brackets. Angle Orthod 2005; 75: 666–671
36. Türkkahraman H, Sayin MO, Bozkurt FY, Yetkin Z, Kaya S, Onal S. Archwire ligation techniques, microbial colonization, and periodontal status in orthodontically treated patients. Angle Orthod 2005; 75: 231–236
37. Pandis N, Papaioannou W, Kontou E, Nakou M, Makou M, Eliades T. Salivary *Streptococcus mutans* levels in patients with conventional and self-ligating brackets. Angle Orthod Eur J Orthod (in press)
38. Wilson TG, Gregory RL. Clinical effectiveness of fluoride-releasing elastomers. I: salivary *Streptococcus mutans* numbers. Am J Orthod Orthop 1995; 107: 293–297
39. Wilson TG, Love B. Clinical effectiveness of fluoride-releasing elastomers. II. Enamel microhardness levels. Am J Orthod Dentofac Orthop 1995; 107: 379–381
40. Benson PE, Douglas CWI, Martin MVM. Fluoridated elastomers: Effect on the microbiology of plaque. Am J Orthod Dentofac Orthop 2004; 126: 325–330
41. Camosci DA, Tinanoff N. Anti-bacterial determinants of stannous fluoride. J Dent Res 1984; 63: 1121–1125
42. Ota K, Kikuchi S, Beierle JW. Stannous fluoride and its effects on oral microbial adhesive properties in vitro. Pediatr Dent 1989; 11: 21–25
43. Doherty UB, Benson PE, Higham SM. Fluoride-releasing elastomeric ligatures assessed with the in situ caries model. Eur J Orthod 2002; 24: 371–378
44. Øgaard B. Oral microbiological changes, long-term enamel alterations due to decalcification, and caries prophylactic aspects. In: Brantley WA, Eliades T (eds) Orthodontic Materials. Scientific and Clinical Aspects. Stuttgart (Germany): Thieme, 2001
45. van Gastel J, Quirynen M, Teughels W, Coucke W, Carels C. Influence of bracket design on microbial and periodontal parameters in vivo. J Clin Periodontol 2007; 34: 423–431
46. Benson PE, Shah AA, Millett DT, Dyer F, Parkin N, Vine RS. Fluorides, orthodontics and demineralization: a systematic review. J Orthod 2005; 32: 102–114
47. Øgaard B, Alm AA, Larsson E, Adolfsson U. A prospective, randomized clinical study on the effects of an amine fluoride/stannous fluoride toothpaste/mouthrinse on plaque, gingivitis and initial caries lesion development in orthodontic patients. Eur J Orthod 2006; 28: 8–12
48. Attin R, Thon C, Schlagenhauf U, Werner C, Wiegand A, Hannig C, Attin T. Recolonization of mutans streptococci on teeth with orthodontic appliances after antimicrobial therapy. Eur J Orthod 2005; 27: 489–493
49. Attin R, Ilse A, Werner C, Wiegand A, Attin T. Antimicrobial effectiveness of a highly concentrated chlorhexidine varnish treatment in teenagers with fixed orthodontic appliances. Angle Orthod 2006; 76: 1022–1027
50. Derks A, Frencken J, Bronkhorst E, Kuijpers-Jagtman AM, Katsaros C. Effect of chlorhexidine varnish application on mutans streptococci counts in orthodontic patients. Am J Orthod Dentofac Orthop 2008; 133: 435–439

11 自锁托槽正畸治疗对牙周的影响

Jan van Gastel，Marc Quirynen，Wim Teughels and Carine Carels

引言

过去的十年里有数据表明，运用稳定的装置进行正畸治疗的病例与日俱增[1]。大多数患者是因为面部的美观需求而寻求正畸治疗而非健康或是牙齿的需求，这样一来很难评估正畸治疗的益处是否大于风险[2]。一些指标显示治疗需要的客观数据，虽然其中大多数指标包含牙齿健康的组成部分，但在评分中却未包含牙周所需的测定。

牙列不齐是寻求正畸治疗众多合理理由中的一个，然而拥挤和错𬌗畸形是否导致菌斑的形成和堆积一直有争论[3, 4]。众所周知，牙周疾病的病因和发病机制是多因素的，但牙菌斑一定是首要因素，因此，任何促使菌斑堆积，不易去除的因素，都有可能增加患牙周疾病的风险。众所周知，正畸托槽和带环是增加菌斑堆积的因素。虽然固定矫治器的广泛应用解决了正畸的问题，但对牙周健康的影响尚未完全明了，关于自锁托槽使用中和使用后导致的牙周变化更是没有现成的报道。

短期作用

正畸附件的放置，诸如带环和托槽创造了新的藏匿位置，促使菌斑堆积，进而引发炎症反应[5]。20世纪80年代后期，托槽粘结后的微生物学变化成为一个热点。科研人员一开始是关注致龋菌如变形链球菌，乳酸杆菌及随后的釉质脱矿[6, 7]。后来科研人员更加关注托槽粘结后所致的更为复杂的牙周炎微生物系统[8～10]。

众所周知，早期的正畸的治疗，如牙弓全粘带环，即使有很好的口腔卫生，也会在很短的时间内就可引发牙龈炎（图11-1）[11, 12]。临床表现为炎症反应：牙龈肿胀，假性牙周袋的形成，尤其是在邻近部位。随着积极治疗的结束，牙龈袋深度的减低并没有达到稳定的参考数值，这就表明治疗期间牙周探诊深度增加主要是由于牙龈水肿和牙移动中的组织堆积，而不是龈袋上皮顶端的移动。Kouraki等追踪了30个青春期的患者，平均进行正畸治疗27.5个月，结束时均出现牙龈肿胀[13]。托槽拆除后，受影响的牙龈乳头百分率为46%，高于治疗前的29%，牙龈肿胀明显消退，但在最初的2～3个月肿胀程度明显高于治疗前[13]。Ramadan测量粘结固定矫治器后唾液中的镍、铬含量以及它们在矫治期间对牙龈组织的不良影响[14]。在最初的3个月，20%的女性和10%的男性出现被称之为变态反应的牙龈肿胀（图11-1），这样的肿胀在拆除矫治器最初的1个月即可消失[5, 12, 15]。虽然结果并没有得到认可，但其他研究发现牙龈肿胀在拆除矫治器后完全是可逆的。大多数的学者认同牙龈变化的可逆性，但仍有一些研究报道了在固定矫治期间的牙龈附着丧失[16～18]。

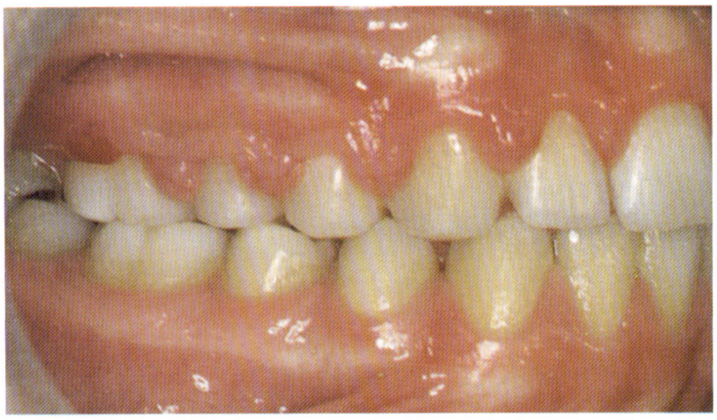

图11-1 一个患者拆除固定的正畸装置时伴有局限性的牙龈肥大反应的临床案例。由于假性牙龈袋的形成增加了探入深度

牙龈肿胀的程度可以由牙龈炎症的指标显现。炎症早期的可靠指标为龈沟液的流速及细胞因子的出现，细胞因子的出现间接表明宿主对外界抗原的免疫反应[19]。最近发现，细胞因子也出现在结缔组织细胞，如成纤维细胞、成骨细胞中以及一些正常的生理周期和骨改建中。细胞因子是由细胞产生的低分子蛋白（＜25kDa)，调节或改变细胞的行为，如自分泌（作用于细胞本身）或旁分泌（作用于邻近的细胞)，包括：白细胞介素（ILs)、肿瘤坏死因子（TNFs)、干扰素（IF)、生长素（GF)、集落刺激因子（CSF)。单纯从数量还是从复杂性都很难理解细胞因子生物学，而且如白细胞介素-1、肿瘤坏死因子会呈现部分重叠的生物学行为和基因多效性。这样就很难区分细胞因子对炎症以及矫治时牙移动的不同反应。

在一个磨牙颊侧牙龈的纵向研究中。Zachrisson和Zachrisson论证了在粘结带环以后的很短时间内，炎症细胞就渗入牙龈结缔组织[12]。最初的1个月内淋巴细胞占主导，慢慢变成浆细胞。不同细胞类型的表面形态决定被不同的白细胞侵入，浆细胞更多聚集在结缔组织，分叶核白细胞则集中在更为表面的地方，比较靠近上皮。在去除带环后，受损的炎症牙龈普遍得到缓解，但龈沟上皮内的钉突分散持续存在[12]。Diedrich等展示了一个受损的牙龈组织病理学图片：附着丧失、龈下菌斑、大量的白细胞渗入（主要是分叶核白细胞和浆细胞)，胶原蛋白丧失导致乳头内的纤维组织的损伤。越隔纤维，保护牙槽嵴不受侵害的最后一道屏障，已经不同程度地被白细胞渗透，尤其是牙间隙被带环接触的龈下部位，这些地方的结缔组织附着受损，引起袋内上皮顶端移动，从而慢性的牙龈炎就变成不可逆的牙周病变[20]。

长期作用

为了阐明正畸治疗的长期影响，Sadowsky 和 BeGole做了一个回顾性的研究。96个在青少年时期接受过正畸治疗的病例，103个对照病例（种族、性别、年龄、社会经济地位、口腔卫生及牙齿关注程度都很匹配）存在错㳖畸形，但未进行矫治[21]。尚未发现牙周病发病率的明显异常，但更多的细节分析表明：前者在上后牙和下前牙出现轻微的牙周病。结果表明青少年时期的正畸治疗不是决定长期牙周健康的主要因素。后者既没有因为未矫治产生影响，也没有在成年后出现牙周病[21]。Polson等也得出相同的结论，他对比了112个正畸病例和111个对照病例[22]。Davies等记录了417个孩子，不管治疗与否的菌斑指数、出血指数、前牙排列不齐的程度、牙㳖变化。3年后又重复一次，结果两组病例菌斑和牙周炎记数都减少了，经过正畸治疗的一组更为明显，但这可能是因为行为的改变胜过牙齿排齐的改善[23]。

不同的托槽系统

大多数关于托槽影响的研究表明在粘结托槽后，伴随着牙龈炎出现微生物变化。考虑托槽的材料和设计不同[24]，菌斑的附着和牙龈炎的诱发会有所不同[25]。目前还没有搞清楚不同的正畸材料所致的微生物和牙周的不同。Turkkakraman等进行了一项研究，追踪正畸粘结后微生物群和牙周状况的变化，检测是否两种不同的结扎技术会影响这些变化[26]。有时结扎橡皮圈被认为易于细菌堆积。尽管与使用金属结扎丝相比，使用橡皮圈进行牙齿结扎藏匿了略为增多的微生物，但没有明显的统计学意义，所以可以忽略。两种弓丝结扎技术在菌斑指数、牙龈指数、粘结牙的牙周袋深度都没有明显区别。结扎橡皮圈更易致牙龈出血。这些发现可能会得出这样的结论，自锁托槽不用结扎橡皮圈而不易引起微生物的堆积。有这样一种假设，比如说制造商归因于体积小、无橡皮结扎圈的SPEED自锁托槽（加拿大安大略省剑桥市Strite企业）与传统双托槽相比，菌斑堆积少，因此牙龈炎的症状更少。

直到最近，也鲜有不同的正畸托槽菌斑形成的定量分析和随机的临床实验报道[5, 12, 27]。2007年，Van Gastel等实施了一项长达7天的实验，包括实验者单盲、口腔分区、随机性临床追踪，借助菌斑的再生实验对比性的评估分别使用SPEED托槽、传统双托槽(纽约州，艾斯利普中部，GAC公司）以及对照组的微生物环境、临床牙周参数、龈沟液流速的不同[28]。

选择16个牙科学生，满足以下条件：不抽烟，无大面积的牙齿修复，或粘结固定的局部义齿，龈沟出血指数[29]小于0.3，之前4个月至今都没用过抗生素。如果以前接受过正畸治疗也要记录，因为这可能影响牙颊面釉质的光滑度[30]，从而影响牙菌斑膜早期形成时微生物的附着[31~33]。每一个病例的口腔都被分成4个区，两个区做对照，两个区粘托槽，SPEED托槽和GAC传统双托槽同时使用（图11-2)。GAC（G-sites)和SPEED（S-sites）粘结的牙相互交替；增加了四种不同的实验设定。图11-3展示了一个可能的设计的例子，粘结不同托槽的牙齿与对照牙两两进行比较（图11-4），托槽粘结在牙龈边缘上3mm，用新品酸性红涂布被粘牙，因为底渍可能会沾上颜色而呈现粉色光，从而了解牙的基本状况。

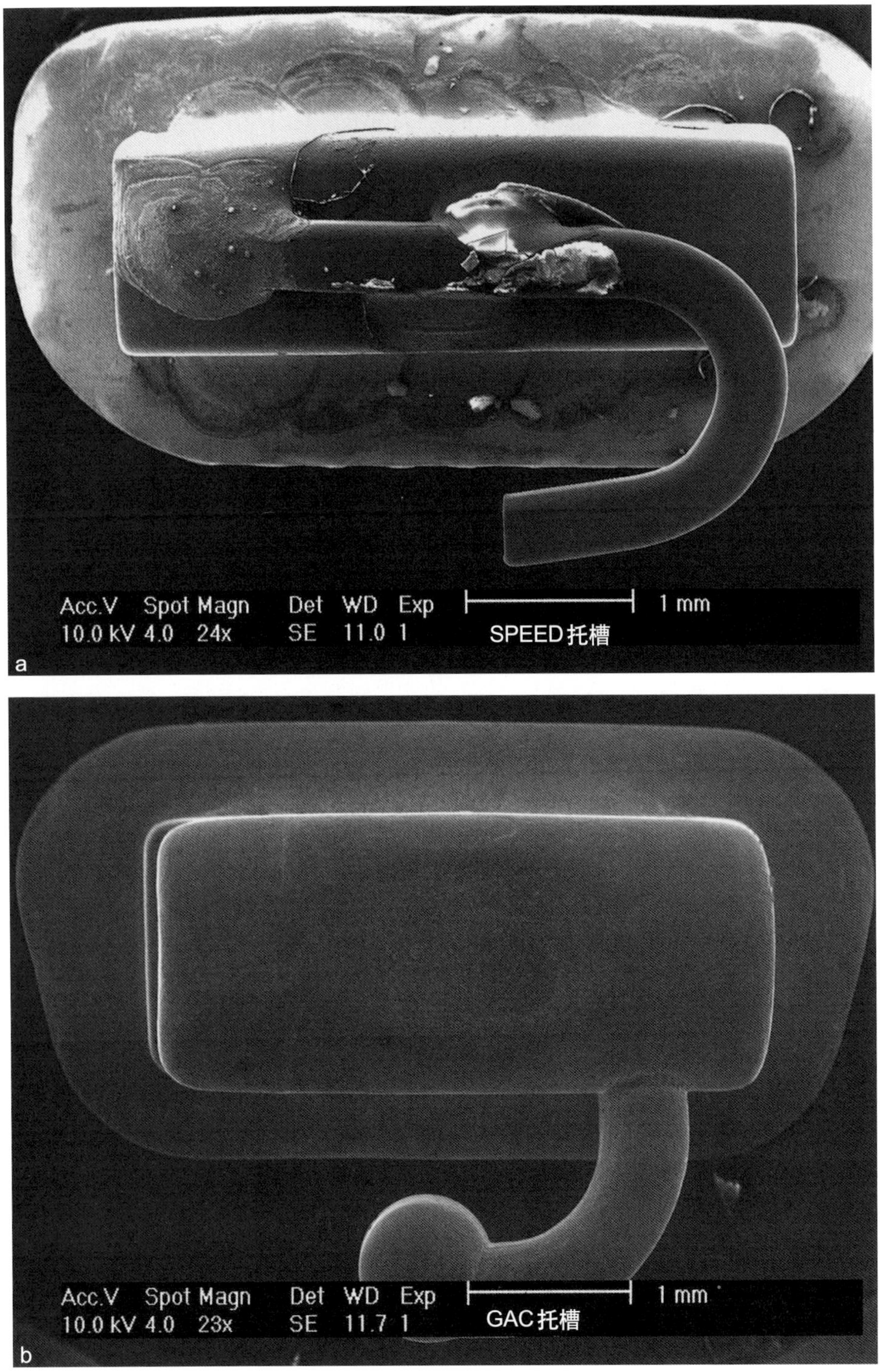

图11-2　不同托槽，SPEED托槽（a）和GAC托槽（b）电子显微镜扫描图像

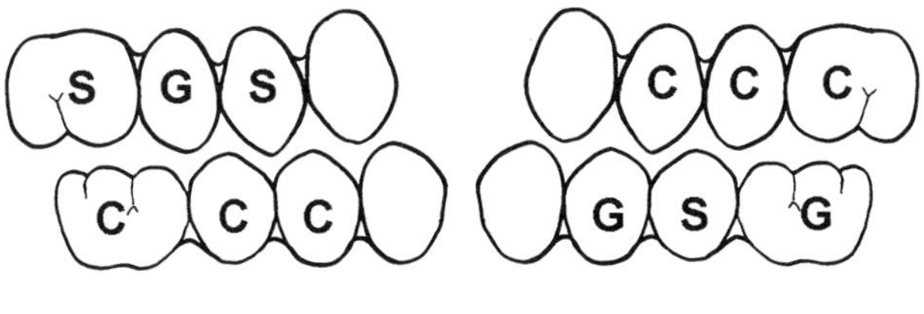

图11-3　运用于单个患者的口腔分区实验设计案例（S-点＝牙与一个SPEED托槽粘结；G-点＝牙与传统GAC托槽粘结；C=对照，无牙的粘结）

表11-1记录了每个病例每次检查结果。在第7天，做完了最后一次临床检查后，去除托槽，进行彻底地打磨和抛光。第3天和第7天（菌斑暴露前后）都拍摄数码相片追踪菌斑的形成（图11-4～图11-6）。在相同的状况下记录以下的参数（第3天和第7天都是第一前磨牙的龈沟液流速，牙周探诊深度，探诊出血程度）。

表11-1　本研究的流速表，对每个病例治疗的记录

	摄入	0天	3天	7天
缩放比例和抛光	×	×		×
龈沟液取样		×	×	×
牙周袋探诊深度测定		×	×	×
探诊出血测定		×	×	×
托槽放置		×		
移除托槽PM1			×	
移除托槽PM2和M2				×
口腔卫生指导	×	×	×	×

从不同区的龈下菌斑样本中需氧、厌氧的菌落的数目不同显示出明显的材料差异。S区比G区的菌斑更多，需氧菌菌落稍高，两组均高于对照组。无论哪一组，第7天的需氧菌菌落均高于第3天。对于厌氧的菌落来说，材料之间的差异也很明显。在第3天，只有S区的厌氧菌菌落明显高于对照区，到第7天的时候，SPEED托槽和传统托槽区的厌氧菌菌落均明显高于对照区。值得注意的是，无论第3天还是第7天，SPEED托槽和传统托槽区均无明显差异。

龈沟液流速表显示了材料的不同影响。第3～7天，总的来说增加是明显的。第3天的时候，S区比对照区稍高，到第7天，粘托槽的两个区明显高于对照区。SPEED和传统托槽区的区别不大。第1天，在中1/3的牙周探诊深度未出现材料学差异，而在最靠近托槽的地方S区的探诊深度与GAC区和对照区相比明显增加。后者主要是附近区域的改变，因为中-颊区改变不明显。探诊出血程度所有区都有所增加，但各区之间的区域没有增加。

因为此项研究的实验对象很重要，故所选择的这些牙科学生都有良好的口腔卫生，这是由于许多研究均表明牙菌斑堆积的增加，因而可见对牙龈炎的发生有不同的牙龈反应[34, 35]。在针对牙龈炎的研究中也出现菌斑堆积的增加[34, 36]。大多数学者关注于早期菌斑的形成，所以研究周期设置为7天，这样同时避免周期过长学生们无法认真刷牙。

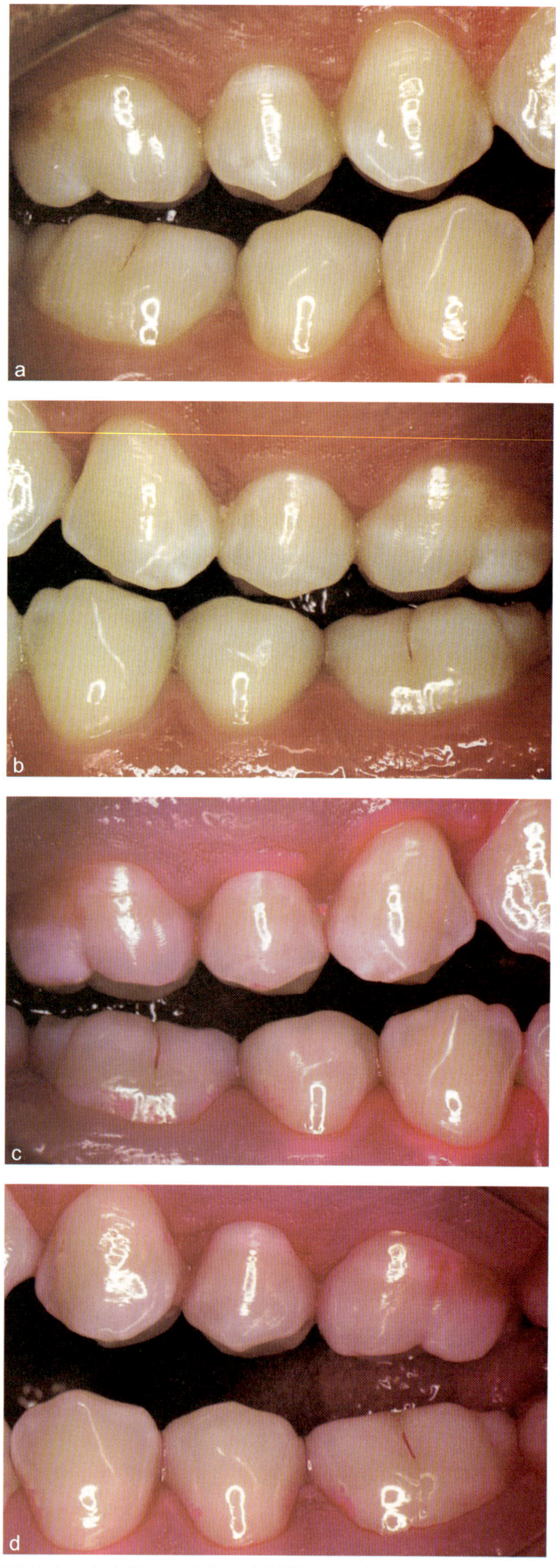

图11-4　实验性设置的临床案例第一天，在菌斑暴露之前（a、b）和之后（c、d）

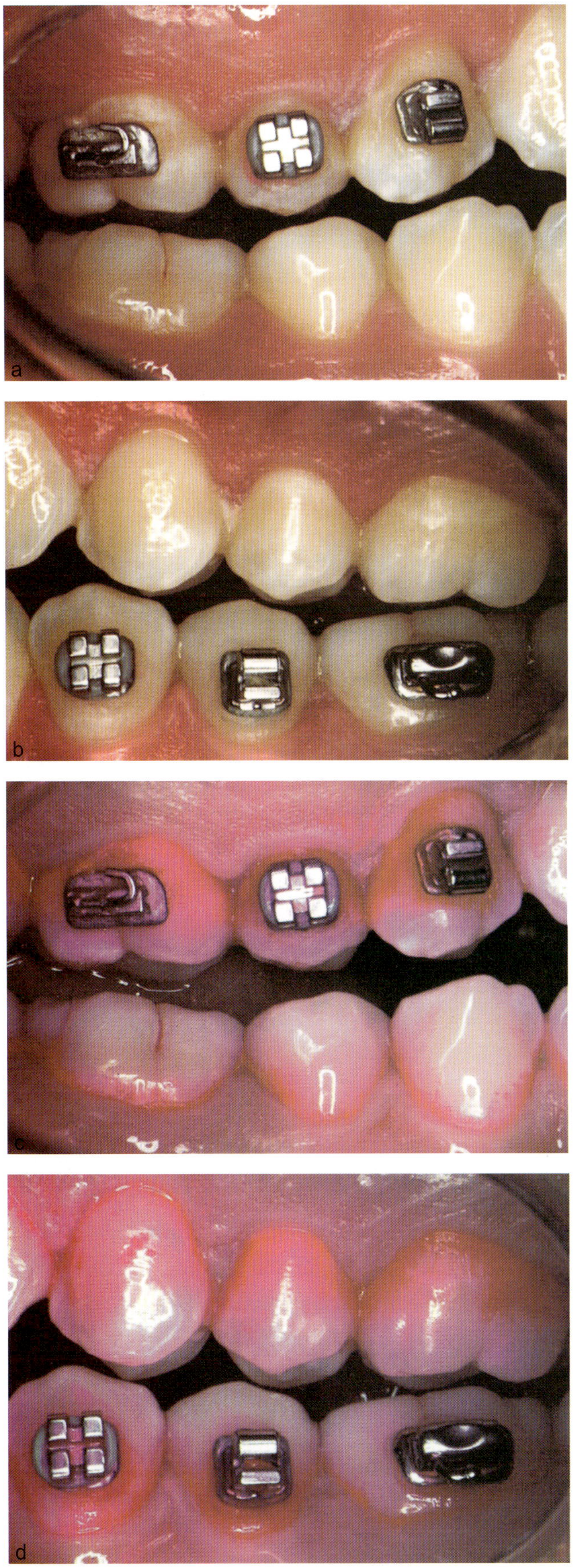

图11-5 运用SPEED托槽粘结牙14、16和35，及运用GAC托槽粘结牙15、34和36的实验性设置的临床案例第3天，在菌斑暴露之前（a、b）和之后（c、d）

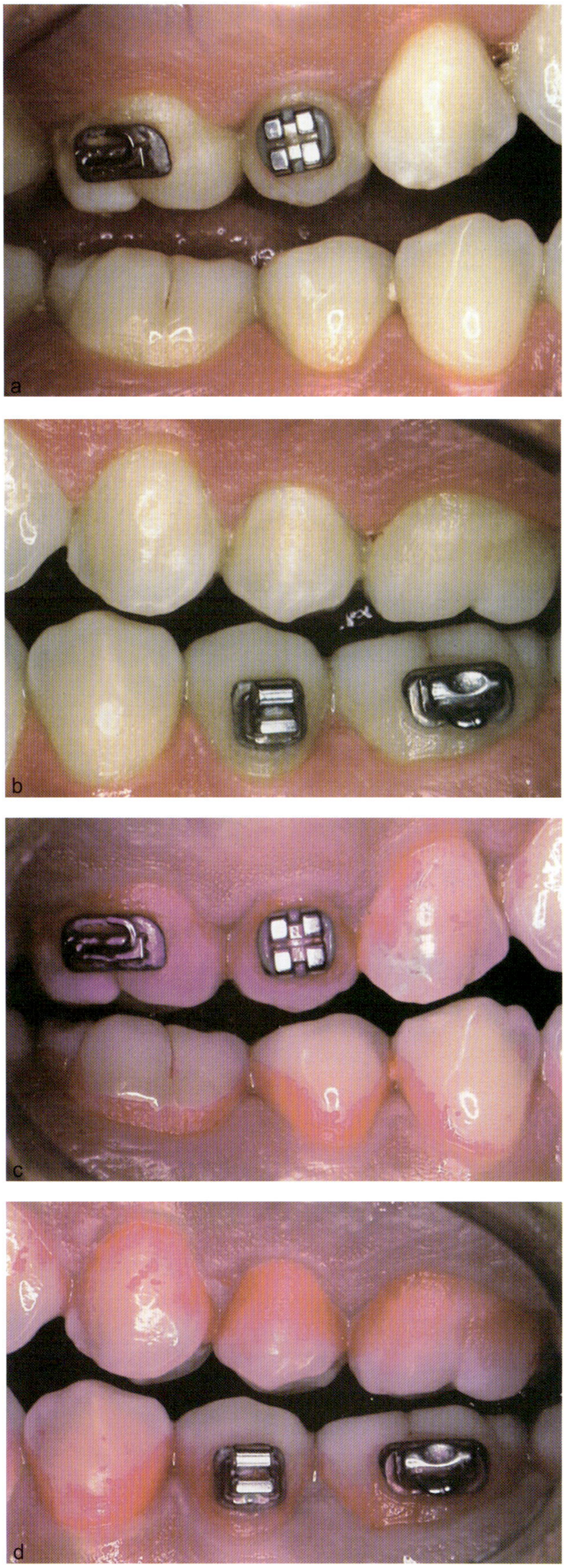

图11-6 运用SPEED托槽粘结牙16和35，及运用GAC托槽粘结牙34和36的实验性设置的临床案例第7天，在菌斑暴露之前（a、b）和之后（c、d）

该研究中牙周探诊深度的增加有可能是因为牙龈的肿胀，也有可能是因为牙周探针过多刺入脆弱的结合上皮。两个原因如何区别不能被检测到。在相对短的时间内，牙龈炎已经发生，但附着丧失有可能还没有出现[11, 12]。

龈沟液流速的增加，不可能单纯由托槽引起。磷酸被广泛应用于充填和正畸酸蚀，有报道它会使牙周软组织坏死[37]。当磷酸偶然接触黏膜几分钟，就会出现白色的腐蚀病损[38]。为了避免这样的损害，在研究中使用迷你海绵浸湿磷酸局部放置在离牙龈边缘安全的地方。

体外实验表明，牙科粘结剂对牙龈成纤维细胞是有毒的[39]，尤其是剩余的单体会导致牙龈炎症和刺激[40]。用同样的方法避免运用于粘结材料中的磷酸与牙龈边缘的接触。粘结材料直接聚合，因此避免与牙龈边缘的接触。这就是为什么假设这两种产品没有导致在菌斑重新再生实验中的炎症反应。

除了龈沟液流速，探诊出血程度是另一个牙龈炎的量化参数，所有区在第7天的时候都显著增加。但粘托槽的两个区没有明显差异，有可能是这些参数较低的分辨率。与对照区相比，粘托槽的两个区菌斑形成的速度更快，计数到2～8倍的菌落数。结果是龈沟液流速和龈周袋探诊深度的持续变化。关于龈沟液流速，第3天和第7天两种托槽区均无明显差异。但在S区有较高的细菌堆积，较低的菌落数比例（需氧菌/厌氧菌），有可能导致龈沟液流速增加（图11-7）。在第3天，S区的龈沟液流速明显高于对照区，而G区与早于7天的对照区相比则没有此变化。

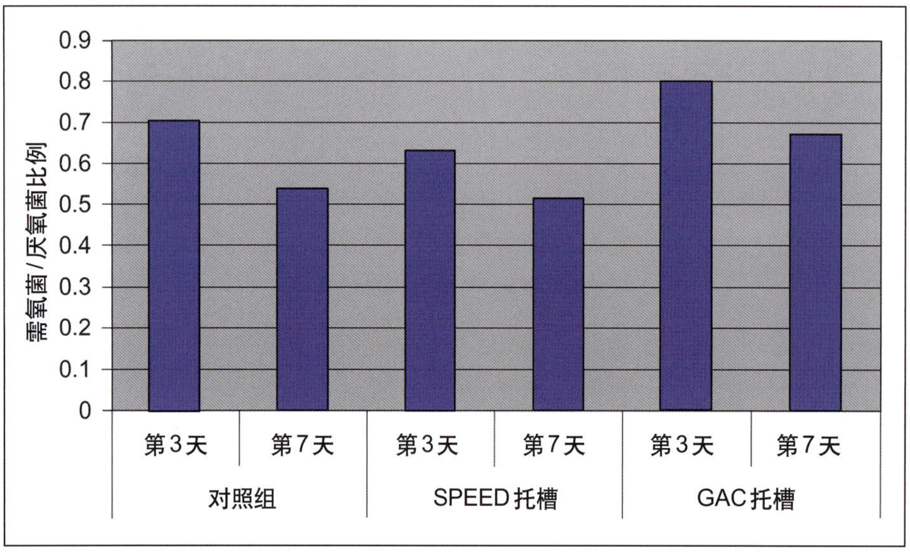

图11-7 每天描述不同区的平均菌落数比例（y轴）

S区龈沟液流速明显升高，而S区和3天的对照区之间在菌落数比例上没有明显差异。尽管在绝对数目上需氧菌、厌氧菌菌落数有所增加。在第7天，GAC区龈沟液流速明显高于对照区，菌落数比例（需氧菌/厌氧菌）则无明显变化，也没有厌氧菌菌落数的明显升高。

菌落数比例在对照区低于GAC区是一个出乎意料的结果。有可能是因为对照区菌斑取样严格遵照托槽区的要求（图11-5，图11-6）。两个区都是厌氧细菌占主导。GAC区的菌斑数量高于对照区。因为GAC区的表面积大且不规则。粘结托槽区的自洁作用相对较弱。在对照区，低的菌落数比例并不支持低的龈沟液流速。该实验暗示，菌落数比例并不是牙龈炎发生的单一因素，细菌的总量也是非常重要的。

牙周探诊深度，需氧菌、厌氧菌菌落数，菌落数比例都有明显差异。S区与G区相比较高的菌落数比例出乎我们的预料，这使SPEED托槽（光滑小夹子代替结扎橡皮圈）使用受限。为了发现两种托槽表面特征的不同，用电镜扫描（图11-2）。定性的电镜扫描揭示SPEED托槽（托槽和管）表面明显的不规则。焊接导致不规则，进而导致菌斑的堆积。

由于这种随机的对照实验没有继续，不可能与其他学者的发现做比较。不同的托槽在微生物学和临床上仍然得不到比较。然而，有迹象表明，正畸固定装置对牙菌斑微生物特性有影响。Lee等发现了采用固定正畸和不采用的患者，牙龈病损的龈下菌斑的显著差异。与没有做固定正畸的对照组相比，做了正畸治疗的患者的菌斑样本中，福赛斯坦纳菌、齿垢密螺旋体、变黑普菌更为普遍[41]。他们的发现和我们的结论一样，说明托槽引起的局部变化可能加速牙周病的发病。但他们的实验中没有观察到牙周探诊深度的变化，也没有不同托槽类型的评价。另外，正畸患者可能接受了更多的口腔卫生指导，拥有良好的卫生，而使两个组难以比较。Huser等在治疗前和固定矫治90天时做了一个临床细菌检测。菌斑和出血指数明显增加，牙周探诊深度基本正常。菌斑的构成通过“暗视野”显微镜技术定性。粘结矫治器后，螺旋体、运动型杆菌、丝状菌和梭状菌明显增加。相同时间内，对照组却没有明显变化[42]。6个月以后，Petti等进行了一个类似的研究，粘结固定矫治器前后，龈上、龈下牙龈的微生物群，但没有检查牙周参数。数据表明，口腔卫生良好的患者，治疗最初的6个月里，都没有发生牙龈炎和牙周炎，但固定矫治器的粘结改变口腔的微生物环境，在接下来的治疗中，患牙龈炎的几率仍然很高，甚至会发生牙周炎[10]。

托槽间的对比性的研究仍然没有报道。可以见到一些关于使用结扎圈和结扎丝的托槽的对比的信息[6, 26]。Turkkahraman等早期报道，圈比丝有更好的生物力，但基本没什么临床意义[26]。对于牙龈炎指数来说，哪种结扎方式影响都不大。用圈来结扎更易于牙龈出血。此实验的观察时间为5周，也许在长时间的正畸治疗后会有更明显的不同。Forsberg等评估了12例固定正畸治疗患者的微生物群，报道了粘结带有橡皮圈弓丝的侧切牙的牙菌斑中藏匿大量的微生物，比运用金属丝结扎的更多[6]。他们只分析了微生物群，更多的关注变形链球菌的出现而忽略牙周。如上所述，结扎方式对承受托槽的牙齿的微生物和临床牙周参数都有不利影响。从此观点得出，自锁托槽比传统的圈结扎的托槽更有利，但现有的证据并不支持自锁托槽降低牙菌斑的堆积和较低的临床牙周炎参数这个观点。

参考文献

1. Shaw WC, Richmond S, O'Brien KD, Brook P, Stephens CD. Quality control in orthodontics: indices of treatment need and treatment standards. Br Dent J 1991; 170: 107–112
2. van Gastel JL, Quirynen M, Teughels W, Carels C. The relationships between malocclusion, fixed orthodontic appliances and periodontal disease. A review of the literature. Aust Orthod J 2007; 23: 121–129
3. Socransky SS. Relationship of bacteria to the etiology of periodontal disease. J Dent Res 1970; 49: 203–222
4. Socransky SS. Microbiology of periodontal disease – present status and future considerations. J Periodontol 1977; 48: 497–504
5. Alexander SA. Effects of orthodontic attachments on the gingival health of permanent second molars. Am J Orthod Dentofac Orthop 1991; 100: 337–340
6. Forsberg CM, Brattstrom V, Malmberg E, Nord CE. Ligature wires and elastomeric rings: two methods of ligation, and their association with microbial colonization of *Streptococcus mutans* and lactobacilli. Eur J Orthod 1991; 13: 416–420
7. Rosenbloom RG, Tinanoff N. Salivary Streptococcus mutans levels in patients before, during, and after orthodontic treatment. Am J Orthod Dentofac Orthop 1991; 100: 35–37
8. Paolantonio M, di Girolamo G, Pedrazzoll V, di Murro C, Picciani C, Catamo G, Cattabriga M, Piccolomini R. Occurrence of *Actinobacillus actinomycetemcomitans* in patients wearing orthodontic appliances. A cross-sectional study. J Clin Periodontol 1996; 23: 112–118
9. Paolantonio M, Festa F, di Placido G, D'Attilio M, Catamo G, Piccolomini R. Site-specific subgingival colonization by *Actinobacillus actinomycetemcomitans* in orthodontic patients. Am J Orthod Dentofac Orthop 1999; 115: 423–428
10. Petti S, Barbato E, Simonetti DA. Effect of orthodontic therapy with fixed and removable appliances on oral microbiota: a six-month longitudinal study. New Microbiol 1997; 20: 55–62
11. Kloehn JS, Pfeifer JS. The effect of orthodontic treatment on the periodontium. Angle Orthod 1974; 44: 127–134
12. Zachrisson S, Zachrisson BU. Gingival condition associated with orthodontic treatment. Angle Orthod 1972; 42: 26–34
13. Kouraki E, Bissada NF, Palomo JM, Ficara AJ. Gingival enlargement and resolution during and after orthodontic treatment. NY State Dent J 2005; 71: 34–37
14. Ramadan AA. Effect of nickel and chromium on gingival tissues during orthodontic treatment: a longitudinal study. World J Orthod 2004; 5: 230–234
15. Amanti-Kipioti A, Gusberti FA, Lang NP. Clinical and microbiological effects of fixed orthodontic appliances. J Clin Periodontol 1987; 14: 326–333
16. Zachrisson BU, Alnaes L. Periodontal condition in orthodontically treated and untreated individuals. I. Loss of attachment, gingival pocket depth and clinical crown height. Angle Orthod 1973; 43: 402–411
17. Zachrisson BU, Alnaes L. Periodontal condition in orthodontically treated and untreated individuals. II. Alveolar bone loss: radiographic findings. Angle Orthod 1974; 44: 48–55
18. Zachrisson BU. Cause and prevention of injuries to teeth and supporting structures during orthodontic treatment. Am J Orthod 1976; 69: 285–300
19. Griffiths GS. Formation, collection and significance of gingival crevice fluid. Periodontol 2000 2003; 31:

32–42
20. Diedrich P, Rudzki-Janson I, Wehrbein H, Fritz U. Effects of orthodontic bands on marginal periodontal tissues. A histologic study on two human specimens. J Orofac Orthop 2001; 62: 146–156
21. Sadowsky C, BeGole EA. Long-term effects of orthodontic treatment on periodontal health. Am J Orthod 1981; 80: 156–172
22. Polson AM, Subtelny JD, Meitner SW, Polson AP, Sommers EW, Iker HP, Reed BE. Long-term periodontal status after orthodontic treatment. Am J Orthod Dentofac Orthop 1988; 93: 51–58
23. Davies TM, Shaw WC, Worthington HV, Addy M, Dummer P, Kingdon A. The effect of orthodontic treatment on plaque and gingivitis. Am J Orthod Dentofac Orthop 1991; 99: 155–161
24. Anhoury P, Nathanson D, Hughes CV, Socransky S, Feres M, Chou LL. Microbial profile on metallic and ceramic bracket materials. Angle Orthod 2002; 72: 338–343
25. Löe H, Theilade E, Jensen SB. Experimental gingivitis in man. J Periodontol 1965; 36: 177–187
26. Türkkahraman H, Sayin MO, Bozkurt FY, Yetkin Z, Kaya S, Onal S. Archwire ligation techniques, microbial colonization, and periodontal status in orthodontically treated patients. Angle Orthod 2005; 75: 231–236
27. Shelley WB. Gingival hyperplasia from dental braces. Cutis 1981; 28: 149–150
28. van Gastel JL, Quirynen M, Teughels W, Coucke W, Carels C. Influence of bracket design on microbial and periodontal parameters in vivo. J Clin Periodontol 2007; 34: 423–431
29. Muhlemann HR, Son S. Gingival sulcus bleeding – a leading symptom in initial gingivitis. Helv Odontol Acta 1971; 15: 107–113
30. Eliades T, Gioka C, Eliades G, Makou M. Enamel surface roughness following debonding using two resin grinding methods. Eur J Orthod 2004; 26: 333–338
31. Quirynen M, Marechal M, Busscher H, el-Abiad M, Arends J, van Steenberghe D. The influence of surface characteristics on the early bacterial colonization of intra-oral hard surfaces. J Clin Dent 1988; 1 Suppl A: A14–A19
32. Quirynen M, Marechal M, Busscher HJ, Weerkamp AH, Arends J, Darius PL, van Steenberghe D. The influence of surface free-energy on planimetric plaque growth in man. J Dent Res 1989; 68: 796–799
33. Quirynen M, Marechal M, Busscher HJ, Weerkamp AH, Darius PL, van Steenberghe D. The influence of surface free energy and surface roughness on early plaque formation. An in vivo study in man. J Clin Periodontol 1990; 17: 138–144
34. Quirynen M, Dekeyser C, van Steenberghe D. The influence of gingival inflammation, tooth type, and timing on the rate of plaque formation. J Periodontol 1991; 62: 219–222
35. Rowshani B, Timmerman MF, Van der Velden U Plaque development in relation to the periodontal condition and bacterial load of the saliva. J Clin Periodontol 2004; 31: 214–218
36. Daly CG, Highfield JE. Effect of localized experimental gingivitis on early supragingival plaque accumulation. J Clin Periodontol 1996; 23: 160–164
37. Forsberg CM. The effect of 50 per cent phosphoric acid on oral soft tissues. Swed Dent J Suppl 1982; 15: 37–40
38. Akman AC, Demiralp B, Guncu GN, Kiremitci A, Sengun D. Necrosis of gingiva and alveolar bone caused by acid etching and its treatment with subepithelial connective tissue graft. J Can Dent Assoc 2005; 71: 477–479
39. Huang TH, Tsai CY, Chen SL, Kao CT. An evaluation of the cytotoxic effects of orthodontic bonding adhesives upon a primary human oral gingival fibroblast culture and a permanent, human oral cancer-cell line. J Biomed Mater Res 2002; 63: 814–821
40. Gioka C, Bourauel C, Hiskia A, Kletsas D, Eliades T, Eliades G. Light-cured or chemically cured orthodontic adhesive resins? A selection based on the degree of cure, monomer leaching, and cytotoxicity. Am J Orthod Dentofac Orthop 2005; 127: 413–419
41. Lee SM, Yoo SY, Kim HS, Kim KW, Yoon YJ, Lim SH, Shin HY, Kook JK. Prevalence of putative periodontopathogens in subgingival dental plaques from gingivitis lesions in Korean orthodontic patients. J Microbiol 2005; 43: 260–265
42. Huser MC, Baehni PC, Lang R. Effects of orthodontic bands on microbiologic and clinical parameters. Am J Orthod Dentofac Orthop 1990; 97: 213–218

12 自锁托槽的矫治力学机制

David J. Birnie

引言

从理论和实践上来看，自20世纪20年代以来，自锁托槽就已经问世。但是，其力学上的复杂性以及要求有良好的工程学耐受性就意味着这种创新的设计需要承受住关闭间隙机械装置的不稳定性。第一代自锁托槽是在20世纪70年代早期由G. Herbert Hanson医师设计的SPEED托槽，这种托槽在日常诊疗中使用，具有足够的稳定性。在接下来的20世纪80年代以及90年代，人们陆续设计出主动和被动自锁托槽；但是，自2000年后，大量自锁托槽设计涌现市场，显著加速了自锁托槽的发展。

如果自锁托槽的设计源于希望简化弓丝结扎的复杂操作程序，那么结扎橡皮圈的出现已在一定程度上减少了这种优势。然而在结扎技术中，结扎橡皮圈在许多方面都是比较落后的操作步骤。它常常不能使所有托槽的弓丝入槽，特别是错位牙，由于有较高的摩擦力，这样比弓丝结扎更不易入槽，并且由于结扎橡皮圈会吸收口腔中的液体，随着时间的流逝会导致其弹性丧失、变色、形变、色泽不稳定以及菌斑堆积。不过，结扎橡皮圈的放置和移除比弓丝结扎节省时间，而且患者喜欢通过选择不同颜色的结扎橡皮圈来改变固定矫治器的外观。自锁矫治器早期的使用者注意到，牙齿的移动似乎比使用传统结扎方式的移动快，结扎操作也减少，这一现象极大地推动自锁托槽系统的推广和普及。对于用方丝弓矫治器矫治来说，所有弓丝都结扎入槽是一项很重要的原则；在这个方面，自锁托槽相比传统结扎托槽显示出强大的优势，自锁托槽的这种独有的特点为考虑用自锁托槽取代传统结扎托槽提供强有力的事实依据。

自锁托槽的主要优点有：

- 简化弓丝的结扎和去除
- 所有弓丝随时能保持结扎入槽
- 减少滑动摩擦力

本章将探索以上这三个因素是如何影响唇部矫治器矫治的生物力学机制。自锁托槽矫治器同样具有舌侧的固定矫治器系统，读者可以阅读Geron[1]的参考文献，获取在这一领域的更多信息。而正畸医师在使用自锁托槽时，可以避免改变通常的生物矫治力，自锁托槽的先进矫治理念如果被应用于临床，将尽可能为患者提供更加有效的矫正治疗。

诊断原则

拔牙的原因

随着正畸矫治器系统从原来简单的活动矫治器到高度复杂微工程矫治范例的不断发展，正畸的诊断过程也在不断改变。拔牙就是一个比较生动的例子。在正畸治疗中，永久拔牙的原因如下：

- 生物力学的因素
  - 为排齐牙齿创造间隙
  - 适当给予增加覆聆
  - 减少覆盖
- 面部外观的改变
  - 治疗后，避免增加唇部的丰满度
  - 减少唇部的丰满度
- 达到疗效稳定
  - 将牙齿移动到相应的位置会增加治疗后疗效的稳定性
- 病理学
  - 龋齿
  - 牙周疾病

○ 移位牙，且位置不能通过正畸的方法矫正

除了患者反感或不能接受的一些因素外，拔牙对于需要补偿加力的情况，会产生一些潜在不利的力学后遗症：

- 覆𬌗加深
- 牙齿舌侧倾斜
- 所需间隙关闭
- 拔牙侧的倾斜移动
- 牙齿旋转移动到拔牙间隙
- 支抗控制困难

Berger[2]总结了Hanson医师用SPEED矫治器的治疗原则，具体如下：

- 所有病例都尽量在没有拔牙的情况下矫治，尽管有些病例存在潜在拔牙的必要性
- 如果在没有拔牙的情况下矫治目标无法实现，则拔除第二前磨牙以降低在牙列中的显著非牵引力减少的任何趋势
- 无论是否值得，在可行的情况下，使用初步的功能矫治器来转变颌骨的生长模式
- 在情况允许的条件下，使用口内远中移动的方法取代头帽
- 当所有的生长发育潜力都停止时，可尝试扩弓
- 露龈太多的患者可内收上前牙
- 矫治牙齿的旋转使其成理想的排列，且无任何过矫治，依靠邻面重塑和嵴上纤维环切术来增加保持的效果
- 如果预计会出现强复发趋势，可过矫治安氏Ⅱ类或安氏Ⅲ类中后牙的关系

虽然Berger把这种矫治原则的可行性归因于SPEED托槽对轻力的反应，而这种轻力的产生是由于在弓丝弯曲时，能量储备在超弹性的镍钛丝中产生的，但是，自锁托槽能充分的产生源源不断的效能，很可能来自于其弓丝一直保持嵌入托槽的槽沟中，且灵活的自锁托槽具有低摩擦力的特点。

轻力被认为是在生理上和力学上都相当有利的。从生理上看，轻力用最小的力让牙齿发生移动，尽可能减少牙根吸收和皮质骨板穿孔的危险性。从力学上看，轻力被认为可使支抗的需求减到最小[3]，尽管Southhard等人[4]利用数字模型否定了这一观点。事实上，在体内发生的情况和机制仍有待解决，需进一步研究。另外，轻结扎力可能会使软组织力有助于促进牙齿移动、弓形改变或者提供支抗。这些理论与Dwight Damon[5]医师对Damon系统矫治器所推崇的理念相似，他的矫治原则可以归结为如下几点：

- 所制定的矫治计划应该以达到患者最佳面部外观且与患者自身的成熟度及年龄相符
- 采用非拔牙矫治，且牙齿和面部矫治目标的生物学可能性与协调性相一致
- 使用轻力，所采用的矫治器能满足弓丝力量直接传递到托槽上，且不会因为结扎弓丝而引起力量改变或牙根吸收。这些是通过确保正畸力不会阻止在牙周组织中的血供，达到在牙槽骨适应性改建的情况下移动牙齿
- 使用功能矫治器来达到安氏Ⅱ类错𬌗前后向的矫治
- 不使用快速腭扩弓矫治器或者头帽
- 利用口腔的肌肉组织来帮助矫治错𬌗，通过如下措施：
  - ○ 让口轮匝肌和颏肌提供一个“唇挡”效应，这样在非拔牙矫治期间，减少切牙的向前移动
  - ○ 用细弓丝扩大后牙颊侧段，这样让舌体位置上抬并且向前移动，从而在舌和面部肌肉之间形成一个新的平衡力

事实上，目前很少需要用单纯拔牙来达到排齐牙列，因为现代自锁矫治器技术发展已经非常成熟，自锁矫治器让弓丝力量直接传递到牙齿上，并且不会发生力的改变、调改以及牙根吸收。这对于之前的正畸矫治器来说是达不到的，比如在半个世纪以前的活动矫治器或早期固定矫治器，为了排齐牙列，拔牙是提供足够间隙的必要手段。

而这又引起关于拥挤定义的质疑，传统定义上，拥挤是指在理想弓形上牙齿排列整齐与牙槽骨所能容纳牙齿的量之间的不协调（即牙量骨量不调）。这一概念的基本原理在于，拥挤是一种永久的状态，只有通过永久拔牙才能解除。即便如此，同一牙弓不应该相继存在拥挤或非拥挤状态；但是，现在已经明白这种情况是可能发生的（图12-1，图12-2）。对于正畸专业来说，也许需要仔细思考正畸治疗中拔牙率从80%降到10%的必要性。英格兰南部的一项审查[6]表明，在过去5年中，拔牙率从60%到目前的40%水平是呈一个稳定降低的状态；我们并不认为，英国其他地区的正畸治疗会与此有所不同。移除健康机体组织的做法在绝大多数外科专业领域已被摒弃，目前在发达国家的一大批正在进行矫治的年轻正畸患者，他们很可能会活到80、90甚至100岁，到那时他们也许会非常需要那些被出于好意的正畸医师拔除的健康牙齿。

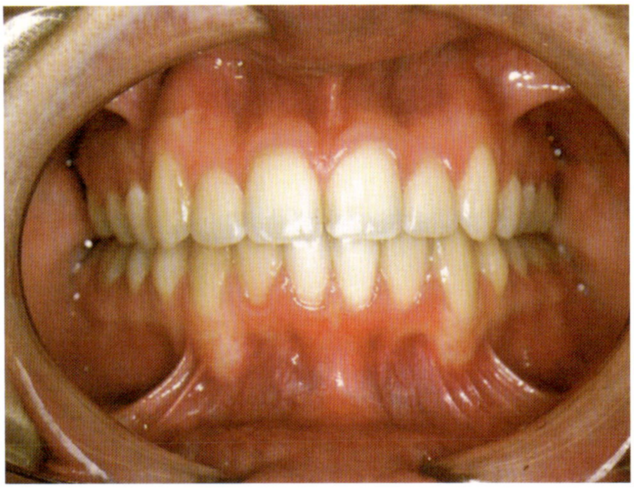

图12-1 患者RO在积极治疗结束后的36个月：无牙列拥挤

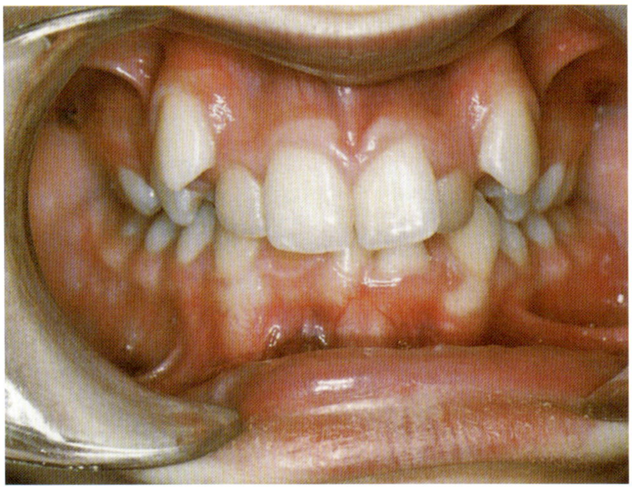

图12-2 患者RO在治疗开始时：牙列拥挤

正畸治疗对面部外观的影响

正畸治疗的影响，特别是拔牙或非拔牙矫治，对面部轮廓和正面观面形的影响已经争论了相当长的时期。绝大多数都集中于关注其对面部轮廓的影响。虽然人们已经声明拔牙对正面观面型的影响，但却拙于证实。而对于面部轮廓的影响，以下所陈述的内容会随已证实和未证实而有所改变：

- 牙齿为上下唇提供支撑
- 鼻唇角比起上唇对整个垂直向外观的作用来说是次要的——上唇突点相对于鼻小柱应该位于前方，从而确保上唇向前倾斜，而达到最佳的上唇美感
- 牙齿充分前倾的情况发生时，对面部轮廓几乎没有影响（例如安氏Ⅱ类2分类错䊵的矫治），这些改变可能与适度的前牙移动有关
- 肌肉状态良好的患者（诸如安氏Ⅱ类2分类错䊵畸形），面部轮廓受牙齿前倾增加或前牙移动的影响要小于肌肉组织松弛对其的影响
- 非拔牙矫治的效果与唇部丰满度增加有关，其效果难以预测是由于以下几个难点：
  - 评价肌肉的状态。在图12-3～图12-5中显示矫治开始时患者的轮廓，以及患者的上下咬合面观，患者的肌肉状态非常好，采用非拔牙矫治。在图12-6～图12-8中显示患者在48个月活动矫治结束之后的轮廓，以及上下咬合面观。尽管扩弓效果显著，但患者的面部轮廓还是有些许改变

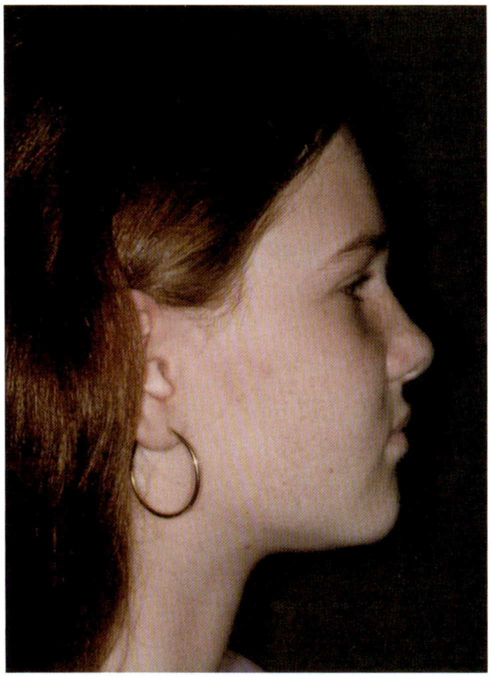

图12-3 治疗开始时患者BB的轮廓

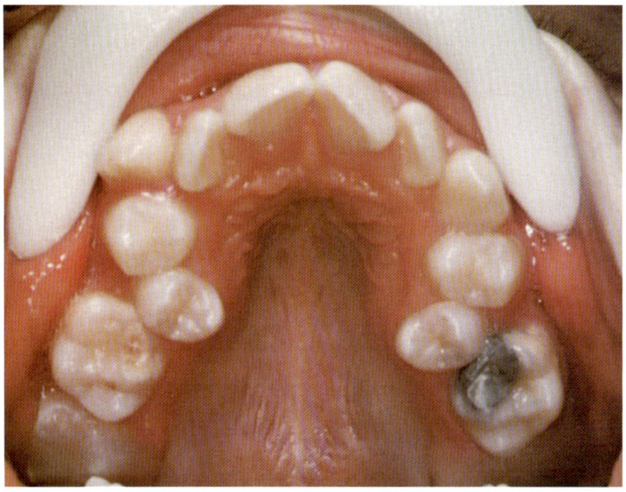

图12-4 治疗开始时患者BB的上牙咬合

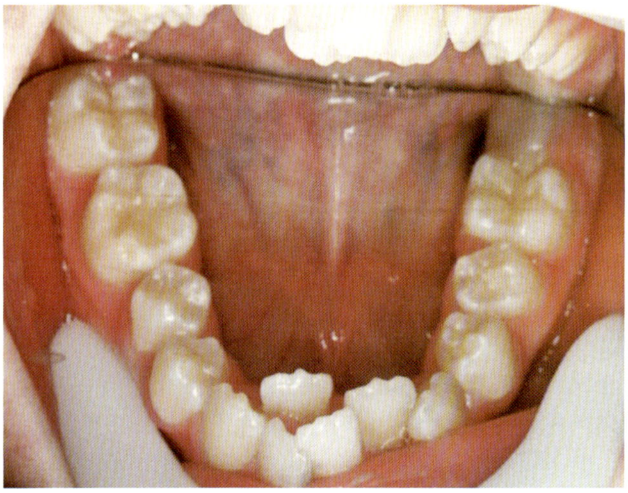

图12-5 治疗开始时患者BB的下牙咬合

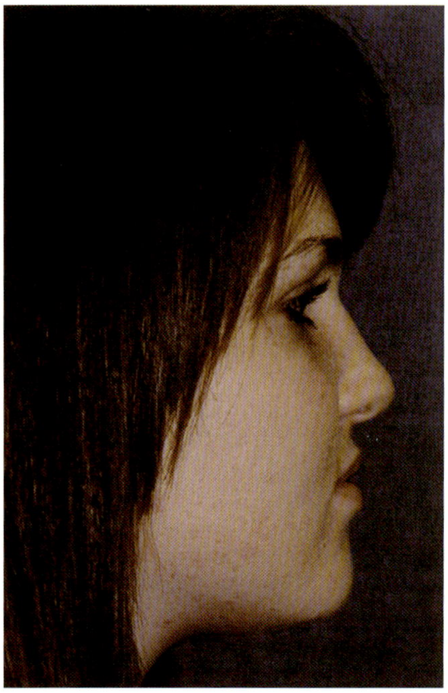

图12-6 治疗结束后48个月患者BB的轮廓

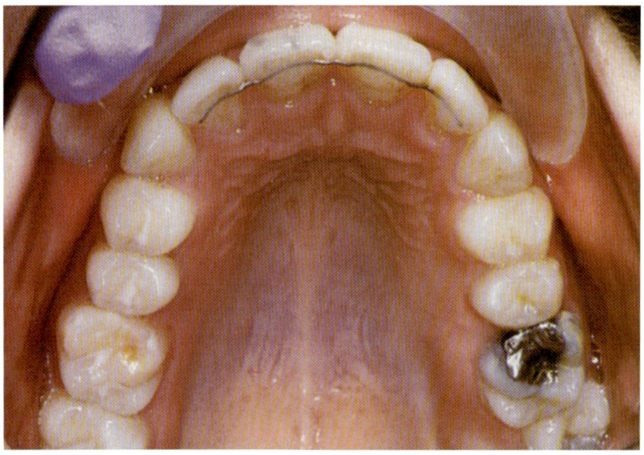

图12-7 治疗结束后48个月患者BB的上牙咬合

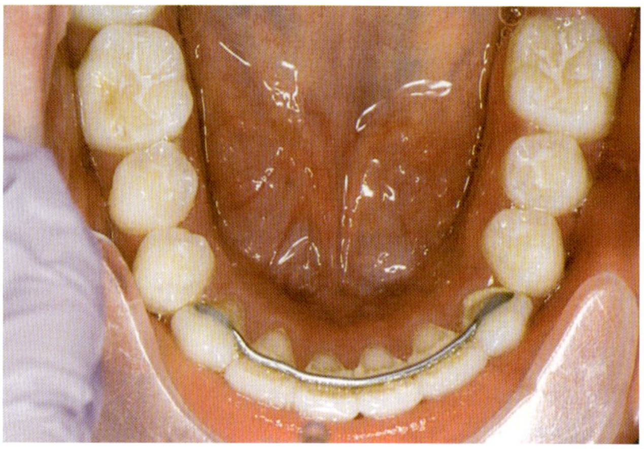

图12-8 治疗结束后48个月患者BB的下牙咬合

- ○ 有可能出现一定量的后牙扩弓——会发生较明显的后牙扩弓，较少的切牙向前移动
- 在活动正畸矫治结束时，由于鼻部倾斜和颜部向前突出，随着青春期面部的生长和发育会抵消部分轻微的面部轮廓过丰满
- 如果设计的最佳矫治方法是牙齿向后或远中移动以及前牙舌向倾斜，则拔牙对唇的丰满度性质上的负面影响可以预见
- 伴有极基部较短，双颌前倾趋势和轮廓较凸这样一类人群的患者，拔牙率会高于直面型人群（诸如中国的南方人）

以上的这些事实、假设以及推断的结论是，除非牙齿已经排齐否则很难预测非拔牙矫治对轮廓的影响。相反，拔牙矫治对轮廓的影响却是可以预测的，因而，在矫治开始时就可以制订出用于减少轮廓丰满度所设计的拔牙方案。

临床生物力学的各个方面

牙齿移动的类型

Charles Tweed将牙齿第一、第二以及第三序列弯曲描述为在利用方丝弓矫治器的正畸治疗完成阶段，获得逐步连续牙齿移动的一种方法。一般来说，完成整平排齐（第一序列弯曲矫治）是在纠正轴倾角（第二序列弯曲矫治）之前，并且通过利用转矩来获得最佳倾斜度（第三序列弯曲矫治）是矫治的最终步骤之一。Larry Andrews通过引入直丝弓矫治器，加入四维的参数，即牙齿旋转（对于磨牙）或反旋转（对于磨牙、前磨牙及尖牙）。拔牙矫治病例中在关闭间隙的阶段反旋转对抗牙齿旋转进拔牙间隙的趋势，而传统结扎矫治器也印证了缺乏这种控制的后果。自锁托槽在磨牙处设计加入旋转来矫治这些牙齿在牙弓线上的相对位置关系；但是反旋转就显得不必要且有些多余，这是因为所有的方丝一直都是完全结扎入槽的。

Tweed关于牙齿移动的弯曲序列分类并没有描述出牙齿移动所有可能发生的情况，这不仅是不完整的，而且预成方丝弓矫治器和镍钛弓丝的问世，意味着在矫治的早期阶段牙齿可能会同时发生牙齿向里-外移动、旋转、上-下移动（个别牙的整平）和倾斜移动。事实上，最早开始出现的牙齿移动情形之一是咬合的打开，以便于置入第一序列弯曲或者旋转牙齿，这样，有人会认为第二序列移动发生在第一序列移动之前。因此，已经是时候抛开Tweed初级的且过时的分类，继续向前发展。

将牙齿移动分为个别牙移动和组牙移动（或几个牙一起移动）是非常有利的。虽然对于两者而言，牙齿移动的叙述是相同的，但是产生牙齿移动所利用的生物力学却不尽相同；例如，将单个牙压低所使用的生物力学与减少覆聆所用生物力学就不同。

个别牙齿移动

个别牙齿移动可用6个参数联合来描述。从牙齿的唇面或者颊面看，将咬合平面看作是X轴，作一条垂直于咬合平面的垂线，使其穿过临床牙冠来表示Y轴，然后沿着颊舌方向相对于另两条轴在右边角度作Z轴。这样牙齿可以沿着以下3个轴整体移动或旋转：

- X轴
- Y轴
- Z轴

牙齿能单独做以上这些移动中的任何一种，或者同时做6种联合运动。关于每一条轴上的旋转移动是在排齐时呈轴向的，而不是呈放射状的。以上这些牙齿移动能用当下的术语描述，Tweed牙齿移动分类如表12-1所示。平移的牙齿移动见图12-9中所示，旋转的移动见图12-10中所示。

表12-1 运用Tweed牙齿移动术语对单个牙水平相和轴相牙齿移动描记的图表

轴	牙齿移动的顺序	平移	旋转
X轴	第二顺序	间隙打开 间隙关闭	成角
Z轴	第一顺序	口或唇移动 舌或腭移动	旋转/反旋转
Y轴	第三顺序	压低 伸长	倾角

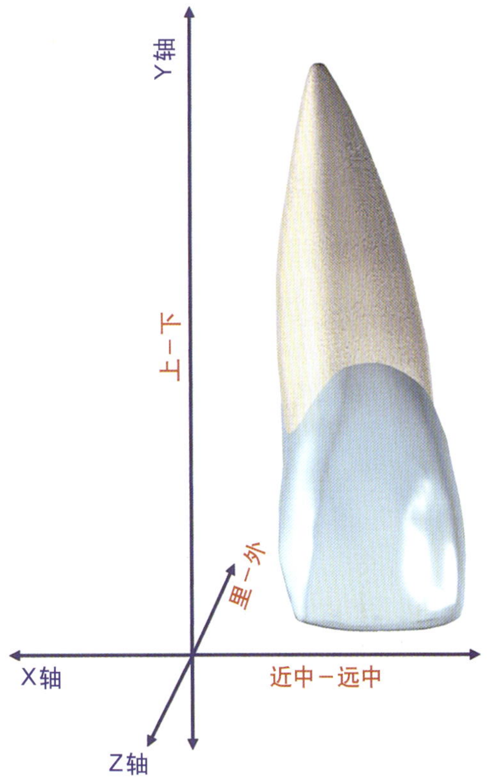

图12-9 牙齿的移动可以通过在X轴、Y轴和Z轴上的平移来表现

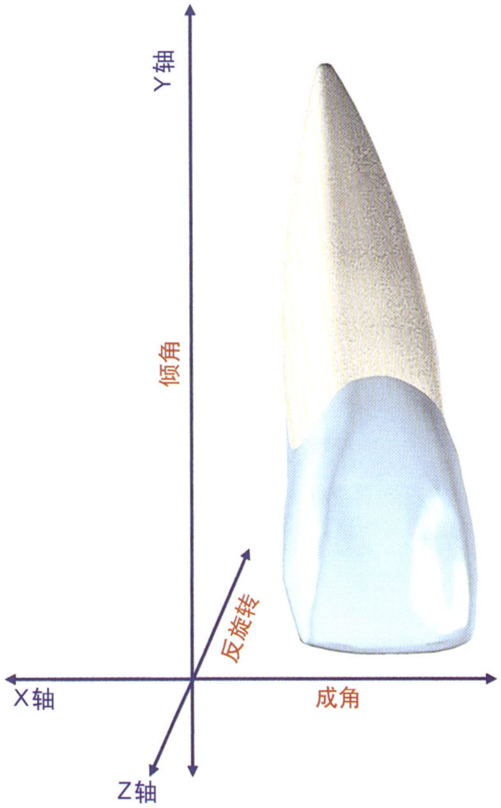

图12-10 牙齿的移动可以通过在X轴、Y轴和Z轴上的旋转移动来表现

多个牙齿移动

上述的牙齿移动分类对描述个别牙时还很适用，但是对多个牙同时移动的情况就显得不够用。这种情况我们可以再次使用X-，Y-，Z-轴系统来进行分类，具体如下：

- 围绕牙弓周围来进行牙齿移动——间隙打开和间隙关闭
- 水平横向移动——牙弓扩大或者缩小
- 前后向移动——矫治安氏Ⅱ类或Ⅲ类后牙段的关系
- 垂直向牙齿移动——压低或伸长前后牙段

全口矫治器的粘结

从带环或矫治器到全部采用粘结剂粘结式矫治器的转变，极大地方便了固定矫治器的安置，如今，只要一次不到60分钟的就诊就能置入完成。因为许多的自锁托槽系统使得对口内辅助装置或附件的需求减到最低，甚至完全消除。不再需要磨牙带环，因而减少置入固定矫治器所需费用、总量、时间以及就诊次数。常规将所有萌出牙戴固定矫治器是最基本的步骤。许多系统如3M联合公司的SmartClip（美国，明尼苏达州55144-1000，圣保罗3M联合公司，3M中心，3M联合公司），Ormco公司的Damon（美国，加利福尼亚州92867，橙郡，1717西科林斯Ormco公司）已经开发出的自锁磨牙颊面管，能使弓丝放置延伸到第二磨牙的位置，并且使放置施力弓丝矫治安氏Ⅱ类的矫治器，诸如TP Flip-Lock Herbst（美国，印第安纳州46350，拉波特100国际广场TP口腔正畸有限公司）更加容易。部分萌出的第二磨牙可粘结迷你颊面管，这种颊面管只粘结在牙尖近中部。

正畸牵引钩

托槽和磨牙颊面管可以在托槽体部加一个完整的正畸牵引钩或者辅助装置或附件槽沟，而不是去掉牵引钩或其他类型的辅助装置。Damon 3MX，GAC In-Ovation R以及Strite Industries SPEED托槽就是一类具有辅助装置或附件槽沟的托槽。Ultradent Opal（美国，犹他州84095，南约旦505. 10200 S.，Ultradent制造有限公司，Opal正畸科）不同于以往是因为它具有辅助装置或附件弓丝槽沟。加入正畸牵引钩有助于挂弹力圈（在矫治中线时qv）或者形成牙尖交错。值得注意的是，使用加入牵引钩来做Ⅱ类或Ⅲ类牵引时，如果由于疏忽，自锁托槽已经打开，将会导致失去对牙齿的控制；更好的方法是使用弓丝牵引钩来做Ⅱ类或Ⅲ类牵引。

托槽间距

扎槽间距是生物力学机制中一个至关重要的方面，特别是在间距较短、有严重移位牙，或是间距太长，比如跨越拔牙间隙时，又或者存在脱落未粘结托槽的牙齿，抑或在第一和第二磨牙颊面管之间时，这些情况尤其需要注意。托槽间距非常重要的一点是把物理距离和弓丝稳定性联合起来，例如，在第一和第二磨牙之间的托槽间距对细直径的(0.013"或0.014"镍钛丝)初始弓丝是一个重要问题，但对使用粗直径圆丝或方丝就不再是问题。

一般托槽间距在3～4mm(下切牙之间)至8～9mm(中切牙与侧切牙之间以及第一、第二磨牙之间)。在矫治开始时，若必须将严重移位牙加入矫治，则最常见的问题是托槽间距偏短；而如果使用传统托槽，则托槽间距可能要减至3mm以下。解决这个问题的方法是如前描述的在x轴移动方向上使用正畸牵引钩。

托槽间距在第一、第二磨牙之间同样也是一个问题，特别是在下牙弓，用0.013"或0.014"弓丝时，建议第二磨牙通常不加入到矫治中，直到换成镍钛弓丝时方可加入；但也有例外，如果第一或第二磨牙移位严重，以至于不可能使用粗弓丝时，则矫治需加入第二磨牙。但是，这种情况是非常少见的。虽然在上中切牙和侧切牙之间的托槽间距相类似，但这也是个罕见的问题。部分原因是由于嘴唇的这个区域对咀嚼力不怎么敏感，同时也因为托槽在两边都支撑着弓丝。

当存在牙齿即将脱落的情况时，托槽间距过长就会发生；如果出现这种情况，使用较宽的牵引钩（图12-11）为弓丝和即将脱落牙齿的控制提供支持，而不会因为过大的矫治力而导致出现加速脱落牙牙根吸收的风险。当存在拔牙间隙时，将弓丝插入软不锈钢颊面管中也能提供必要的支持。

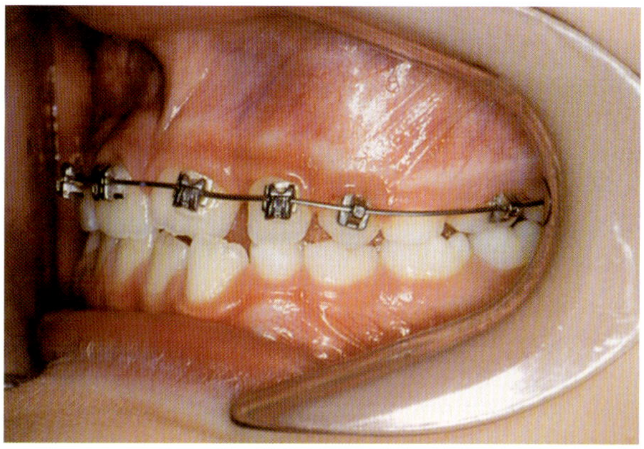

图12-11　在将脱落的牙齿上使用较宽牵引钩和0.014"×0.025"弓丝来牵拉左上中切牙

在矫治器上很难控制尽头牙，因为除了从近中侧以外不能从任何一侧来控制。因此，采用牵引来防止第二磨牙出现绝大多数位于远中牙齿在矫治过程中都会出现的不期望的旋转就是明智之举。

摩擦力

尽管临床矫治方案中，主动锁和被动锁相关的优缺点存在诸多争议，但两种关闭锁的设计在临床实践操作中使用效果令人满意。体外测试表明被动自锁矫治器比起主动自锁矫治器对弓丝滑行的阻抗更低，尽管当弓丝和托槽结扎之后，这种优势会有所减弱。在口内，情况会更加复杂，摩擦力与托槽弓丝之间的相互作用时刻都在不断变化；比如Southard等人[4]认为，过分简化的模型很可能使矫治器受到限制。简单来说，尽可能一直保持低摩擦力，才能有助于牙齿（或其他任何组织）移动；如果想停止移动，那么可以增加摩擦力。

在可能出现小倾斜改变这种例外的情况下，所有牙齿移动需要涉及托槽与弓丝之间的相对移动，因此对牙齿位置保持足够的控制，将摩擦力减到最低就十分重要。

咬合分离和咬合平衡

正如弓丝和托槽之间的摩擦力会阻碍牙齿移动一样，牙尖交错同样会有影响。一些自锁托槽支持者强烈认为咬合分离或咬合平衡是能同时有助于牙齿移动本身以及牙齿移动速度的技术。咬合分离并不是新技术，常规与活动矫治器一起用来矫治前牙反殆。咬合分离被定义为通过在息止殆间隙中一或两个牙咬合面上置入阻碍物使牙齿咬合面分离。咬合分离可能都会有助于整平排齐，反殆矫治，覆殆矫治。可以通过在上切牙腭侧前部放置咬合平面导板或咬合斜面导板或者在磨牙上加垫复合粘结剂来达到咬合分离。位置的选择取决于所需的牙龄移动类型。所用材料既可以来自于复合粘结剂，利用特殊装置，比如Mini Molds（美国，伊利诺斯州 60173，绍姆堡镇，1185 Tower路，Ortho Arch有限公司），也可以购买不同的大小型号（美国，犹他州84095，南约旦，505.10200 S.，Ultradent制造有限公司，Opal正畸科）来适应不同大小的覆盖。

咬合平衡是通过对后牙咬合面上加垫粘结剂以及随后的调整适应，来形成一种平衡、平滑的咬合平面（图12-12）。

咬合分离更倾向于咬合平衡，因为以下原因：

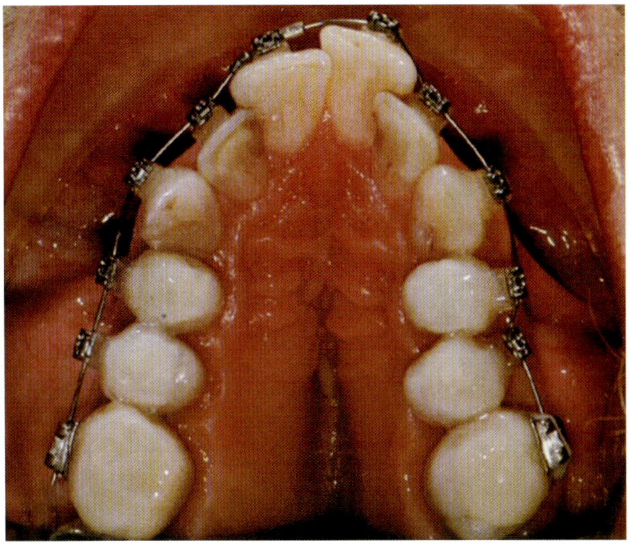

图12-12 上颌第一磨牙和双侧尖牙的咬合平衡帮助反殆的纠正（图片感谢Dr Dwight Damon）

- 更简单
- 在牙齿之间的接触摩擦力更小

当咬合阻碍咬合分离的使用时，也许就需要建立咬合平衡，例如，需要矫治后牙反殆时，存在覆殆减少，这使得不能采用咬合平面导板或者斜面导板，又或者是存在牙周支持[7]组织减少丧失病例中，这时就需要咬合平衡。咬合分离和咬合平衡两者的益处都是必需的。

放置弓丝

自锁托槽比传统托槽放置弓丝花费的时间更短。许多研究都已经证明了这一点，其中包括研究SPEED托槽的Berger和Byloff[8]，Harradine[9]将Damon SL托槽与传统结扎托槽进行比较，发现每根弓丝的去除和放置可以节约24秒时间；Turnbull和Birnie[10]比较了Damon2代托槽与传统结扎托槽，发现每根弓丝可以节省76.8秒。后者的研究发现表明，在调整20分钟后就诊，两者的弓丝改变之后，可以节省12.8%的时间。该研究还通过材料类型和弓丝大小进行亚分类，同时表明，利用自锁托槽，弓丝放置在时间上的差异对较粗弓丝更加重要。

新一代自锁托槽打开和关闭都变得更加容易，只需简单用指压就可关闭。打开则需采用简单的工具。值得期待的是，如果以上研究已经得到重复印证，那么目前这代自锁托槽更加节省时间。

弓丝位置

自锁托槽的优势之一是比传统结扎托槽减少了摩

擦力。但是，这种摩擦力的减少也带来一系列问题。鉴于传统结扎托槽与结扎橡皮圈之间具有足够的摩擦力，这样可以防止弓丝左右回转移动；而自锁托槽，如Begg矫治器，摩擦力低至除非采取对抗措施才能明确定位弓丝，防止弓丝在托槽内左右移动，否则会成为患者反复就诊的一个重要原因。即便弓丝只是在颊面管末端凸出一小点，患者也会感觉明显不舒服，因此通常要求做两个阻挡就可以保证弓丝处于正确的位置。常用的操作技术如下：

- 可以使用直接夹持固定在弓丝上的软不锈钢丝阻挡装置。这是最常用的技术，许多弓丝上都带有预成好的阻挡装置。这种阻挡装置可以放在尖牙远中来保持唇侧牙段的联合（图12-13），或者在第一磨牙拔除的病例中，当前牙已经结扎，为了防止后牙向近中移动，可以将阻挡装置放置在第二磨牙近中。
- 使用复合阻挡装置。这种阻挡装置没有不锈钢阻挡装置有效，因为它们不能像软不锈钢丝阻挡一样将弓丝紧紧夹住。
- 使用阻挡装置时，建议将其置于上牙弓的前磨牙区域以及下牙弓中线处。若有拥挤存在，则应将阻挡装置尽可能远离拥挤处。
- 弓丝曲。只要曲做得足够大，不会滑到托槽里面，而且要紧靠托槽，弓丝曲就可以置于牙弓中防止弓丝回转滑动；通常情况下要求做两个曲。个别特殊情况下带曲弓丝可以由加工厂来生产加工。常用预成加工好的有反曲线镍钛弓丝或β-钛钼弓丝，尽管严格来说，只有当弓丝不可成型时才需要使用。在患者没有因弓丝末端而感到不适的情况下，几乎不能做到曲的大小精确到足以完全防止弓丝的侧方移动。曲可能自行移动到托槽沟内，而引起轴倾角和转距的不良改变，因此用途比较特殊而不是普遍适用。
- 预焊接（预粘贴）或者夹持固定弓丝牵引钩。当只可能使用工作弓丝时，预焊接弓丝能最有效地将不锈钢丝定位，特别是使用弹性或固定Ⅱ类矫治器时更甚。夹持牵引钩要更贵一些，将牵引钩附着在弓丝上的方法可靠性较低，且只能用于无法使用预焊接弓丝时，这是由于：
  - 牵引钩不能焊接到弓丝上，例如使用的是β-钛钼弓丝。
  - 理想长度的弓丝在加工时没有预焊接牵引钩。
  - 预焊接牵引钩之间的距离符合可用托槽间距。

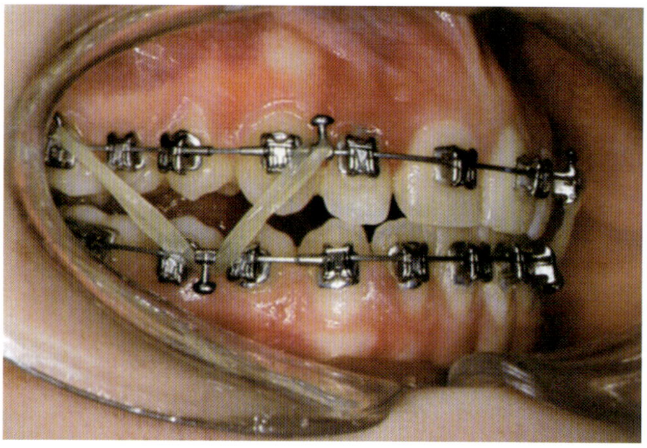

图12-13 下侧弓丝的软不锈钢阻挡器置于尖牙远侧以防止下牙向前移位。上侧弓丝，阻挡器置于第一、第二前磨牙到尖牙的内托槽间隙的近中和远端。弯形挂钩用来固定后面的V形橡皮圈以关闭后面的开口

弓形

所推崇的弓形根据不同的矫治器而变化。然而，关于弓形的理论著作非常少，关于自锁矫治器及其弓形的更加少之又少。有证据表明，非拔牙病例完成矫治后弓形宽于拔牙病例[11]，并且这种改变会维持到保持后[12]。

对于所有自锁系统，关于Damon系统矫治器弓形的文字叙述比其他都多；Damon系统的弓形特别宽并无价值。弓丝弓形对于牙弓形态的影响尚不清楚；如果同样的弓形置于不同患者牙弓中，那么对于牙弓影响的结果很可能也是不同的。Damon系统矫治器的特征之一就是前磨牙之间和磨牙之间的宽度上有很大的扩宽，这点要归因于以下几点：

- 弓丝弓形宽度
- 弓丝与托槽之间的低摩擦力
- 舌肌的影响，尽管还没有证据支持这一观点，有待证明

Damon[5]解释道，弓丝在第一、第二阶段（见后）使用，面舌肌、骨骼以及软组织会帮助牙弓形态的塑造和形式，因此每个患者效果都是独特的，而不能事先决定。

牙周健康

降低拔牙率所关注的问题之一是牙周健康可能会受到不利的影响。事实上，与此相反的病例却很常见，如图12-14 ～图12-16所示。Mavreas[7]认为，被动自锁矫治器与轻力细直径镍钛弓丝协同使用，使就诊的间隔长，减少坏疽，随后的玻璃样变性以及间接吸收的发生，效果是先前有骨丧失的患者出现良好的牙周

反应。然而，这只在一份病例报告中描述，该理论学说要推广，还需要进一步的论证。这个问题从分子生物学角度讨论的内容详见第5章。在临床生物力学这个方面，还需做更多的研究，这样可以更加全面地理解轻力非拔牙矫治对口腔健康的影响。

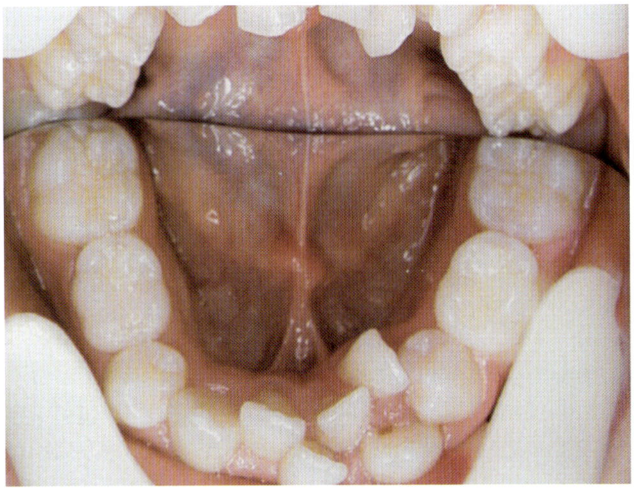

图12-14 患者ZF，治疗开始时患者下侧切牙非常拥挤

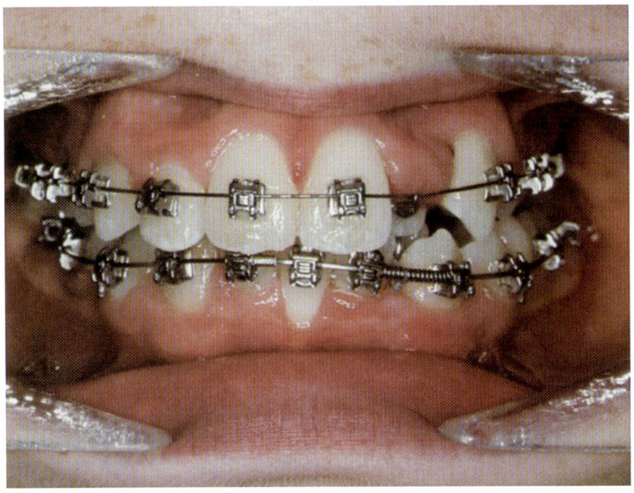

图12-15 患者ZF，接受不拔牙的正畸治疗期间，右下中切牙开始显现牙龈萎缩

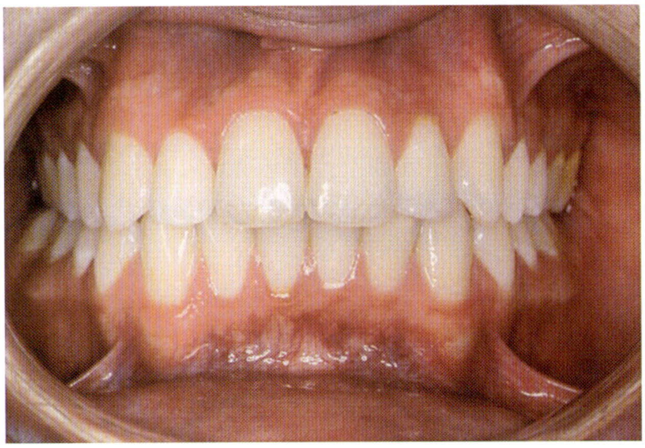

图12-16 患者ZF，正畸治疗后3年，下切牙周围牙龈构建正常

自锁托槽的弓丝序列

虽然针对不同自锁托槽系统所推荐的弓丝序列有显著变化，但是一种清晰的模式还是被人们所认识。可将矫治分为如下四个阶段：

- 排齐
- 过渡阶段
- 效应阶段
- 完成

第一阶段：排齐

完成排齐用细圆丝。绝大部分矫治系统（包括3M联合公司的SmartClip，美国正畸学会的Time2（美国，威斯康星州53082-1048，希博伊根市，PO Box 1048，1714剑桥大道美国正畸学会，Ormco公司的Damon以及Strite实业公司的SPEED）提倡使用0.014"镍钛丝或0.012"、0.013"或0.016"铜镍钛弓丝；后者材料相同，根据牙列不齐的量进行替换。SPEED系统也建议使用Supercable（加拿大，N3C 1V1，安大略省剑桥，298 Shepherd大道Strite实业有限公司），这是一种七股合轴的超弹性镍钛弓丝，Strite实业公司声称这种弓丝传送20%同等大小镍钛弓丝的力和33%同等大小不锈钢合轴弓丝的力[2]。Supercable提供0.016"、0.018"和0.020"预成弓丝。

最初使用圆丝有一例外就是GAC公司的In-Ovation R自锁托槽系统（美国纽约州11716，波西米亚，Dentsply GAC国际集团）。Alpern[13]建议使用离子植入GAC生物力材料初始弓丝，大小为0.018"×0.018"；如果存在明显不齐或拥挤，则可以用相同材料0.016"×0.016"的弓丝。

在矫治第一阶段，目标为通过矫治明显扭转达到牙齿整平排齐，开始整平牙弓，使其形成最终的弓形。

第一阶段复诊的时间间隔

大多数个别牙移动发生在矫治开始时牙齿最不整齐的阶段。因此在矫治早期，复诊时间间隔可以长些，这样镍钛弓丝可以作用很长范围，与自锁系统提供的可靠结扎一起联合使用，逐步控制牙齿移动，而不必让患者频繁就诊。在这一阶段复诊的时间间隔大约为10周。绝大多数错㣿患者10周后就可以准备好进入第二阶段的矫治，但是如果牙列严重不齐时间将会更长；这一阶段的关键原则为利用细直径圆丝尽可能让牙齿获得整平排齐所需要的时间足够长。自锁托槽形成力矩旋转趋势比传统橡皮结扎托槽[14]要高，因此弓丝更换进程应该更慢些。

第一阶段的疼痛和不适

Damon矫治系统比较受争议的观点之一是其在矫治早期阶段产生的不适比传统的橡皮结扎矫治器要小[15]。Miles等人[16]研究发现，在置入矫治器后的头几天，采用出现疼痛的定性评估表明，用Damon2代矫治器的患者产生的不适比用3M联合公司的Victory MBT矫治器的要少。采用0.014"铜镍钛弓丝作为初始弓丝。然而，在第10周时，当弓丝换到0.016"×0.025"铜镍钛弓丝后，更多的患者表现出不适。他们的结论为虽然开始时Damon2代托槽表现的疼痛较少，但是当换到第二弓丝时，就会表现出更明显的疼痛。弓丝顺序为0.014"铜镍钛初始弓丝，紧接着换0.016"×0.025"铜镍钛第二弓丝，这种顺序从2003年起针对Damon自锁矫治器不建议使用，因为其在硬度上的增加的过大，取而代之的弓丝顺序是0.014"及0.014"×0.025"铜镍钛弓丝。不适感的增加可能也反映自锁矫治器在实现弓丝充分入槽上更高的效应，这样增加对牙所施加的矫治力，导致不适感增加。Pringle等人[17]在对Damon3代矫治器和传统双矫治器的随机控制实验中，自锁组的患者经受的平均最大疼痛强度比传统双矫治器组要低，而平均疼痛强度也在统计学上显著低于后者。但是，该研究与Scott等人[18]的研究结果不一致。Scott等人采用的是Damon3代矫治器与Ormco Synthesis矫治器的随机控制实验，Ormco Synthesis矫治器是一种传统结扎预调方丝矫治器。研究表明在初始弓丝放入之后的第1周，两组出现的不适感没有不同。

第二阶段：过渡，整平或镍钛方丝的使用

根据所使用的自锁系统，这一阶段有不同的命名。但绝大部分系统这一阶段是从圆镍钛弓丝经过镍钛方丝的使用逐步过渡到不锈钢方丝。弓丝大小的范围从0.014"×0.025"到0.020"×0.025"，使用取决于托槽槽沟的大小（0.018"或0.022"）以及所采用的自锁系统。

矫治第二阶段完成排齐，解决仍存在的扭转，开始着手控制转矩继续整平和形成弓形。

第二阶段复诊的时间间隔

在第二阶段，由于排齐大部分已经完成，因此，复诊时间间隔可以缩短。通常2种不同大小的镍钛方丝是必需的；第一种大小的弓丝应该放置大约8周，第二弓丝大约4周。

第三阶段：工作弓丝

矫治的第三阶段使用不锈钢弓丝来提供滑动力所需的硬度。最常用的弓丝类型为0.022"，托槽槽沟放置0.019"×0.025"不锈钢丝，0.018"托槽槽沟放置0.017"×0.025"不锈钢丝。建议使用预焊接的弓丝，上面的牵引钩不仅可以做颌间弹性牵引，而且还可防止弓丝左右回旋移动。

分别出现在SPEED和In-Ovation自锁系统中，有2个很有意思的变化。SPEED自锁系统使用Hills的双尺寸弓丝作为工作弓丝；这类弓丝在前牙段为方丝而在后牙段为圆丝。这样，它可采用0.018"×0.018"×0.018"的方丝置于0.018"的槽沟中，而用0.021"×0.021"×0.021"的弓丝置入0.022"的槽沟里。

主动锁夹的自锁托槽系统通常会有一凹痕，如果在关闭时失去对弓丝的控制，凹痕可以防止锁夹的唇向移位，但这种凹痕所带来的影响是减少槽沟一侧的深度。例如，0.022"槽沟的In-Ovation R托槽，正畸槽沟的龈壁是0.0185"的长度，垂直壁是0.022"。槽沟的殆壁或切壁稍长，为0.0255"。Monacell[19]认为，在带状弓结构矫治器中应使用0.022"×0.018"GAC生物力弓丝。这种弓丝能与0.022"槽沟完全密合，且当托槽与弓丝处于一直线上时，做到不接触自动锁夹。

在主要的诊断原则倾向于支持非拔牙矫治的情况下，0.019"×0.025"的硬不锈钢丝虽然在关闭拔牙间隙时很好用，但现在没必要使用，少数病例将会在弓丝序列转换结束时完成矫治。而对于主要需精细调整的病例可以忽略。

第三阶段复诊的时间间隔

这一阶段主要是矫治多个牙移动的发生。因此，成为矫治时间最长的阶段，需要20～40周左右。这期间患者大约每间隔8周需要复诊一次。如果患者能很好地挂颌间弹性牵引，牙齿移动可能会更快，复诊时间间隔就需要缩短至4周，以保证没有过矫治发生。

第四阶段：完成

谨慎的托槽选择以及托槽位置的粘固都可以在矫治结束时，大大降低对弓丝曲的需求。然而，完成阶段通常需要用可成形弓丝来固定牙齿的位置。这可能包括牙齿向里-外移动、轴倾、转矩及牙尖交错的调整。钛钼合金为矫治的这一阶段提供必要的成形以及弹力。保持足够的弓丝大小以维持牙齿位置是十分重要的；0.019"×0.025"弓丝置入0.022"的槽沟中就是比较理想的。而在这一矫治阶段，不建议部分去除粘结

附件或使用圆丝，因为这很可能会导致失去对最终牙齿位置的控制。

第四阶段复诊的时间间隔

第四阶段的时间长短可变，通常矫治要是提前完成，稍加关注，会使第4阶段的时间缩短。这一阶段可能需要10 ~ 20周，预约复诊的时间间隔在4 ~ 6周之间。

牙齿移动

托槽选择和粘固位置以促进生物力产生

托槽使用的医嘱

许多自锁托槽系统提供不同托槽使用医嘱来适应不同错𬌗矫治的需求。尽管医嘱中包括突度、轴倾、转矩以及旋转，医嘱之间的差异反映托槽中所设计的转矩。所有设计舌侧或腭侧冠转矩的托槽都是低转矩，而所有设计舌侧或腭侧根转矩的托槽都是高转矩。医嘱可能有相同之处，比如Damon、Hanson、MBT或Roth，抑或反映相关的托槽中所设计的转矩；这样，在医嘱中对于变化最多的上切牙转距度数可以出现极低（上中切牙7°），低（上中切牙12°），中等或标准（上中切牙17°），高（上中切牙22°）。尖牙托槽的转矩通常为0°或－7°。许多医嘱中有+7°的尖牙托槽。选择有代表性的Damon系统和SPEED系统转矩值已在表12-2和表12-3中给出。

以下给出源自Damon、Bagden[20]和Weinberger[21]等人转矩选择的指导原则。采用低转矩医嘱来矫治错𬌗。

- 有唇倾或腭向位的上切牙或者是腭向阻止的尖牙
- 需要广泛使用Ⅲ类牵引，面具，或上颌段前牙正位器未阻止前倾
- 存在拥挤和前牙开𬌗
- 通过竖直切牙来获得牙弓长度
- 非拔牙病例中，存在中度或更明显的拥挤
- 使用了Ⅱ类矫治力或前开正位矫治器，例如Allen Noble[22]描述的MARA（由德国的Douglas Toll医师和美国的Jim Eckhart医师联合开发），

表12-2 Damon系统中转矩值的选择

	上牙弓						
	U1	U2	U3	U4	U5	U6	U7
高转矩	+17°	+10°	+7°				
标准转矩	+12°	+8°	+0°	－7°	－7°	－18°	－27°
低转矩	+7°	+3°					
	下牙弓						
	L1	L2	L3	L4	L5	L6	L7
高转矩			+7°				
标准转矩	－1°	－1°	0°	－12°	－17°	－28°	－10°
低转矩	－6°	－6°					

表12-3 SPEED系统中转矩值的选择

	上牙弓						
	U1	U2	U3	U4	U5	U6	U7
Hanson	+12°	+8°	－7°	－7°	－7°	－10°	－10°
高转矩（生物渐进技术）	+22°	+14°	+7°	－7°	－7°	－10°	－10°
中度转矩（MBT）	+17°	+10°	－7°	－7°	－7°	－10°	－10°
规则转矩（Roth）	+12°	+8°	2°	－7°	－7°	－10°	－10°
	下牙弓						
	L1	L2	L3	L4	L5	L6	L7
Hanson	+5°	+3°	－4°	－4°	－8°	－24°	－28°
高转矩（生物渐进技术）	－1°	－1°	+7°	－11°	－17°	－24°	－28°
中度转矩（MBT）	－6°	－6°	－7°	－11°	－17°	－24°	－10°
规则转矩（Roth）	－1°	－1°	－7°	－11°	－17°	－24°	－28°

Forsus（美国，明尼苏达州55144-1000，圣保罗，3M中心，3M公司总部，3M 联合公司）或TP Flip-Lock Herbst矫治器。

- 应用唇挡的病例

使用中度或标准的转矩矫治错㕮的医嘱如下：

- 用于轻度到中度拥挤或者关闭间隙
- 切牙或尖牙转矩需要做轻微的调整
- 需关闭有限间隙

采用高转矩矫治错㕮的医嘱如下：

- 安氏Ⅱ类2分类切牙关系
- 需采用广泛Ⅱ类牵引
- 拔牙病例切牙整体内收
- 下颌牙弓下切牙拔牙病例
- 唇侧阻止的上颌尖牙，直立腭向或舌向倾斜的尖牙，以及第一前磨牙拔除的病例
- 下切牙去补偿的手术病例

在大部分病例中，根据个别牙的位置，错㕮的矫治需要将各种转矩联合起来，相互配合使用，谨记这一点很重要。

托槽位置

要将托槽置于有利于所设计牙齿移动类型的位置。谨慎放置托槽可让完成阶段所需时间缩减到最短，而且细致精确的放置托槽也是矫治开始阶段的基本要求。采用传统直接粘结的方式，正畸医师必须评估托槽位置对最终牙齿位置的影响。精确托槽定位/间接粘结系统的引入对托槽位置的最终影响，通过电脑软件显现而形象化，这些系统有OrthoCad’s IQ（美国，新泽西州07072-2405，640卡尔士达特市哥谭大道，Cadent有限公司）和Ormco’s Insignia系统。可以预期这种技术的使用将会促进完成阶段的进程，因而很可能缩短矫治时间（图12-17～图12-20）。

Andrews[23]认为，托槽和颊面管通常置于面轴（FA）点上，在临床牙冠（FACC）的面轴上进行排齐。但是，这种做法并不总会引起牙齿移动到所设计的位置；特别是应该仔细检查以确保在后牙段边缘嵴处是整平的。牙齿的形态学或矫治器设计可能意味着Andrews描述的方法需要做一些变化，例如在下尖牙上设置托槽时，向前0.5mm，对于FACC矫治器确保尖牙牙尖与下侧切牙切缘之间排齐是十分有利的。

如果需要大范围平移牙齿，或者托槽间距较大，就必须增加托槽的轴倾来保证足够的牙根移动。比如，为随后的种植体打开咬合，确保牙根充分离开邻近种植体处；或者移位牙矫治的情况。

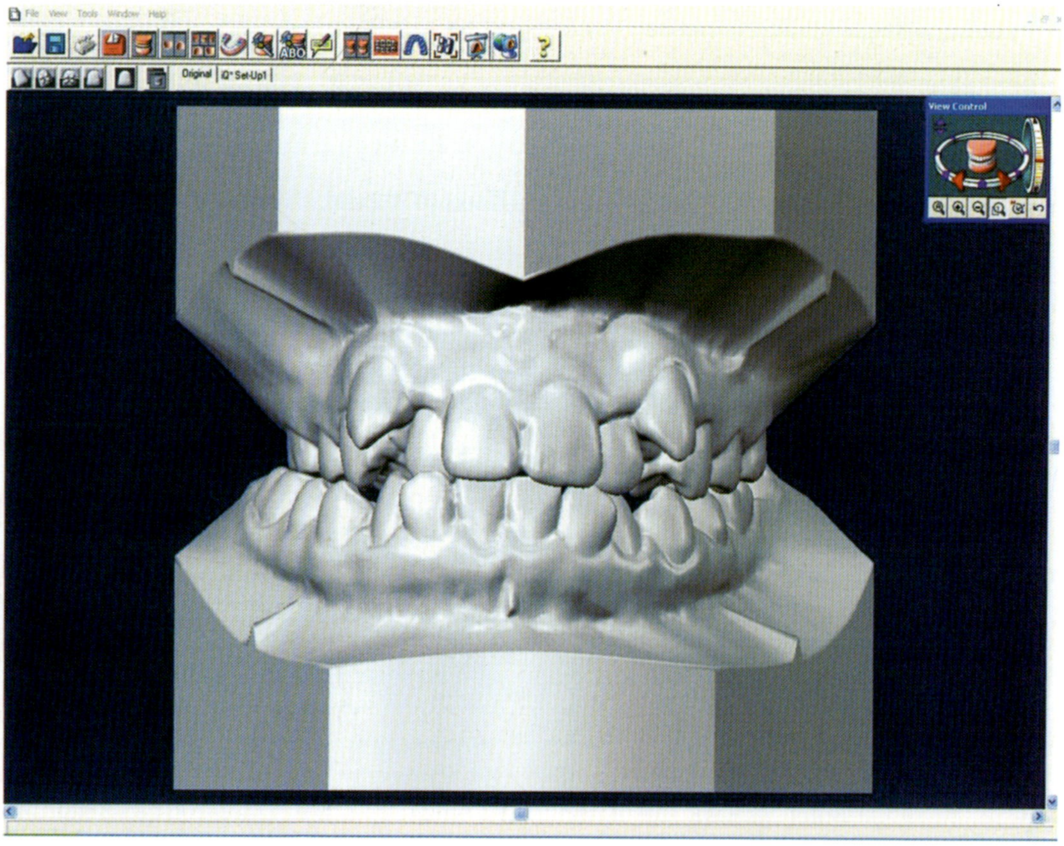

图12-17　牙齿错位开始的数字研究模型（图片感谢OrthoCAD）

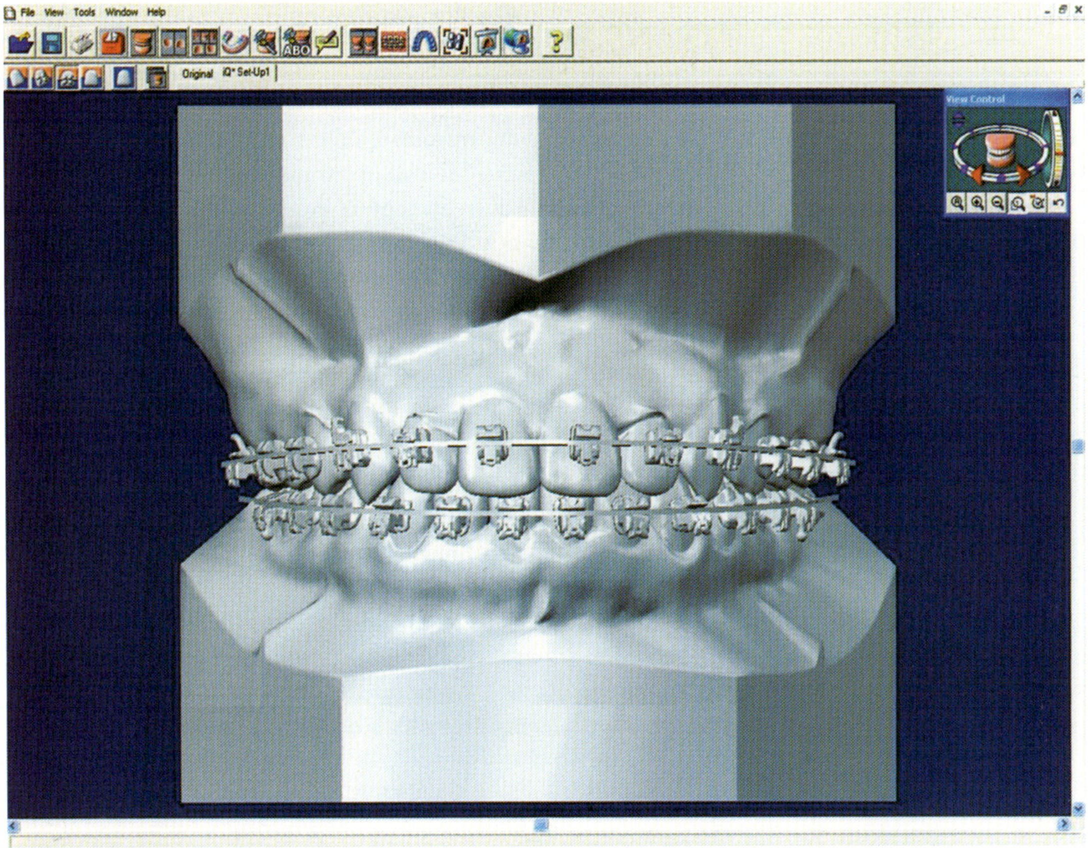

图12-18 模拟牙齿错位使用托槽的数字研究模型（图片感谢OrthoCAD）

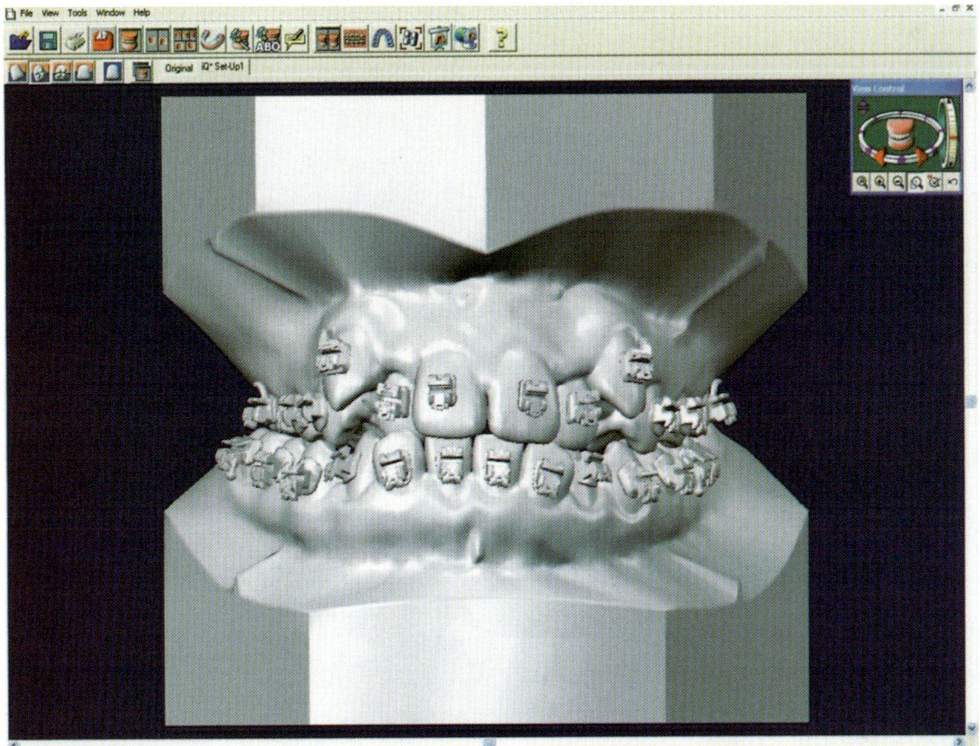

图12-19 牙齿错位开始安置托槽的数字研究模型（图片感谢OrthoCAD）

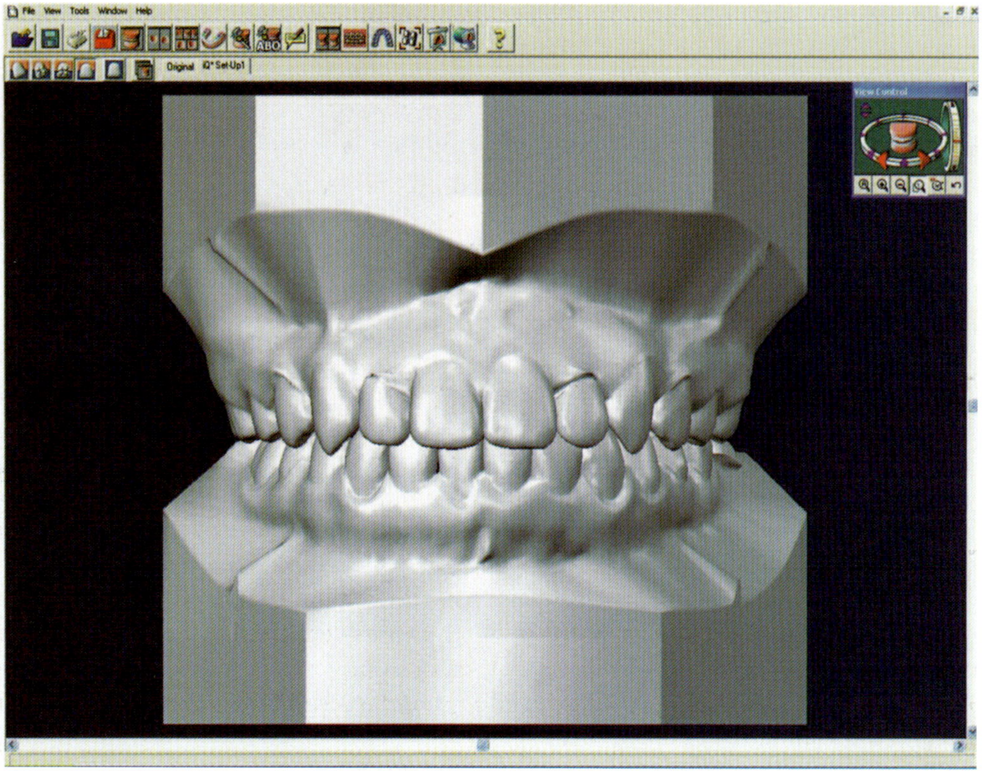

图12-20 治疗结束后牙齿闭合的数字研究模型（图片感谢OrthoCAD）

若矫治覆𬌗是错𬌗矫治的主要部分，那么考虑将切牙和尖牙上的托槽置于更靠近切缘部位适于深覆𬌗病例，更靠近龈方则适于打开咬合的病例。

个别牙齿的移动

X轴上的移动

X轴上牙齿的移动是空间咬合的打开（牙齿移动）或轴倾的矫治（旋转）；因而认为在Tweed的分类中，这属于第二序列牙齿移动。对于所有存在拥挤的错𬌗，无论采取将牙齿移动到拔牙间隙还是采用扩大牙弓长度的办法，最初矫治目标之一都是为错位牙创造间隙。如果牙齿完全在牙弓外，且几乎或根本没有间隙来调整，那么首要任务就是为其开拓间隙。这是自锁托槽系统最重要的临床生物力学原则之一，因为当为牙齿提供足够空间之后，牙齿可以自发地调整其位置和萌出[24]。

如果牙齿需要移动一段很长的距离，比如在牙齿易位的病例中，采用过轴倾托槽来确保牙根终止于矫治位置上。对于未萌出的牙齿，将托槽放置于与牙齿相邻处，这样促使移动这些牙齿的牙根远离未萌牙，会有利于促进其萌出。自托槽产生的矫治力不易改变或由结扎橡皮圈吸收，更多的是直接传递给弓丝，使弓丝产生作用[25]。再者，弓丝全部结扎入槽，能比传统结扎托槽产生更高效力矩旋转趋势[14]。为此，自锁托槽都需要用极轻柔的矫治力，因为它们对于弓丝力量有更高效的利用率。

如果单个牙齿被完全挤出在牙弓之外，可以通过利用镍钛螺旋开拓簧来开拓牙弓周径中的间隙。但开拓部分加力不可以超过一个托槽的宽度，在实际操作中，可用间隙约可增加3 ~ 4mm（图12-21 ~ 图12-24）。如果下切牙完全被挤出在牙弓之外，且相邻牙接触，那么其中一颗邻牙应暂时去除托槽，但仍用韧性

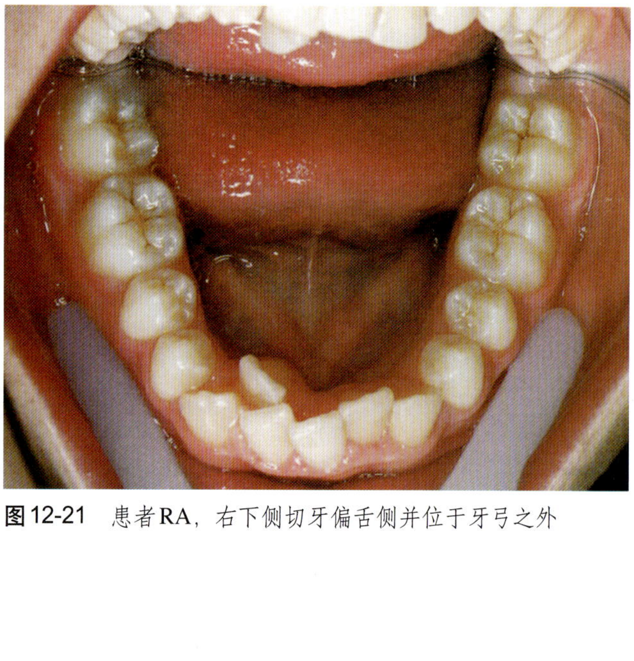

图12-21 患者RA，右下侧切牙偏舌侧并位于牙弓之外

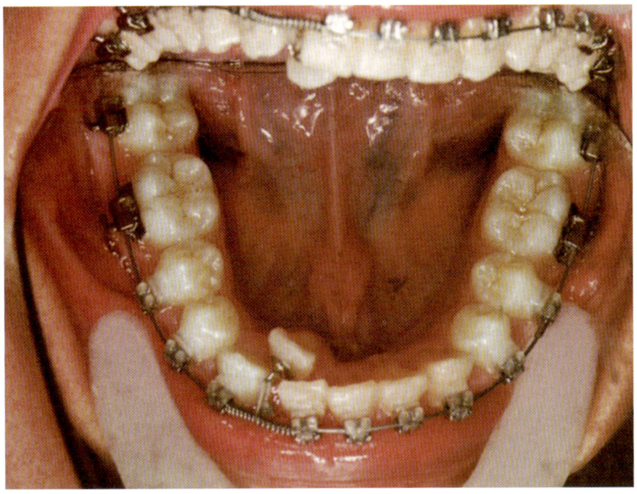

图12-22 患者RA，使用镍钛螺旋开拓簧为右下侧切牙扩开空间，宽度应在内托槽到一个托槽之间

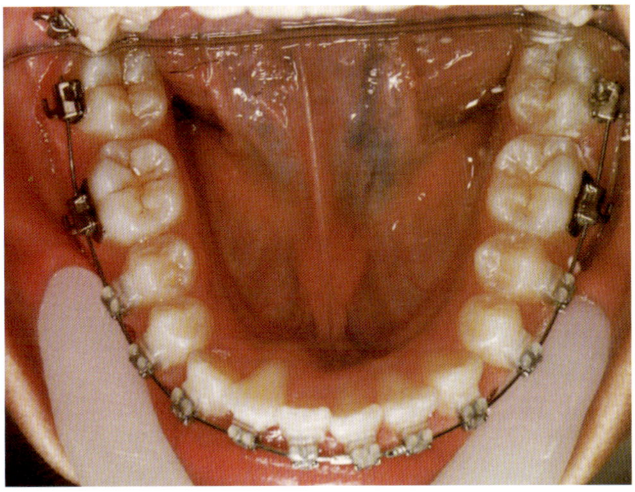

图12-23 患者RA，右下侧切牙现在位于牙弓之中但仍需要唇角转矩

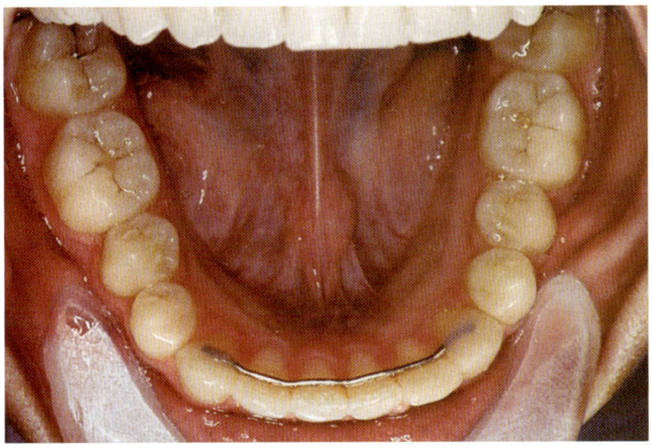

图12-24 患者RA，保持12个月后右下侧切牙的最终位置

不锈钢丝[Reliance Bond-A-Braid（美国，伊利诺斯州60143，艾塔斯卡，PO Box 678，Reliance口腔正畸产品）]或玻璃纤维带[EverStick Ortho（芬兰，芬兰-20521土尔库市，PO Box 114，Stick Tech有限公司）]与邻牙相连。

当牙根位置特别重要时，托槽位置应该使类似过矫治发生，比如说，这种情况发生在准备植入种植体的区域内。在牙齿准备植入种植体区域的一侧过轴倾，来保证牙根不会侵占到此区，这种做法受到推崇。如果此做法导致种植体区域的位置小于邻牙临床牙冠的理想位置，则这种情况待矫治后期时，再行矫治。

对于间隙跨度较大的情况，比如4×2矫治器（已知在Damon系统中，像D-Gainer用来为牙弓线上未萌尖牙获得间隙），加力是必须的。这种类型的矫治器如图12-25～图12-27所示。

目的是保持矫治力低水平且在不会给相邻牙周组织上加载过度压力的情况下，逐渐缓慢地打开咬合。通过已经设计在托槽医嘱中的轴倾度，来主要控制牙齿轴向倾斜；在矫治的后期阶段，需要进行细微调整以使牙齿处于最佳位置。

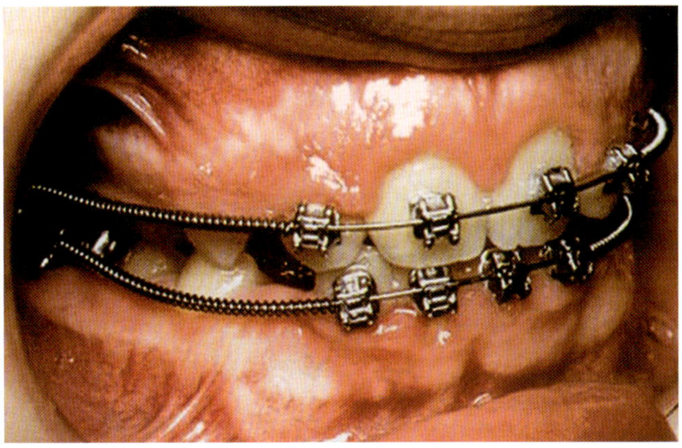

图12-25 D-Gainer用来为未萌出的尖牙扩开空间（图片感谢Alan Bagden）

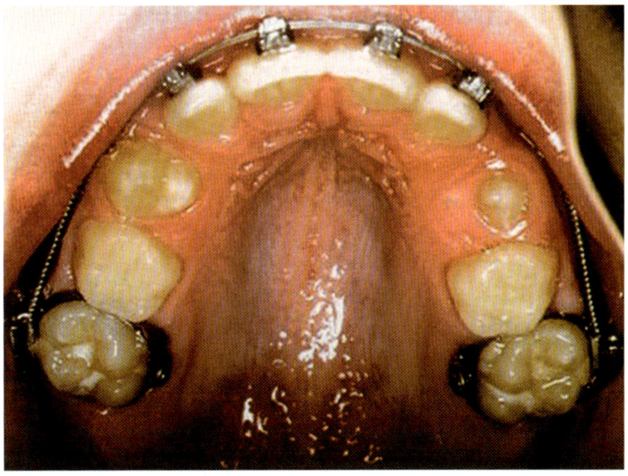

图12-26 D-Gainer上牙咬合面观（图片感谢Alan Bagden）

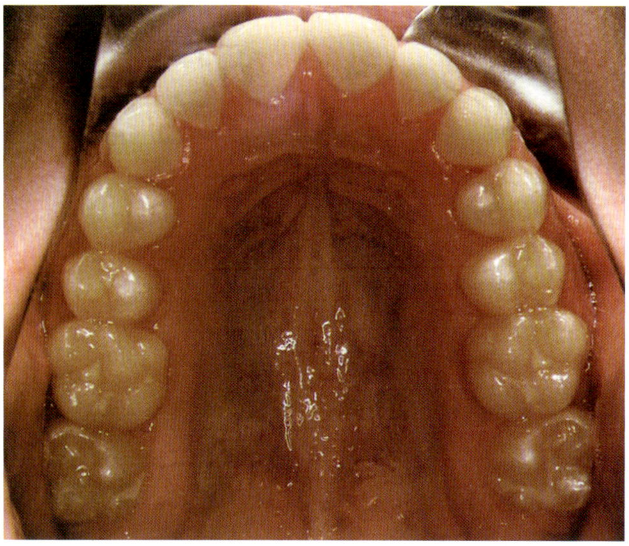

图12-27 使用D-Gainer治疗结束后双侧上尖牙完全对齐（图片感谢Alan Bagden）

Z轴上的移动

这相当于是Tweed的第一序列移动。Pandis等人[26]比较了传统结扎托槽以及主动和被动自锁托槽应用于牙齿颊舌向移动的矫治力，采用正畸测量仪和模拟系统[27]，这种模拟系统结合两种三维力矩传感器。他们发现，对于舌侧移动，主动自锁托槽加载较小的力在牙齿上，这是由于主动锁夹的弹力；然而被动自锁托槽和传统结扎托槽产生的力较相似；当牙齿向颊侧方向移动时，三种托槽的矫治力没有差异。

颊舌向或者唇腭向牙齿移动在轻度拥挤病例中是相对简单的，而且不用特意去扩大牙弓周径未开拓间隙，就常常可以达到排齐牙齿。在这些病例中，通常能将托槽放置在每个牙齿的理想位置上。但如果是存在较严重的拥挤时，错位牙齿远离弓形线，应该在错位牙上放置小的牵引钩，这样可将错位牙用弹力线与弓丝相连，如图12-22所示。如果空间不足，不能完全将托槽粘固到错位牙或旋转牙上去，可用牵钩替代；若空间允许，用宽的牵引钩更好，一旦可能将弓丝通过牵引钩的管腔，它可以提供更多的旋转控制，如图12-28所示。

但是，即便是在轻度错𬌗中，牙齿有时候会旋转很多，不能达到理想的托槽放置；在这样的病例中，宽的牵引钩可以在复诊1 ~ 2次后再放入，直到自锁托槽可以放置到理想的位置。细小的牵引钩实质上是没有旋转控制的，因而在这种情况下几乎没有用途。弓丝在旋转牙上穿过牵引钩的管腔。弹性橡皮链伸长一到两个链圈，并且先附着在牙弓一侧的一个支抗牙上后依次套在每个牙的托槽上到牙弓另一边；另外，防止支抗牙过度旋转是很必要的。这一项技术的原则如图12-29 ~图12-31所示。

弹性橡皮链既可以在置入之前放置在弓丝上，也可以待弓丝放置之后置入。为了达到后者的目的，按住两个弹性结扎锁夹使其穿过橡皮链的末端链圈；在弓丝后面穿过链末端的空链圈，让锁夹夹紧末端，拉起橡皮链穿过链的末端圈。

在一次复诊里矫治旋转牙齿的位置。有时，力偶尔会因为放置舌侧扣和舌侧橡皮弹性牵引而增大。一旦旋转得以矫治，自锁托槽就能够放置在牙表面的理想位置上。

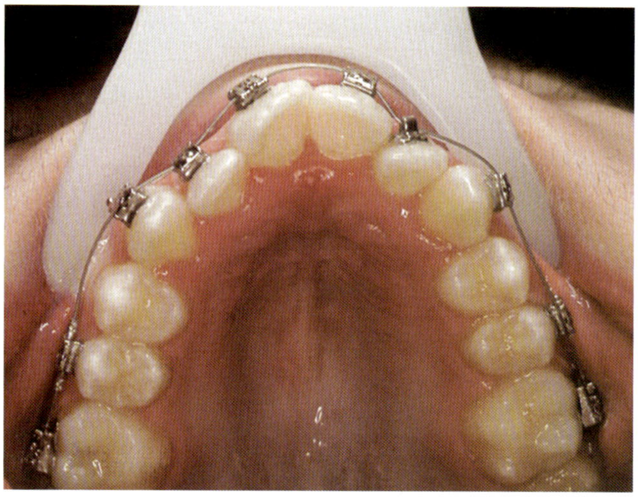

图12-28 由于牙齿表面没有理想位置安放托槽，开始治疗时就在左上侧切牙位置安放了一个较厚的牵引钩。这种较宽的牵引钩开始起到有限的旋转作用，通过观察牵引丝的弧度可以观察到这种效果［所使用的托槽是Carriere（卢伯克5064-50th大街，一级正畸学，TX79414）被动自锁托槽］

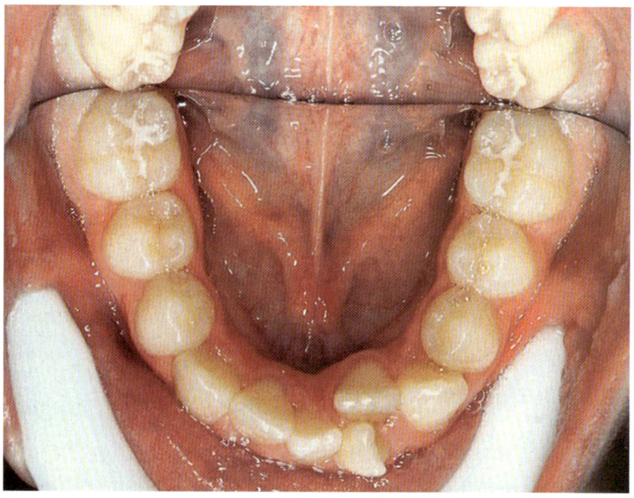

图12-29 患者RO治疗开始时，左下中切牙翻转

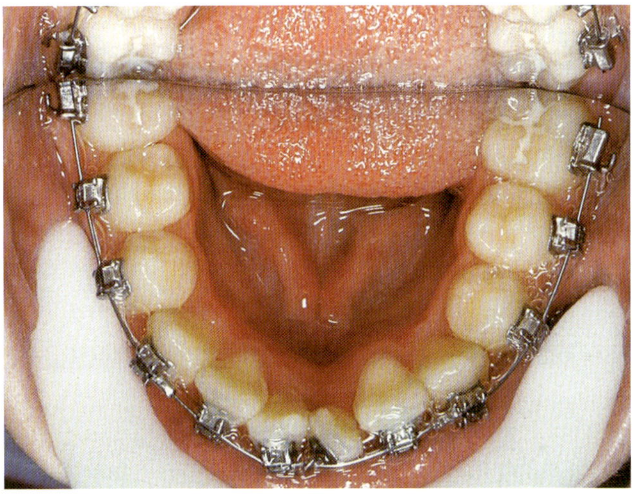

图12-30 患者RO第二次治疗复诊（治疗8周），左下中切牙放置牵引钩，将弓丝近中到左下中切牙间的链状橡皮圈放松并且背面焊缝，没有使用其他托槽钩附第一磨牙

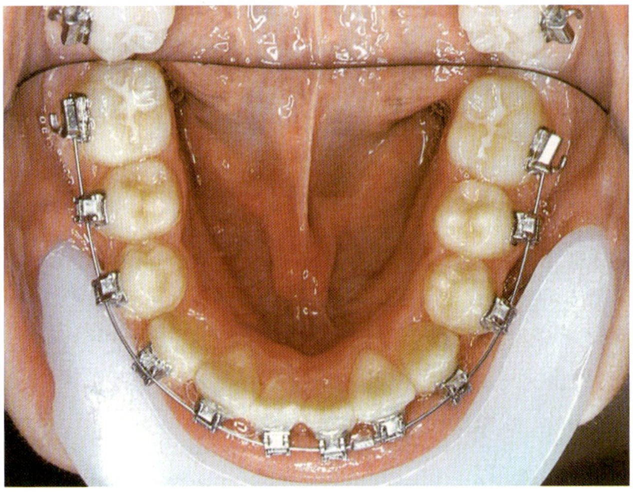

图12-31 患者RO第四次治疗来访（治疗20周）下侧牙弓矫正完成。注意左下第一磨牙旋转；最好再对第一或第二前磨牙使用链状橡皮圈，使其能够得到两边托槽或管腔的支持以减轻对固定牙齿的影响

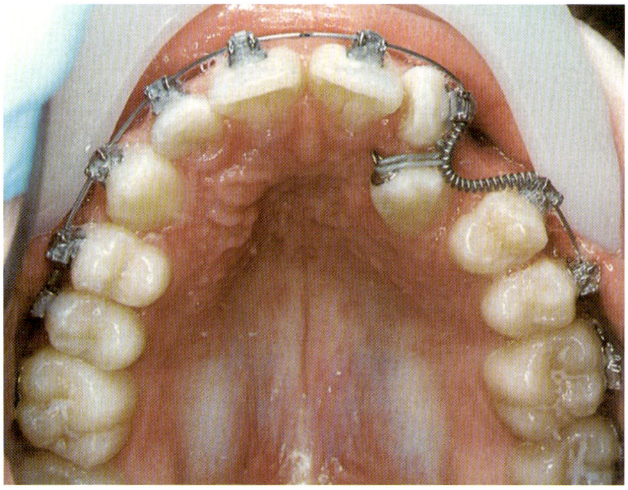

图12-32 患者GB，第一次来访（治疗0周）左上尖牙异位偏腭侧并外露，牵引钩作调整以便尖牙旋转以使其向牙弓移位

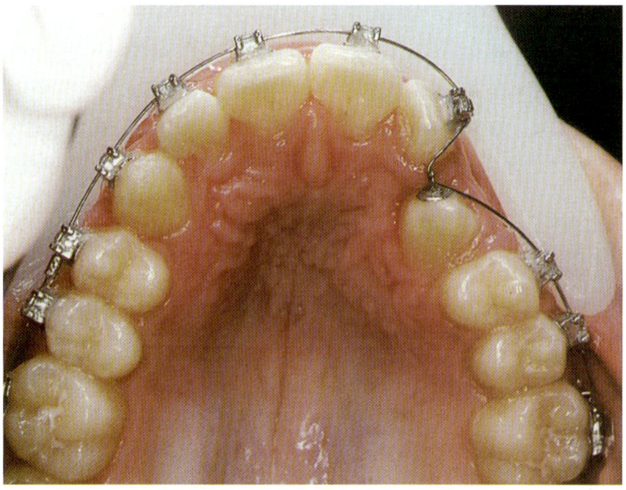

图12-33 患者GB，第二次来访（治疗8周）尖牙发生反旋转和颊侧运动，弓丝现在能通过牵引钩管腔而被安置

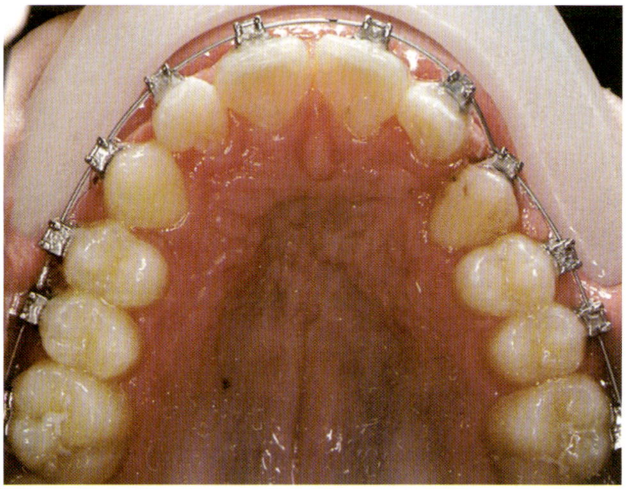

图12-34 患者GB，第三次来访（治疗16周）异位尖牙现在位于牙弓之内并几乎排齐；安装一套全尺寸被动自锁托槽（Damon2代）以便继续治疗

如果旋转牙严重偏离牙弓，可以考虑外展牵引钩，这样让其在牙齿移向弓形线上时提供一个力矩来扭转矫治牙齿（图12-32～图12-34）；再者，当牙齿靠近弓形线上时，弓丝可以穿过牵引钩的管腔。

Y轴上的移动

Y轴上相对应的移动形式是个别牙齿在垂直方向上的移动。Pandis等人[26]同样对这一维空间进行了观察，并表示无论是牙齿伸长还是压低，主动与被动自锁托槽都比传统结扎托槽少产生20%的力。

轻度错船很少产生问题；平衡好压低和伸长，个别牙就可以完成整平。如果在个别牙之间存在更大的垂直向差异，个别牙压低与伸长的平衡可能被打破，由于对单个牙齿支抗的需要，之前在咬合平面以内的牙齿很可能被移动到高出咬合平面外。这种非病理性的例子有高位、颊侧向的尖牙；而病理性的例子有未萌出的尖牙和切牙。在入槽之前，将细的连续弓丝放在高位颊侧向尖牙上时，要小心谨慎；在病因学上，这些牙齿处于这个位置是由于牙弓线上没有足够空间，在这样的病例中牙齿常常选择萌出于更宽敞位置，所以首要目标是在牙弓周径上开拓足够的间隙。一旦它们更靠近䝙平面萌出，就可以用常规方式放置托槽。自锁托槽对于当牙齿移向䝙平面时，弓丝和托槽在相邻牙之间做大范围相对移动的过程中，排齐牙齿是十分理想的。如果必要的话，在允许错位牙自由移动的情况下，当错位牙为邻牙提供稳定支持时，通过在错位牙相对于牙弓的另一侧使用三角牵引，来使相邻牙齿在咬合中得到支持。

如果有病理情况存在，或者已经存在时，情况又有些许不同。这是因为错位牙常常没有萌出，且还需要接受内部的牙齿暴露术将金属牵引链附着在牙齿上。这些牙齿通常表现为先移动，然后慢慢停止移动，这是由于发生了粘连。粘连被认为是牙齿开始移动后罕见的后遗症。而牙齿受到皮质骨的阻碍发生的可能性更大，由于受阻使得牙齿移动逐渐减慢，此后出现移动停止。这不是发生粘连，而是由于皮质骨的阻碍使得牙齿移动暂时停止。移除未萌牙牙冠周围的皮质骨常能充分确保牙齿继续萌出。

转矩是Tweed的第三序列牙齿移动，表现为Y轴上的旋转。这是方丝弓矫治器最难产生的牙齿移动之一，这是因为力学上的不足，其中包括细的方丝在其边缘试图从正要移动的物体的阻抗中心来产生一定距离的牙齿移动，从而使形成的矫治力相对较小。选择适当的转矩是十分明智的。这样对于需要显著转矩的上切牙就可以获得高的托槽转矩。Badawi等人[28]研究了主动和被动自锁托槽的转矩表达，得出的结论是在主动和被动自锁托槽之间入槽的角度存在差异。主动自锁托槽开始表达的转矩为使弓丝旋转7.5°（SPEED和In-Ovation系统）；被动自锁托槽（Damon2代和SmartClip）为15°，作者认为主动锁夹减少了弓丝和托槽槽沟之间的相对自由度，这样就增加了弓丝的表达。实际槽沟的高度并没有在本研究中测量，这可能会影响转矩传递的效力[29]。不过，目前的证据倾向于在实验室设置的条件下主动自锁托槽在传递转矩力上比被动自锁托槽更有效。这一发现的其中一个临床表现是Hero系统[3]，它是一种完全不同的摩擦系统，在前牙段采用主动自锁托槽（第2代），后牙段采用被动自锁；这一新的特点是通过使用上颌前磨牙和磨牙颊面管以及下颌第二前磨牙和磨牙颊面管来实现的。临床上，被动自锁托槽在实现上切牙适当转矩的效力上与传统结扎托槽相似[30]。

对于偏腭侧或舌侧的牙齿，通常所提倡的颠倒托槽的对策不建议使用。这种对策很少使牙根在矫治的位置上，且对于自锁托槽，托槽倒置会引起托槽锁和滑动装置处于错误的方向。可选择的解决方案是采用转矩辅助装置或附件，既能产生腭舌向根转矩，又能颠倒转矩辅助装置未产生唇向根转矩。转矩辅助装置在上下牙弓上都能提供有效的附加转矩，且能在所有托槽系统中使用（图12-35）。对于个别牙齿，使用Rose钳或Tweed 442钳在β-钛钼弓丝或不锈钢弓丝上加载转矩是非常实用的。

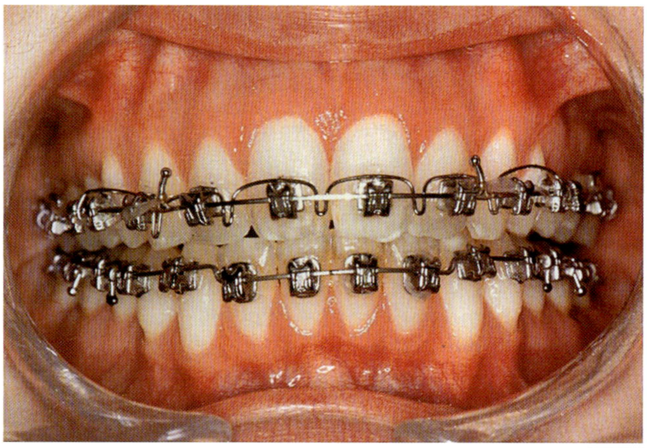

图12-35 前向根转矩（ART）辅助可获得上唇段的附加转矩

多个牙齿的移动

多个牙齿移动需要不同于个别牙齿移动的力学机制。

沿着牙弓周径

咬合打开

个别牙咬合打开已经在前面讨论过。使用自锁托槽可以利用唇部肌肉组织来为帮助后牙段远中移动提供支抗。这在正畸学中已经不是罕见的理论。Frankel矫治器和唇挡已经成功利用口腔肌肉组织来影响牙齿的位置，然而由于这类矫治器质地脆弱，矫治反应不可预测性，以及对产生的变化稳定性的质疑，人们却仅仅认为这只是正畸技术，而没有将其看作是主流的正畸矫治方法。固定矫治器可能使口腔肌肉组织影响牙齿位置的理论是由Damon系统矫治器提出的。Shellhart等人[31]表明，施加在牙齿中线处唇表面的矫治力应为740N/m^2，右尖牙区域为450N/m^2。这些数字低于Soo和Moore[32]描述的数值。阿尔伯塔大学的Badawi[25]研制了一种正畸模拟装置（OSIM）[33]，采用的是14种三维矫治力矩传感器（每个牙上一个）来模拟并测量施加于错位牙上的矫治力和力矩以及施加于另一牙弓上牙齿的合成力。结果显示，在排齐高位颊侧向尖牙时，被动自锁托槽在切牙上产生直接向前的力，这个力低于Shellhart等人测定的力值；传统结扎托槽产生直接向前力大于Shellhart等人测定的静止唇压力。主动自锁托槽产生的力要大于被动自锁托槽，但显著小于传统结扎矫治器。这就意味着粘结自锁矫治器的牙齿，特别是被动自锁矫治器的牙齿很可能利用口周肌肉组织在一些病例中为牙齿移动来提供部分支抗。这一理论的原因是由于弓丝和托槽间缺少摩擦力，这使得弓丝在托槽内可以轻易地向后滑动，这样就不会产生直接向前的力而超过唇压力，因此使得唇部可以提供支抗。但是，对这一理论的最终判断还必须等到同期评论杂志的发表后才能下定论。

对上尖牙使用4×2（或D-Gainer）来打开咬合常常需要上前牙的向前移动来获得正常的切牙关系。这种情况可能自发的发生，但如果很难实现，则可用下4×2加上轻力的Ⅱ类牵引，改变力的平衡促使上牙向前移动。正畸中没有出现牙齿移动的情况只出现在1维上，这种类型的牙齿移动将因为切牙的唇倾而导致覆䍚的减少，且上颌磨牙会伸长。

间隙关闭

在Toyata的描述中，拔牙之后间隙的关闭只是muda[34]或者浪费，这对正畸治疗的进程毫无帮助；仅仅是矫治在矫治早期阶段所造成的缺陷-通过拔牙为牙弓内“过度提供”间隙。这种拔牙的观点似乎有些略微的不同寻常，但是却值得反思。由于自锁托槽可以做到全部充分结扎入槽，因此可以确保间隙关闭中的不良后果不会发生，比如说牙齿旋转进拔牙间隙这种情况。虽然人们也许认为自锁托槽关闭间隙更加迅速，这是由于其对滑动摩擦力的低阻抗。对于传统结扎托槽唯一附加的摩擦力通常是单一结扎橡皮圈在前磨牙上的每一边缘，这种低效的手段就使得两种方法之间产生显著的差异。在两种系统间隙的关闭率上的差异尚未证实，仍需进一步研究。

在自锁系统中，认为可以通过使用镍钛螺旋簧来关闭间隙，螺旋簧从方丝前部连接到后部，加载的螺旋簧末端应该滑到弓丝的末端而不是磨牙颊面管的牵引钩上。

弹力牵引链也用于关闭间隙。将其置于弓丝下有些操作不便，但却减少弓丝和弹力牵引链之间的摩擦力。因此，如果存在很多的间隙要关闭，弹力链应该放置于弓丝下，而如若所需关闭间隙的量相对较少，或者弹力链只是为了防止间隙产生才使用，那么弹力链可置于弓丝上方，随时可以更换，不用移除弓丝。

中线矫治

细微的中线矫治通过使用交叉弹性牵引是最容易完成的。放置Kobayashi结扎圈或在下中切牙托槽上采用随意的牵引钩作为引导，使前牙的交叉弹性牵引在矢量上更加舒适。

前后向移动——安氏Ⅱ类矫治

矫治中到重度安氏Ⅱ类错䍚较好的方法是，在混合牙列期，采用功能矫治器时，患者要对正畸矫治有很好的依从性。功能矫治器的类型根据操作者的喜好可采用很多种——活动双䍚板矫治器（Clack Twin Block），活动单䍚板或固定功能矫治器（Herbst）。

轻到中度安氏Ⅱ类错䍚可用Ⅱ类弹性牵引矫治。Ⅱ类牵引每天要24小时戴用，用3/8"橡皮圈；如果弓丝终止于下颌磨牙远中，Ⅱ类䍚矫治似乎更快（图12-36）。但仍需证据进一步证明此效力或别的这类技术。

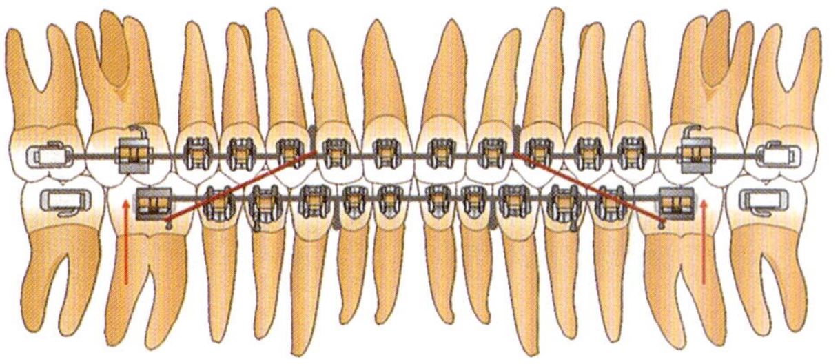

图12-36 当使用Ⅱ类橡皮圈时，弓丝终止于远离下侧第一磨牙的位置

更严重的错䍚矫治需要用固定Ⅱ类矫治器，比如TP Flip-Lock Herbst矫治器戴在弓丝上（图12-37）。TP Flip-Lock Herbst矫治器的轮轴焊接在0.022"×0.028"铬镍铁合金的颊面管上，并且有2mm外展的颊面管；这使轮轴置于托槽或颊面管之间而没有自由的动度。将此装置放在上颌第一、第二磨牙之间以及下颌尖牙和第一前磨牙之间。上颌第一磨牙颊面管使用自锁矫治器有助于轮轴颊面管在上颌第一、第二磨牙之间置入；上颌弓丝应该被减成向外的斜面，有利于弓丝进入上颌第二磨牙颊面管。Flip-Lock Herbst矫治器的气缸和活塞在非拔牙病例中，当轮轴就位于适当的位置时，通常不需要缩短。每一边的后牙段需要从第二磨牙颊面管到弓丝牵引钩都扎紧，防

止在后牙段间隙的打开。使用预焊接的弓丝，用来对抗由于轮轴上颊面管与弓丝之间的摩擦力而产生的回转力，是一种最有效的方法。所有的功能矫治器目标都是获得Ⅰ类尖牙关系。一旦取得此关系，Herbst矫治器应该被动保持矫治效果至少6个月，以使髁突骨的改建保持稳定。

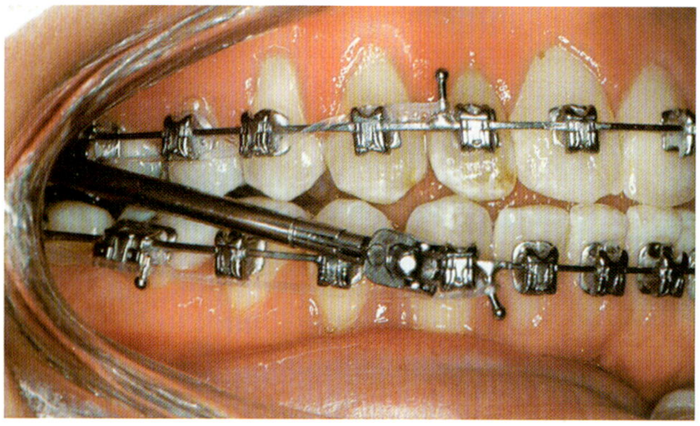

图12-37 处理好的Ⅱ类矫正器（TP Flip-Lock Herbst）在上侧第一、第二磨牙间、下侧尖牙/前磨牙间和弓丝连接

前后向移动——安氏Ⅲ类矫治

通过采用上颌间的弹性牵引，Ⅲ类牵引可恒定的产生，如图12-38所示。应参照如下要点所示的相同原理。

- 使用0.019"×0.025"不锈钢预焊接弓丝
- 弓丝应该终止于上颌第一磨牙的远中

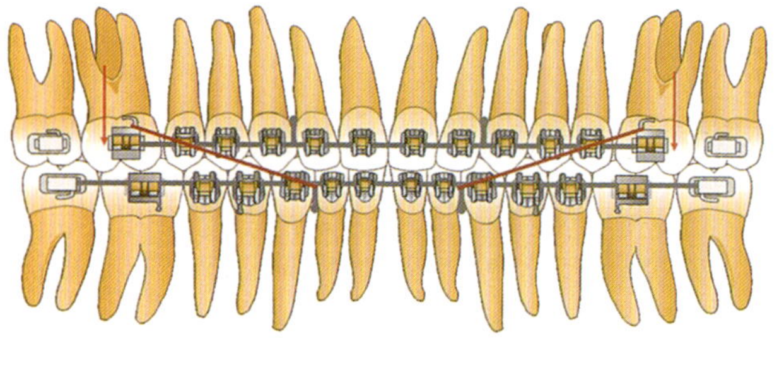

图12-38 当使用Ⅲ类橡皮圈时，弓丝终止于远离下侧第一磨牙的位置

水平移动——扩弓

水平方向上扩弓的传统方法是采用一些形式的扩弓器。决定是否采用什么样的扩弓器是基于科学的逻辑、习惯或者个人偏好的，对此目前仍有争议，但此技术分为两类。快速上颌扩弓使用的是扩弓螺旋器，每天旋转一次或两次以获得腭中缝的分开，目的是扩弓时取得更多的整体移动，后牙段倾斜移动减少。缓慢上颌扩弓通常是在上腭采用分裂簧装置，例如四角圈簧，主要通过磨牙和前磨牙颊侧倾斜来产生上颌牙弓的水平扩宽。

后牙反殆的不同诊断很重要，许多后牙反殆只涉及第一磨牙和前磨牙，而第二磨牙仍保持正常关系。如果不是需要考虑的唯一因素，将第二磨牙纳入固定矫治器的范畴增加了舒适度，意味着这种类型的反殆很可能更顺应牙弓中的矫治。

Damon系统矫治器采用的是完全不同的技术，这种技术声称可以显著减少辅助矫治扩弓器的使用。较宽的Damon弓形低摩擦力的自锁托槽联合使用，在前磨牙和磨牙区域产生显著扩弓效应。利用这一特点，可用来矫治后牙反殆。在一些病例中，后牙反殆可以自然地矫治。但是，若从第一次矫治开始就用双侧交叉弹性牵引，那么反殆矫治效果会更加可靠。而在部分病例里，需要在上颌牙弓中采用扩大不锈钢弓丝以开始和实现反殆矫治。在后牙段，0.016"×0.025"的不锈钢弓丝比0.019"×0.025"的弓丝更能产生倾斜移动，特别是在一些疑难病例中。磨牙与前磨牙之间宽度的改变，尤其在上颌牙弓，最大能扩宽到10mm，但通常只有约6mm。这与McNally等人[35]达到的扩弓量相似。他们比较了颊向扩弓和四角圈簧的效力。Mikulencak[36]进行的回顾性研究中，将快速上颌扩弓（之前发表的研究）产生的倾斜移动与Damon系统矫治器产生的倾斜移动进行比较，发现两种方法之间在牙弓宽度增加时，磨牙倾斜量没有差异。却发现在矫治前磨牙处牙弓宽度与采用Damon系统在磨牙轴倾改变之间呈反比关系。

为什么有这种可能的原因尚不清楚，部分原因可能是减小了弓丝与托槽之间的摩擦力，以及Damon系统弓形较宽；如果是这样，那么在被动自锁托槽系统中会更加明显。关于扩弓量的假说可以在自锁托槽运用中实现，而这与传统扩弓技术有多大程度上的差异需要进一步研究。

水平移动——缩小牙弓

当存在剪刀殆时，就需要缩小牙弓。矫治这种类型的错殆需要咬合分离，扩宽狭窄的牙弓。如果可能的话，缩小牙弓宽度。缩小牙弓需要在牙弓中有间隙，如果牙弓中已经没有间隙，那么就需要进行拔牙。

垂直移动——减小覆殆

虽然许多的正畸理论是基于科学，但更多的是注重实效，非拔牙矫治安氏Ⅱ类2分类错殆就是一例子。原则上的问题通常是减小覆殆，拔牙使得解决覆殆问题极度困难，当需要力来关闭任何拔牙余留间隙时，都会导致覆殆增加，这就需要补偿力来对抗，而所提供的这些对抗措施往往不够充分。非拔牙矫治通过切牙唇倾，有利于促进覆船减小（图12-39，图12-40）。因此对于大多数病例，正畸医师倾向于不拔牙矫治安氏Ⅱ类2分类错船，因为这使得矫治变得更易预测且易成功。

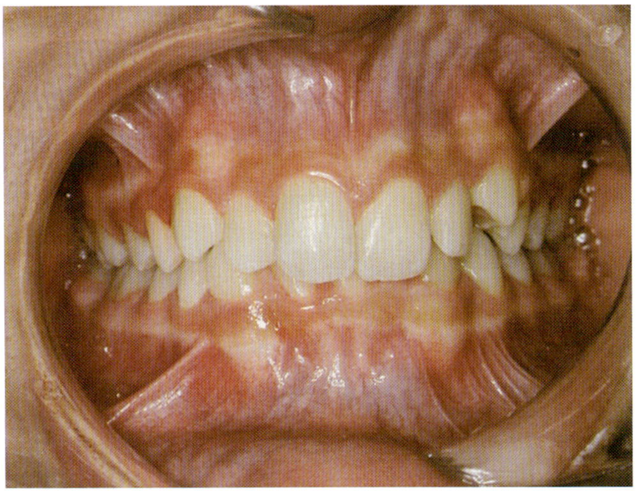

图12-39 患者RA，治疗开始时伴覆船增加的中位咬合

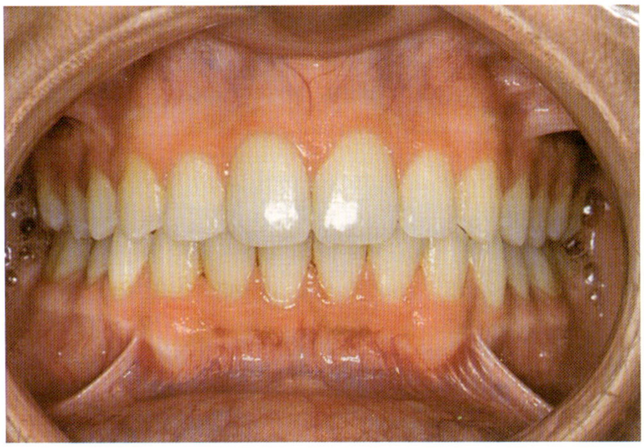

图12-40 患者RA，治疗结束12个月后覆船正常的中位咬合；非拔牙治疗有助于覆船的纠正

垂直移动——关闭前牙开船

前牙开船是比较难解决的。理解其病因学和关闭开船所需的力学矫治机制是非常重要的。在没有面部不对称的情况下，前牙开船通常是由吮指习惯或舌姿势位问题造成。吮指习惯相对来说容易解决，而舌姿势位问题却较难诊断及量化。利用舌挡[37]能有效改变舌的姿势（图12-41、图12-42）。尽管这个病例中，舌挡放置在下颌，但放置在上颌其耐变性最佳[38, 39]，既可以用腭弓，也可以用粘结的不良习惯阻止装置，比如个别牙上用Mini-Mold。

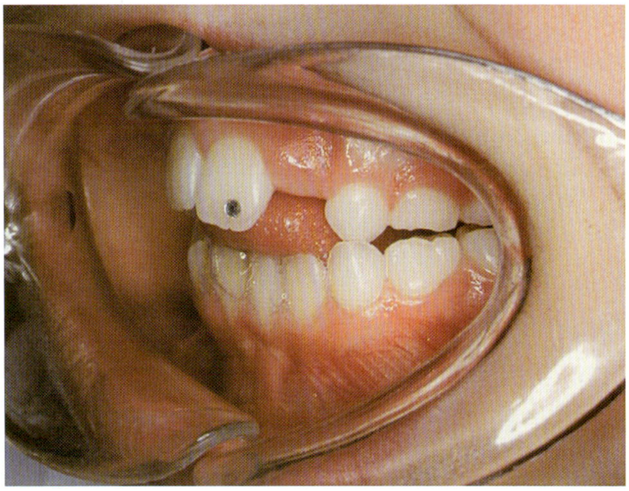

图12-41 患者KF，开始治疗时前牙开船，舌的休息位位于切牙之间

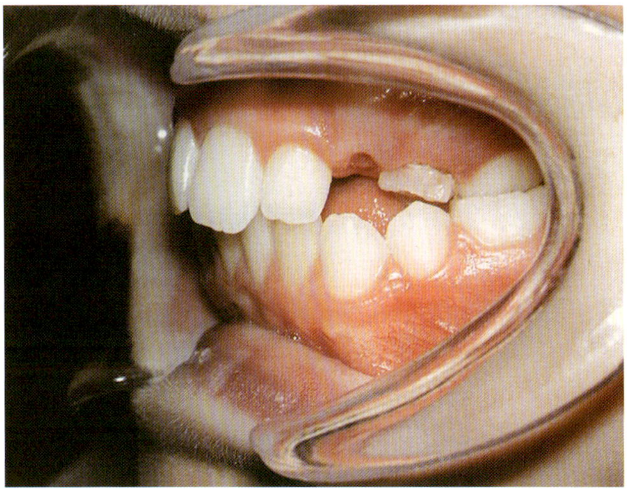

图12-42 患者KF，停止舌的刺激18个月后显示正常的覆船维持状态

如果对上述措施前牙开船没有效果，那么可以考虑拔牙。尽管覆船增加对非拔牙矫治反应良好，但前牙开船却反而常常需要拔牙以增加覆船，从而关闭前牙开船。选择拔牙要依赖于临床的具体情况和矫治医师的原则。尽管拔除前磨牙可能对覆船有更直接的效应，但一些正畸医师仍倾向于拔除后面的磨牙[40]。

完成后的覆船最终形式采用前牙梯形牵引，如图12-43所示。

垂直移动——形成牙尖交错

理想情况下，在矫治的最后阶段，当形成牙尖交错，托槽位置要足够标准。必要时，后牙“V”形牵引可以用来保证在后牙段有良好的接触，如图12-44所示。

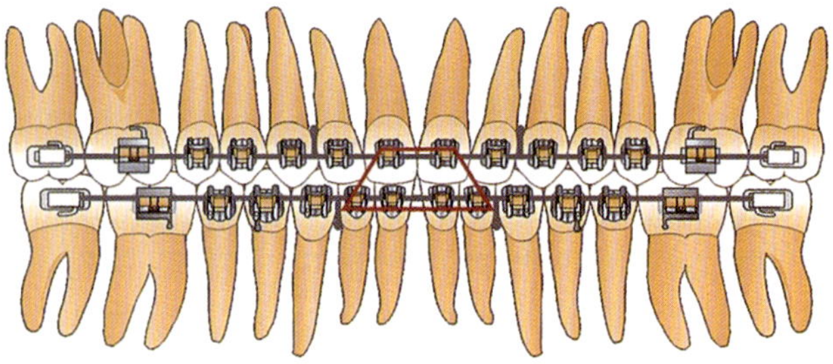

图12-43 前牙梯形弹力牵引可关闭小的前牙开骀。注意由于自锁托槽的结扎翼不能容纳橡皮结扎圈，就经常可能用结扎翼固定橡皮圈

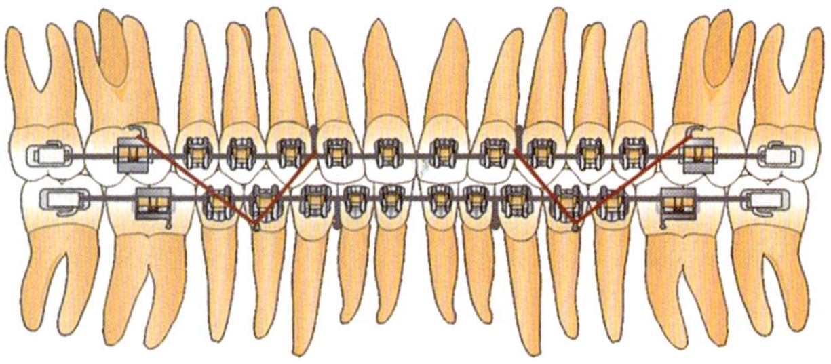

图12-44 后牙V形弹力牵引被用来形成牙间交错并完成闭合。它们同样能用于结扎翼周围

保持

Robert Little在西雅图的研究[41]清楚地表明，为了获得最佳正畸效果，尽可能接受熟练的正畸矫治，正畸的效果需要永久保持，这是为了确保效果能得以维持。尽管我们希望寻求到一种不需一直保持就可以无限维持稳定矫治效果的正畸方法，但这一追求被证明是难以捉摸且目标也是不现实的。持续低水平的保持是目前所需要的，它可以保证正畸治疗结束时所取得的效果得以维持。我们认为的保持是既要维持牙齿的排齐，又要维持上颌间的牙齿关系。

保持牙齿排齐

保持牙齿排齐最好的做法是同时使用固定和活动的保持器。联合使用两种类型的保持器可以提供单独使用一种保持器所不具备的弹性。

固定保持器用于下颌的尖牙到尖牙，以及上颌侧切牙到侧切牙。对于下颌尖牙的保持器，构造和置入的方法可以基于Rogers和Andrews[42]的理论。推荐采用下述的技术：

- 确保粘结区域干净、干燥
- 下尖牙舌侧面用微蚀刻器喷砂处理。保持器只粘固在下尖牙的舌侧面
- 保持器用0.025"（0.6mm）单股扁平的、波浪状，且末端喷砂处理的不锈钢丝制成
- 在保持器末端至少覆盖0.25mm流动的粘结复合材料且尽量塑形

下颌尖牙与尖牙保持器粘结仅仅使得其较可靠，取代6颗牙齿而只用2颗牙齿粘结很容易粘结失败。当粘结失败时，患者比较容易发现，它使得下切牙有一定范围的动度，但这种维持下切牙排齐方法的有效性比不上用多股弓丝粘结4个下切牙和2个尖牙的方法。然而，用这种保持器仍会出现并发症[43]，这一点可以通过同时使用下颌活动保持器得到弥补，活动保持器也用于维持下切牙的排齐。

上颌侧切牙到侧切牙固定保持器是由诸如0.016"×0.025"粘结-A-扁平极软的“8”字辫不锈钢丝制成。重点是腭侧放置保持器要完全避开咬合，而且要覆盖足够厚度的粘结剂，防止过早脱落而使粘结失败。

较常采用的活动矫治器类型是真空-或者压力成形-保持器。这种保持器表现出或多或少比Hawley型保持器更高的保持牙齿排齐的效率[44, 45]。再者，早期证据[46]表明，部分时间和只在夜间戴用（大于8小时）的患者与全天戴用真空-/压力成形-保持器患者的效果相似。因此，活动保持器推荐的戴用方法是仅在夜间戴用。

上颌间牙齿关系的保持

传统保持器只能维持牙弓内的牙齿排齐。而不能做到上颌间牙齿关系的保持。加在真空-保持器/压力成形-保持器边缘的伸展部分可以保持反骀矫治的效果。

Damon咬合板（图12-45）在成人中使用以维持上颌间牙齿的矫治和确保长期控制肌肉平衡和咬合习惯。

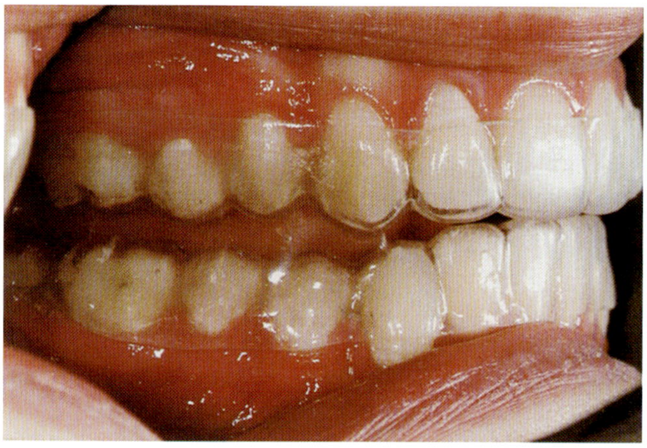

图12-45 Damon咬合板

在下列情况中，Damon[5]建议使用：

- 用Herbst矫治器的病例
- 安氏Ⅱ类或安氏Ⅲ类错殆，采用弹性牵引矫治的病例
- 舌侧缘伸入咬合间的病例
- 严重后牙反殆病例
- 颞下颌关节功能紊乱的病例
- 部分睡眠呼吸暂停的病例

Damon咬合板保持器结构的详细说明已由Damon列出[5]。

参考文献

1. Geron S. Self-ligating brackets in lingual orthodontics. Semin Orthod 2008; 14: 64–72
2. Berger JL. The SPEED System: an overview of design and clinical performance. Semin Orthod 2008; 14: 54–63
3. Breuning H. Correction of a class III malocclusion with over 20 mm of space to close in the maxilla by using miniscrews for extra anchorage. Am J Orthod Dentofac Orthop 2008; 133: 459–469
4. Southard TE, Marshall SD, Grosland NM. Friction does not increase anchorage loading. Am J Orthod Dentofac Orthop 2006; 131: 412–414
5. Damon DH. Treatment of the face with biocompatible orthodontics. In: Graber TM, Vanarsdall RL, Vig KWL (eds) Orthodontics: Current Principles and Techniques. St Louis: Elsevier Mosby, 2005; 753–832
6. Robinson SN. Personal communication, 2008
7. Mavreas D. Self-ligation and the periodontally compromised patient: a different perspective. Semin Orthod 2008; 14: 36–45
8. Berger J, Byloff FK. The clinical efficiency of self-ligated brackets. J Clin Orthod 2001; 35: 304–308
9. Harradine NWT. Self-ligating brackets and treatment efficiency. Clin Orthod Res 2001; 4: 220–227
10. Turnbull NR, Birnie DJ. Treatment efficiency of conventional vs self-ligating brackets: effects of archwire size and material. Am J Orthod Dentofac Orthop 2007; 131: 395–399
11. Işık F, Sayınsu K, Nalbantgil D, Arun T. A comparative study of dental arch widths: extraction and non-extraction treatment. Eur J Orthod 2005; 27: 585–589
12. Begole EA, Fox DL, Sadowsky C. Analysis of change in arch form with premolar expansion. Am J Orthod Dentofac Orthop 1998; 113: 307–315
13. Alpern MC. Gaining control with self-ligation. Semin Orthod 2008; 14: 73–86
14. Pandis N, Eliades T, Partowi S, Bourauel C. Assessment of moments generated during simulated rotational correction with self-ligating and conventional brackets. Angle Orthod (in press)
15. Damon DH. The rationale, evolution and clinical application of the self-ligating bracket. Clin Orthod Res 1998; 1: 52–61
16. Miles PG, Weyant RJ, Rustveld L. A clinical trial of Damon 2 versus conventional twin brackets during initial alignment. Angle Orthod 2006; 76: 480–485
17. Pringle AM, Petrie A, Cunningham SJ, McKnight M. A prospective randomized clinical trial to compare pain levels associated with two orthodontic fixed bracket systems. Am J Orthod Dentofac Orthop 2008 (in press)
18. Scott P, Sherriff M, DiBiase AT, Cobourne MT. Perception of discomfort during initial orthodontic tooth alignment using a self-ligating or conventional bracket system: a randomized clinical trial. Eur J Orthod 2008; (advance access) doi:10.1093/ejo/cjm131
19. Monacell J. Monacell arch 0.022″ × 0.018″ BioForce wire for the .022″ slot System R. Orthoworld 2005; 3: 10
20. Damon DH, Bagden A. Selective torques. Orange CA: Ormco Corporation. 2006 (cited 11 November 2007). Available from: http://www.ormco.com/index/damon-intheclinic-selectivetorques
21. Weinberger GL. An optimized treatment protocol (OTP) for the SmartClip and Clarity SL self-ligating appliance system: a utilization guide. Monrovia CA: 3M Unitek Orthodontic Products. 2006 (cited 11 November 2007). Available from: http://multimedia.mmm.com/mws/mediawebserver.dyn?6666660Zjcf6lVs6EVs66S9amCOrrrQ-
22. Allen-Noble PS. Clinical management of the MARA. Sturtevant WI: Allesee Orthodontic Appliances February 2002 (cited 11 November 2007). Available from: http://www.johnsdental.com/pdfiles/orthopdfs/mara2002.pdf
23. Andrews LF. The straight-wire appliance. Br J Orthod 1979: 6; 125–143
24. Olive RJ. Orthodontic treatment of palatally impacted maxillary canines. Aust Orthod J 2002; 18: 64–70
25. Badawi H. Personal communication, 2008
26. Pandis N, Eliades T, Partowi S, Bourael C. Forces exerted by conventional and self-ligating brackets during simulated first- and second-order corrections Am J Orthod Dentofac Orthop 2008; 133: 738–742
27. Drescher D, Bourauel C, Their M. Application of the orthodontic measurement and simulation system (OMSS) in orthodontics. Eur J Orthod 1991; 13: 169–178
28. Badawi HM, Toogood RW, Carey JPR, Heo G, Major PW. Torque expression of self-ligating brackets. Am J Orthod Dentofac Orthop 2008; 133: 721–728
29. Cash AC, Good SA, Curtis RV, McDonald F. An

evaluation of slot size in orthodontic brackets – are standards as expected? Angle Orthod 2004; 74: 450–453
30. Pandis N, Strigou S, Eliades T. Maxillary incisor torque with conventional and self-ligating brackets: a prospective clinical trial. Orthod Craniofac Res 2006; 9: 193–198
31. Shellhart WC, Moawad MI, Paterson RL, Matheny J. Lip adaptation to simulated dental arch expansion. Part 1: Reliability and precision of two lip pressure measurement mechanisms. Angle Orthod 1966; 66; 249–254
32. Soo ND, Moore RN. A technique for measurement of intraoral lip pressures with lip bumper therapy. Am J Orthod Dentofac Orthop 1991; 99: 409–417
33. Badawi H. 3D measurement of orthodontic force systems using the orthodontic simulator. Oral Research Abstract Presentation 2008; American Association of Orthodontists 108th Annual Session
34. Liker J. The heart of the Toyota Production System. In: The Toyota Way. New York: McGraw-Hill, 2004; 27–34
35. McNally MR, Spary DJ, Rock WP. A randomized controlled trial comparing the quadhelix and the expansion arch for the correction of crossbite. J Orthod 2005; 32: 29–35
36. Mikulencak DM. A comparison of maxillary arch width and molar tipping changes between rapid maxillary expansion and fixed appliance vs the Damon system. Am J Orthod Dentofac Orthop 2007; 132: 562
37. Justus R. Correction of anterior open with spurs: long term stability. American Association of Orthodontists Online Education presentation from 104th AAO Annual Session 2004; http://www.aaomembers.org/index.cfm Accessed 2 January 2008 (subscription required) or audiotape from http://store.avmg.com/products.cfm?conf_id=293&client_id=7 Accessed 2 January 2008
38. Huang GJ, Justus R, Kennedy DB, Kokich VG. Stability of anterior open bite treated with crib therapy. Angle Orthod 1990: 60; 17–24
39. Cozza P, Bacetti T, Franchi L, Mucedero M. Comparison of 2 early treatment protocols for open-bite malocclusions. Am J Orthod Dentofac Orthop 2007: 132; 743–747
40. Kim YH. Anterior openbite and its treatment with multiloop edgewise archwire. Angle Orthod 1987; 57: 290–321
41. Little R. Retention strategies based on the University of Washington studies. American Association of Orthodontists Online Education presentation from 104th AAO Annual Session 2004; http://www.aaomembers.org/index.cfm. Accessed 2 January 2008 (subscription required). or audiotape from http://store.avmg.com/products.cfm?conf_id=293&client_id=7 Accessed 2 January 2008
42. Rogers MB, Andrews LJ II. A dependable technique for bonding a 3 × 3 retainer. Am J Orthod Dentofac Orthop 2004: 126; 231–233
43. Katsaros C, Livas C, Renkema A-M. Unexpected complications of lingual bonded retainers. Am J Orthod Dentofac Orthop 2007; 132; 838–841
44. Lindauer SJ, Shoff RC. Comparison of Essix and Hawley retainers. J Clin Orthod 1988; 32: 95–97
45. Rowland H, Hichens L, Williams A, Hills D, Killingback N, Ewings P, Clark S, Ireland AJ, Sandy JR. The effectiveness of Hawley and vacuum-formed retainers: a single-centre randomized controlled trial. Am J Orthod Dentofac Orthop 2007; 132; 730–737
46. Gill DS, Naini FB, Jones A, Tredwin CJ. Part-time versus full-time wear retainer wear following fixed appliance therapy: a randomised controlled trial. World J Orthod 2007; 8; 300–307

索　　引

G

H

I

J

K

L

M

N

O

P

Z